眩晕诊治丛书

丛书主编 杨 军

眩晕诊断学

VERTIGO DIAGNOSTICS

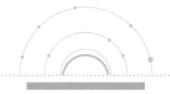

主 编 刘秀丽 杨 军

科学出版社

北 京

内 容 简 介

　　本书作为眩晕诊治丛书之一，简明扼要地介绍了前庭疾病的症状和体征、前庭综合征等前庭疾病相关的概念性问题，以及眩晕疾病诊断概述、病史采集、诊断流程，希望可以帮助到初学眩晕疾病诊断及基层医疗机构开展前庭系统疾病诊疗工作的专业人员。本书重点围绕着眩晕疾病诊断这一主旨，内容主要包括四个方面，即耳的应用解剖及生理、听功能测试、平衡功能检查和影像学检查。本书非常详尽地介绍了前庭器官的解剖和生理、眩晕相关疾病的床旁检查方法及结果评估（通过视频演示、图片、文字说明）、半规管壶腹嵴功能、椭圆囊及球囊的耳石器功能检测方法和临床应用（大篇幅、重点介绍）。

　　本书适合有兴趣从事眩晕相关疾病诊断、治疗的专业人员，包括临床医生、听力师、前庭康复师，以及专科听功能、前庭功能检查技师阅读使用，也可供耳鼻喉科、神经内科、老年医学科、中医科、骨科等临床医生参考。

图书在版编目（CIP）数据

眩晕诊断学 / 刘秀丽，杨军主编. —北京：科学
出版社，2020.11
　（眩晕诊治丛书）
　ISBN 978 - 7 - 03 - 066309 - 2

　Ⅰ.①眩… Ⅱ.①刘… ②杨… Ⅲ.①眩晕—诊疗
Ⅳ.①R764.34

　中国版本图书馆 CIP 数据核字（2020）第 191622 号

责任编辑：闵　捷／责任校对：谭宏宇
责任印制：黄晓鸣／封面设计：殷　靓

科学出版社 出版
北京东黄城根北街 16 号
邮政编码：100717
http://www.sciencep.com

南京展望文化发展有限公司排版
广东虎彩云印刷有限公司印刷
科学出版社发行　各地新华书店经销

*

2020 年 11 月第　一　版　开本：787×1092　1/16
2023 年 12 月第十二次印刷　印张：11 1/2
字数：270 000

定价：90.00 元
（如有印装质量问题，我社负责调换）

《眩晕诊断学》
编委会

主　编
刘秀丽　杨　军

副主编
庄建华　陈太生　刁明芳　王武庆

编　委
（按姓氏笔画排序）

刁明芳　中国人民解放军总医院第六医学中心耳鼻咽喉头颈外科

王丽君　大连医科大学附属第一医院放射线科

王武庆　复旦大学附属眼耳鼻喉科医院耳鼻喉科

石　林　大连医科大学附属第一医院耳鼻咽喉科

田　颖　中国医科大学附属第一医院耳鼻咽喉头颈外科

刑双春　大连医科大学附属第一医院耳鼻咽喉科

庄建华　上海长征医院神经内科

刘　芳　北京医院耳鼻喉科、国家老年医学中心、中国医学科学院老年医学研究所

刘　波　华中科技大学同济医学院附属协和医院耳鼻咽喉科

刘玉和　北京大学第一医院耳鼻咽喉头颈外科

刘兴健　中国人民解放军总医院耳鼻咽喉头颈外科医学部

刘秀丽　大连医科大学附属第一医院耳鼻咽喉科

《耳内镜外科学》

编委会

杜　一　中国人民解放军总医院耳鼻咽喉头颈外科医学部
杨　军　上海交通大学医学院附属新华医院耳鼻咽喉头颈外科
张　青　上海交通大学医学院附属新华医院耳鼻咽喉头颈外科
陈飞云　西安交通大学第二附属医院耳鼻咽喉头颈外科病院
陈太生　天津市第一中心医院耳鼻咽喉头颈外科、天津市耳鼻喉科研究所
陈建勇　上海交通大学医学院附属新华医院耳鼻咽喉头颈外科
陈钢钢　山西医科大学第一医院耳鼻咽喉头颈外科
梅　玲　上海交通大学医学院附属新华医院耳鼻咽喉头颈外科
傅新星　首都医科大学附属北京同仁医院北京市耳鼻咽喉科研究所
曾祥丽　中山大学附属第三医院耳鼻咽喉头颈外科
鄢开胜　大连医科大学附属第一医院耳鼻咽喉科

学术秘书

石　林　大连医科大学附属第一医院耳鼻咽喉科
谭逸霖　大连医科大学附属第一医院耳鼻咽喉科
魏艺文　大连医科大学附属第一医院耳鼻咽喉科

视频制作

王路阳　大连医科大学附属第一医院耳鼻咽喉科

丛书序

　　眩晕发病率很高,对患者的工作、身心状态和生活质量会造成严重的影响。眩晕的病因和临床表现十分复杂,涉及耳鼻咽喉科、神经内科、精神科、骨科、眼科、老年医学科和心理学科等多个学科和专业。面对眩晕诊治的复杂性、临床处置方面的普遍需求,出版一套系统介绍有关眩晕诊断、眩晕内外科治疗和前庭康复的书籍就显得尤为重要和迫切。

　　杨军教授任总主编的"眩晕诊治丛书"共有三个分册——《眩晕外科手术图谱》《眩晕诊断学》《眩晕内科诊治和前庭康复》,分别由杨军、刘秀丽、徐先荣和张青四位教授担任分册主编,由国内外多家医疗和科研单位从事眩晕疾病诊治和研究的六十余名专家,历时三年合作编写而成。

　　《眩晕外科手术图谱》全面系统地介绍了多种主要耳源性眩晕的外科手术,手术内容既有历史传承,更有最新进展。书中图片清晰,均由该书作者们从其临床病例中精心挑选而来。图中手术诸步骤表达细致,配合文字描述,能方便读者充分理解每个手术步骤的要点和难点。读者阅读时,用手机等设备扫描书中的二维码,即可观看手术视频,使手术图谱以全方位立体化方式呈现。相信从事眩晕外科的医师都能从《眩晕外科手术图谱》中大获裨益。

　　《眩晕诊断学》以使读者掌握规范的听前庭功能检测方法、准确的结果判读为目的,详尽介绍眩晕相关疾病的床旁检查方法及结果评估,重点介绍半规管壶腹嵴功能、椭圆囊及球囊的耳石器功能的检测手段、评估方法及临床应用,是国内近年最为全面、系统地介绍前庭功能检查的专业书籍。

　　《眩晕内科诊治和前庭康复》详细介绍了多种主要眩晕疾病的诊断、内科治疗方法和前庭康复方案的制定,以及前庭康复方法。书中附有与文字相匹配的系列前庭康复视频,对各种眩晕疾病的前庭功能评估和前庭康复方法的实施、操作进行了演示,用手机等设备扫描书中的二维码即可观看、学习。《眩晕内科诊治和前庭康复》将是从事眩晕诊治的临床医生、检查技师和康复训练师等相关人员的一本重要的参考工具书。

　　我相信"眩晕诊治丛书"的出版必将进一步推动和提升我国眩晕医学事业的发展和眩晕疾病的诊治水平。特此推荐!

王正敏

中国科学院院士

2020 年 4 月 6 日

序

众所周知,眩晕是常见的临床症状之一,由于眩晕相关疾病引发的剧烈旋转感、平衡失调、跌倒等问题,严重影响患者的生活质量。在中华人民共和国成立的最初 50 年,开展眩晕疾病诊疗的医疗机构与专业团队屈指可数,可谓凤毛麟角。10 余年前,在中华人民共和国科学技术部"十一五"国家科技支撑计划支持下,我们探索开展了全国多中心眩晕合作。近10 年,随着科技的飞速发展和眩晕诊疗技术与设备的研发应用,我国与眩晕疾病诊疗相关的专业团队组建、专业学术团体的成立、专业学术会议的举办等如雨后春笋,蓬勃发展。此时,一本好的专业书籍对临床眩晕诊疗工作的顺利开展很有必要。

《眩晕诊断学》是值得一读的。该书由杨军教授策划,由刘秀丽教授与国内 20 余名专家合作编写,从病史询问、床旁检查到实验室专科检查,通过专业精准的文字描述,结合精美的图片与视频演示,全面详细地介绍了与眩晕疾病诊断相关的诸多内容,可读性很强。相信不论是初学者,还是缺乏专业检查设备的基层医疗机构医生,特别是致力于眩晕疾病诊疗的专业医生、技师,都将通过该书获益匪浅。

孔维佳

中华医学会耳鼻咽喉−头颈外科学分会第八届、第九届及第十一届副主任委员
中国医疗保健国际交流促进会眩晕医学分会主任委员
同济医学院耳鼻咽喉科学研究所所长
2020 年 7 月 26 日

前　言

　　眩晕是常见的临床症状，发病率较高。眩晕主观上感觉为自身或周围物体移动、旋转，客观上表现为平衡失调、跌倒。眩晕相关疾病的发生多与前庭末梢感受器及前庭神经系统功能障碍相关联。

　　在 2004 年，由王尔贵和吴子明教授主译的《前庭康复》一书的序言中，已故著名耳鼻咽喉头颈外科杨伟炎教授提到，"目前中国的情况是，耳鼻咽喉科医师专门从事前庭系统疾病的诊治和研究的人员还不多，尚需更多的人员投身到这项工作中"。在时隔 16 年后的 2020 年，耳鼻咽喉科医师中专门从事前庭系统疾病诊治和研究的人员已经明显增多，还有神经内科、中医科、老年医学科等相关学科的医师也在不同领域研究前庭系统疾病的诊疗。另外，随着中国综合国力增强、现代科学技术发展，前庭功能检查手段也由当初只能评估外半规管功能，发展到可以全面评估外、后、上半规管，椭圆囊及球囊功能。但是，由于前庭神经系统中前庭末梢感受器及前庭神经中枢结构与功能的复杂性，加之前庭神经系统与机体其他系统存在着非常广泛的联系，使得前庭系统疾病的发病原因复杂，临床症状与体征变化多样，因此前庭系统疾病的精准定因、定位、定量诊断还面临着很多亟待解决的问题。

　　近年来，"眩晕热"席卷中华大地，各级医疗机构开设的眩晕门诊、成立的眩晕诊疗中心如雨后春笋，与此同时也有很多诊疗方面的问题出现，主要是诊断的准确性与治疗的规范性。作为眩晕诊治丛书之一，本书系统介绍前庭系统相关解剖与生理，并详尽介绍眩晕相关疾病的床旁检查方法及结果评估，添加视频演示，为基层医疗机构医生开展前庭系统疾病诊疗工作提供帮助。本书用比较大的篇幅重点介绍半规管壶腹嵴功能、椭圆囊及球囊耳石器功能的检测手段、评估方法及临床应用，将成为国内最全面系统介绍前庭功能检查的专业书籍。本书的编写工作历经 3 年时间，由国内近二十位在临床一线从事眩晕相关疾病诊疗的专业人员书写，希望本书能帮助致力于前庭系统疾病诊疗的临床医师（包括耳鼻咽喉科、神经内科、精神科、骨科、眼科、老年医学科、中医科、内科等）、前庭功能检查技师、前庭康复师等专业人员，使其掌握规范的前庭功能检测方法、准确的结果判读，解决前庭系统疾病诊断这一难题，再通过规范治疗方案的制订与实施，最终解决广大眩晕患者的病痛。

　　最后，衷心感谢在本书编写过程中给予大力支持与帮助的各位专家同道，能与大家相识，并且共同完成一件有益于前庭系统疾病诊疗的事情，倍感荣幸。由于编写经验、水平有限，书中如存在不足之处，还请各位读者评述指出。

刘秀丽　杨　军

2020 年 6 月 15 日

目 录

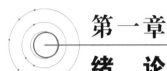

第一章

绪 论

第一节　眩晕疾病诊断概述

　　眩晕和头晕是常见的临床症状之一。近年来,越来越多的临床医师致力于眩晕相关疾病的临床与基础研究。众所周知,疾病的准确诊断是有效治疗的前提。由于前庭神经系统中前庭末梢感受器、前庭神经元及各级神经中枢结构与功能的复杂性,加之前庭神经系统与身体其他系统存在着广泛联系,使得眩晕相关疾病发病原因、发病机制及症状体征复杂,涉及临床多个学科,包括耳鼻咽喉科、神经内科、神经外科、精神科、骨科、眼科、老年医学科、中医科、内科等。外周前庭神经系统与中枢前庭神经通路的任何部位受到异常刺激、发生病理变化,患者即可表现为眩晕、头晕或者平衡失调。

　　眩晕相关疾病诊断的主要依据是病史与临床症状,详尽完整了解患者的病史与临床症状是准确诊断的前提。正确理解和定义前庭症状至关重要,也是专业交流的基础,因此,世界卫生组织(World Health Organization,WHO)在第 11 版国际疾病分类(International Classification of Diseases－11,ICD－11)中首次增加前庭疾病国际分类(International Classification of Vestibular Disorders,ICVD)。

一、眩晕相关疾病的症状

(一)眩晕与头晕

　　1. 眩晕　　是因机体发生空间定位障碍而出现的一种运动性或者位置性错觉。这种错觉包括两层含义:一是没有自身运动时产生自身运动感觉;二是日常头动时产生与这种头部运动不同的、变形扭曲的自身运动感觉。运动错觉可以是旋转性运动错觉(旋转性眩晕)、线性运动错觉(晃动感、上下移动、跳跃感、滑动感)及相对于重力的静止性倾斜错觉(倾斜感、翻转感)等。

　　2. 头晕　　非眩晕性头晕的定义是指空间定向能力受损或障碍的感觉,无运动的错觉或扭曲的感觉,即无或非旋转性的感觉。头晕是比眩晕更难把握的一类症状,患者往往难以用准确的词语描述,常常用头晕来描述除了疼痛以外的头部诸多不适感,此定义不用于涉及意识状态和认知状态的界定。

　　3. 眩晕与头晕　　在临床实践中,眩晕与头晕并非泾渭分明的,在某一疾病的不同病程,两种症状可以相继存在或共存。例如,良性阵发性位置性眩晕(benign paroxysmal positional vertigo,BPPV),在头位/体位发生与重力垂直线位置变化时多表现为眩晕,而在坐位、直立位水平转头时多发生头晕,在耳石复位成功后患者眩晕消失,却依然会残留不同程度的头晕症状;再有前庭神经炎、梅尼埃病(Ménière's disease,MD)等,急性发作期多表现为剧烈的旋转性眩晕,急性期过后眩晕症状逐渐消失,而转变为难以准确描述的非旋转性头晕。

(二) 前庭-视觉症状

前庭-视觉症状是源自前庭病变或视觉、前庭相互作用产生的视觉症状,包括不真实的运动感、物体倾斜及因前庭功能(而非视觉)障碍/丧失而导致的视物变形(视物模糊)等。前庭-视觉症状包括振动幻视、视觉延迟、视觉倾斜和运动诱发性视物模糊。这些症状的产生均与前庭眼反射(vestibulo ocular reflex,VOR)功能异常有关,而且这些症状可以出现一个或同时出现几个。

1. 振动幻视　　前庭-视觉症状中,最常在患者主诉中出现的症状是振动幻视,这是一种将静止物体感知为来回运动(前后或者上下)的异常感觉,双侧前庭功能低下的患者振动幻视发生率很高。这类患者的主诉是步行时不能清晰读出标识牌上的文字,但在头部静止不动时视觉是正常的,是可以看清楚的。这一症状通常是前庭、脑干或小脑受累的体征,偶尔也可见于眼肌麻痹或者视皮质的病变,最常见于双侧前庭病(bilateral vestibulopathy,BVP)。

2. 视觉延迟　　指视觉环境中的物体落后于头部运动,或在头部运动之后出现物体短暂漂移的错觉。视觉延迟的感觉一般很短暂,多不超过1~2 s。视觉延迟是VOR系统功能异常的一种表现,正常的VOR系统功能使得头动与眼动有很好的协同性,当头部运动时,视觉环境中的物体移动速度与头动速度相等,几乎没有时间差。视觉延迟的存在,引发头部运动时视觉环境中的物体出现漂移,可进一步诱发患者的眩晕/头晕症状。

3. 视觉倾斜　　是指视觉环境中的物体偏离垂直线的一种错误感觉,持续时间多为数秒至数分。有一种特殊的视觉倾斜,视觉环境中物体发生90°或180°偏斜的错觉,称为房间倒置错觉(room tilt illusion)。由于视觉倾斜的存在,患者把垂直的物体看成向左侧或者右侧倾斜,此时这些患者会出现头位偏斜,以纠正视觉倾斜引发的错觉。外周前庭病变和延髓背外侧病变头位通常偏向患侧。

4. 运动诱发性视物模糊　　是指在头部运动过程中或运动后出现短暂的视力下降。在头部运动时,VOR有助于保持视网膜图像的稳定。因此,当VOR功能受损时,会出现运动中(运动后短时间内)视网膜图像不稳,从而导致瞬时视力下降。

(三) 姿势症状

姿势症状是与维持姿势稳定相关的症状,主要发生在直立体位(坐、站、行走),不包括身体姿势相对于重力垂直线改变时(如由坐位变到卧位)出现的症状。姿势症状常无特定的方向性,除前庭系统外,许多其他系统的疾病也可以引起姿势症状。姿势症状包括四种类型:不稳、方向性倾倒、平衡相关的近乎跌倒、平衡相关的跌倒。

1. 不稳　　多属于轻度姿势症状范畴,常无特定的方向性,指坐、立、行走时重心飘动的感觉,全身多种系统性疾病均可导致不稳。前庭疾病引发的不稳,在倚靠稳固物体时不稳症状会明显减轻,并且多伴有其他前庭症状,如眩晕、头晕、前庭-视觉症状等。

2. 方向性倾倒　　是指坐、立或行走时,向特定的方向转向或跌倒的感觉。这种方向性指向前、后、左、右,当前庭疾病引发了方向性倾倒/转向时,其倾倒/转向侧多为前庭功能减弱侧。同样,前庭疾病引发的方向性倾倒,在倚靠稳固物体时症状会明显减轻甚至消失。

　　3. 平衡相关的近乎跌倒　是指患者存在比较强烈的不稳、方向性倾倒感,多数伴有其他前庭症状(如眩晕、头晕),而且这种将要跌倒(但未完全跌倒)的感觉常与其他前庭症状相关联(如前庭-视觉症状)。平衡相关的近乎跌倒常常因为迅速倚靠(手扶)周围稳固物体而未完全跌倒。

　　4. 平衡相关的跌倒　属于重度姿势症状范畴,指明显的不稳、方向性倾倒并发生完全跌倒,亦属于一般性跌倒,无特异性。这种跌倒与其他前庭症状(如眩晕、头晕、前庭-视觉症状)密切相关。一些非前庭因素(如滑倒、乏力、晕厥、惊厥发作或昏迷等)所导致的跌倒不归为平衡相关的跌倒。平衡相关的跌倒需要与晕厥相鉴别,晕厥往往来源于心血管疾病、中枢神经系统疾病,存在短暂的意识丧失,而平衡相关的跌倒不伴有意识丧失。"耳石危象"亦不归为平衡相关的跌倒。

二、眩晕相关疾病的体征

　　眩晕相关疾病的体征主要包括眼球震颤(简称眼震)、眼偏斜(ocular tilt reaction, OTR)。

(一) 眼震

　　眼震是指发生在双眼眼球的一种不随意的节律性运动,典型的眼震由快、慢相组成。眼震的产生是由于前庭损伤引发眼球缓慢地向一个方向移动,这种眼球缓慢地位移即为眼震的慢相;当眼球移动到眼眶极限时,启动了中枢纠正功能,使得眼球快速返回,这种眼球快速返回至起始点的移动被称为眼震的快相。尽管眼震慢相与前庭疾病损害有关,但在临床实践中,由于眼震的快相便于观察,被描述为眼震方向。前庭病变会引起自发性眼震,所谓自发性眼震即没有任何刺激条件下观察到的眼震,眼震慢相向前庭系统张力相对降低侧(并非病侧),眼震快相向前庭系统张力相对增高侧。

(二) 眼偏斜

　　OTR 体征由椭圆囊信息异常改变后引起,多源于耳石重力传导通路静态张力的失衡。OTR 体征包括:① 头侧倾,向椭圆囊功能低下侧倾斜;② 反向旋转,指与正常偏头时眼睛旋转方向相反,即患侧眼向外向下旋、健侧眼向内向上旋;③ 垂直反向偏斜,双眼在垂直方向呈相反方向运动,双侧眼球不在正中垂直线上;④ 主观垂直视觉偏移,双眼垂直线向患侧偏(SVV 异常)。OTR 四个体征中眼球垂直反向偏斜和头侧倾比较容易被观察到。

三、前庭综合征

　　ICVD 将前庭疾病分为三大类,即急性前庭综合征(acute vestibular syndrome, AVS)、发作性前庭综合征(episodic vestibular syndrome, EVS)和慢性前庭综合征(chronic vestibular syndrome, CVS)。

(一) 急性前庭综合征

　　急性前庭综合征是指一组多为单次、突然发生的前庭症状和体征的前庭疾病,持续数天至数周,可伴有新发的、持续的前庭功能障碍,也可伴有耳蜗或中枢神经系统异常的症状与体征,也可以间断、复发性前庭疾病的首次发作。常见疾病包括前庭神经炎、突发性耳聋伴眩晕、脑卒中、头部外伤、急性迷路炎等。

（二）发作性前庭综合征

发作性前庭综合征是指表现为一过性、反复发生的前庭症状和体征的一组前庭疾病。发作可有或无任何诱因，多持续数秒/数分/数小时，少有持续数天。每次发作可伴有新发的、持续的前庭功能障碍，也可伴有耳蜗或中枢神经系统异常的症状与体征。常见疾病包括良性阵发性位置性眩晕、梅尼埃病、前庭性偏头痛（vestibular migraine，VM）、短暂性脑缺血发作（transient ischemic attack，TIA）、前庭阵发症（vestibular paroxysmia，VP）等。

（三）慢性前庭综合征

慢性前庭综合征是指一组在较长时间（数月至数年）内持续存在前庭症状和体征的前庭疾病，可存在持续的前庭功能障碍，常伴有姿势症状或振动幻视，可伴有耳蜗或者中枢神经系统功能障碍的症状与体征。慢性前庭综合征可以是急性或者发作性前庭综合征部分症状的迁延状态，如不及时诊治可有逐渐恶化的趋势，严重影响患者的生存质量。常见疾病包括双侧前庭病、小脑变性、持续性姿势-知觉性头晕（persistent postural-perceptual dizziness，PPPD）等。

第二节　眩晕疾病病史采集

如前所述，前庭疾病的主要症状包括眩晕、头晕、前庭-视觉症状和姿势症状等，主要体征包括眼震、OTR 等。前庭疾病包括急性前庭综合征、发作性前庭综合征和慢性前庭综合征，这些前庭综合征除前庭症状之外，亦可伴有耳蜗或者中枢神经系统功能障碍的症状，这些临床症状对前庭疾病的诊断起到非常重要的作用。完整和准确的病史采集、了解眩晕患者的临床症状，能够为前庭疾病的诊断和鉴别诊断提供非常重要的方向和依据，是明确诊断的关键点。眩晕疾病病史采集方式包括开放式与闭合式，病史采集要点包括主要症状及持续时间、发作次数、诱发因素、伴随症状等。

一、病史采集方式

开放式病史采集也称为开放式问诊，患者自由叙述，医生聆听记录。这种方式的优点是真实性好；缺点是患者常常抓不住重点，会缺失关键信息，而且费时。闭合式病史采集也称闭合式问诊，医生提出询问，患者有针对性叙述。这种方式的优点是医生可以根据患者的特征进行询问，省时且重点突出；缺点是如果问诊医生的经验与技巧欠缺，可能会导致信息偏倚。在闭合式病史采集时避免说"你躺下会晕吗?"，要说"你什么情况下会晕?"；避免说"你感觉天旋地转吗?"，要说"你感觉是天旋地转? 是头昏沉沉的? 还是什么感觉?"，减少患者直接回答"是"的机会。两种问诊方式应结合使用，诊疗时间充足的可以以开放式为主，否则建议以闭合式为主。

二、眩晕疾病的主要症状及持续时间

这是病史采集最重要的一个环节。根据 ICVD 方法，将前庭症状分为四大类，即眩晕、头晕、前庭-视觉症状、姿势症状，每个症状大类下面包含多个亚类（表1-1）。

表 1-1 前庭症状国际分类目录

眩 晕	头 晕	前庭-视觉症状	姿 势 症 状
自发性眩晕	自发性头晕	外在的眩晕	不稳
诱发性眩晕	诱发性头晕	振动幻视	方向性倾倒
位置性眩晕	位置性头晕	视觉延迟	平衡相关的近乎跌倒
头动性眩晕	头动性头晕	视觉倾斜	平衡相关的跌倒
视觉引发的眩晕	视觉引发的头晕	运动引发的视物模糊	
声音引发的眩晕	声音引发的头晕		
Valsalva 动作引发的眩晕	Valsalva 动作引发的头晕		
直立性眩晕	直立性头晕		
其他诱发性眩晕	其他诱发性头晕		

(一) 眩晕

1. 眩晕症状 症状的询问对眩晕疾病诊断非常重要。眩晕症状可以是旋转性或非旋转性,由于受损部位与程度不同,使得患者的症状可以是旋转感,也可以是周围物体或自身摇晃、倾斜感。例如,半规管壶腹嵴功能受损多可引发病理性眼震,这种病理性眼震的出现使患者发生视物旋转的症状;如果损害发生在椭圆囊、球囊,导致耳石器功能障碍,患者可能没有病理性眼震,其主要症状也不是视物旋转而是自身或周围物体倾斜感、晃动感、漂浮感。如果VOR 功能受损,患者常常会出现动态视力减退。尽管眩晕疾病的症状存在旋转与非旋转感的区别,但两者的共同点是动感,在这种状态下患者常常难以自如地完成肢体活动。询问"你觉得周围物体或者自己的身体在旋转、移动、漂浮吗?",眩晕患者多回答"是";再问"发作时你可以自如站立或者行走吗?"眩晕患者多回答"不能";并且多数情况下患者不敢睁眼。

2. 眩晕症状持续时间 关于眩晕症状持续时间的问诊,很多患者会将眩晕发作停止后存留不适感的时间描述为眩晕症状持续时间,这里说到的眩晕症状持续时间是指存在运动错觉的时间[感觉自身或周围景物旋转、移动,患者不敢动,不能坐、站,不敢睁眼,和(或)伴发恶心、呕吐、大汗的时间]。不同眩晕疾病的眩晕症状持续时间有别,根据眩晕症状持续时间可以初步判定相关疾病。

(1) 数秒至数分钟:可能的前庭疾病有良性阵发性位置性眩晕、短暂脑缺血发作、前庭性偏头痛、前庭阵发症、上半规管裂(superior semi-circular canal dehiscence, SSCD)、惊恐发作、外淋巴瘘等。

(2) 数分钟至数小时:可能的前庭疾病有梅尼埃病、前庭性偏头痛、突发性耳聋伴眩晕、短暂脑缺血发作、代谢性疾病等。

(3) 数小时至数天:可能的前庭疾病有前庭性偏头痛、前庭神经炎、突发性耳聋伴眩晕、脑卒中、迷路炎、头部外伤、多发性硬化等。

(4) 数周至数月:可能的前庭疾病有持续性姿势-知觉性头晕、双侧前庭病、前庭神经系统退行性变、前庭破坏性治疗后遗症、全身系统性疾病等。

(二) 头晕

1. 头晕症状 多提示空间定向能力受损或障碍,只是没有动感。病史中包括除了头痛以外的很多头部不适症状,如头部紧缩感、闷胀感、头昏眼花、头脑不清醒等,常常有患者形容头上好像戴个紧箍咒一样,往往难以用准确的词语描述。前面也提到,眩晕与头晕尽管是两种不同的疾病状态,但是两者可以伴随出现,或者相继出现,急性前庭损伤或者重症前庭损伤往往表现为眩晕,急性期过后或者轻度前庭损伤则可表现为头晕,相同疾病的不同时期眩晕与头晕症状可以互换。头晕状态下患者往往可以坐、立,半数左右患者可以行走。

2. 头晕症状持续时间　　长短不一,可以是瞬时(如短暂性脑缺血发作、前庭性偏头痛等),也可以长达数月、数年(如双侧前庭病、持续性姿势-知觉性头晕等)。相对于眩晕症状而言,头晕症状持续时间略长。

(三)前庭-视觉症状

1. 前庭-视觉症状　　尽管前庭-视觉症状包括振动幻视、视觉延迟、视觉倾斜和运动诱发性视物模糊,在病史采集过程中,振动幻视是患者容易表述并且比较有临床价值的症状。而视觉延迟最不容易表述,往往患者会说转头、转身时好像感觉周围景物晃一下。视觉倾斜可与头偏斜、方向性倾倒等症状并存。存在振动幻视的患者,最常见的表述是步行过程中不能看清周围的文字(视力下降),如广告牌、路边商家牌匾上的文字、图案;相同的文字在头静止不动时是可以看清楚的(视力正常)。

2. 前庭-视觉症状持续时间　　可长达数月、数年(如双侧前庭病)。尽管每次发生视觉延迟的时间可能仅为 1~2 s,振动幻视、运动诱发性视物模糊的持续时间与活动相关(活动状态下发生,静止状态下消失),但是患者可以在比较长的一段时期内反复发生。例如,患者的叙述最近一年时间里,走路时视力下降,看东西模糊不清。

(四)姿势症状

1. 姿势症状　　需要注意的是姿势症状中的不稳、方向性倾倒、平衡相关的近乎跌倒、平衡相关的跌倒预示着前庭系统损伤程度的轻重。在姿势症状病史采集时,需要鉴别心脑血管疾病引发的晕厥、中枢神经系统损害引发的癫痫等。前庭疾病相关的姿势症状,常常伴有一种或几种其他前庭症状(眩晕、头晕、前庭-视觉症状),并且倚靠、手扶周围稳固物体时,姿势症状会明显减轻甚至消失;如果是晕厥、癫痫、昏迷等症状,则无法通过倚靠、手扶周围稳固物体缓解症状,这是问诊时需要非常注意的方面。

2. 姿势症状持续时间　　在不同眩晕疾病中,姿势症状的持续时间差异性比较明显。例如,前庭神经炎在急性前庭症状消失之后,多存在不同程度的姿势症状,但是经过前庭康复训练(并不一定必须给予专业的个体化前庭康复训练)1~3 个月,不稳、倾倒感会明显好转;而双侧前庭病患者的姿势症状,即使给予前庭康复训练,仍可持续数月甚至数年。因此了解姿势症状的持续时间,对前庭系统损伤的判定、眩晕疾病的诊断很有价值。

三、眩晕、头晕发作次数

了解眩晕、头晕发作次数对疾病诊断非常重要。前面提到,ICVD 将眩晕疾病分为急性前庭综合征、发作性前庭综合征、慢性前庭综合征三大类,区分这三大类疾病的重要标准之一是眩晕发作次数。梅尼埃病诊断标准中明确要求眩晕发作 2 次以上、前庭性偏头痛诊断标准为反复发作 5 次以上、前庭阵发症的诊断标准为反复发作 10 次以上,可见眩晕发作次数对眩晕疾病诊断十分重要。眩晕发作次数的问诊需要技巧。

1. 首次发作的问诊　　很多患者就诊时往往主动叙述本次发作的状况,忽视既往发作史。例如,某患者主诉为"眩晕 3 天",如果医生不追问,患者可能只叙述这 3 天的病情,真实情况是这名患者可能既往发生过数次、数十次眩晕。因此,要询问第一次发生眩晕的时间。

2. 发作次数的确认　　有些疾病单次发作中也可能呈现时好时坏的特征。例如,良性阵发性位置性眩晕发生眩晕次数与体位/头位变化次数相关,实际上单次良性阵发性位置性眩晕发作期间内(几天/几周/几个月等)可能出现数次/数十次眩晕。梅尼埃病单次发作期多持续 20 min~12 h,这期间可能出现一次或几次眩晕、恶心、呕吐,不可认为发作了数次。前庭性偏头痛一次发作症状可持续 72 h,在这个时间内患者翻身、坐起等均可能导致症状加重,并伴有恶心、呕吐,不能因此判定发作了数次。确认眩晕发作次数,需询问两个问题"至今共发作几次""每次发作期间有几次眩晕、恶心、呕吐"等。

四、眩晕疾病发作的诱因

眩晕、头晕是眩晕相关疾病的主要症状,了解其诱发因,对前庭疾病方向性诊断同样起到非常重要的作用。

(一)体位/头位变化

这种体位/头位的位置性变化是相对身体重力垂直线而言,如抬头、低头、卧倒、坐起等,并且体位/头位变化之前无明显眩晕、头晕症状。这里不包括急性前庭疾病发作期间无特异性活动诱发的症状加重。由体位/头位变化而诱发眩晕症状的疾病包括良性阵发性位置性眩晕、中枢性发作性位置性眩晕(central paroxysmal positional vertigo,CPPV)、前庭性偏头痛、前庭阵发症,还有一种情况是卧位翻身或者转颈诱发的眩晕症状,可能是外半规管良性阵发性位置性眩晕、前庭性偏头痛、轻嵴顶综合征等。

(二)精神紧张与压力

精神紧张和压力增加往往可诱发前庭性偏头痛、梅尼埃病、持续性姿势-知觉性头晕等前庭疾病。由于精神紧张和生活工作压力增加往往并发睡眠障碍,而近年来的研究发现,睡眠障碍可诱发/加重梅尼埃病、前庭性偏头痛等前庭疾病的发生发展。在这部分病史采集时,需要给患者足够的安全感、信任感,否则难以获得真实的信息。

(三)视觉刺激

复杂的视觉环境(高亮度、斑斓色彩、景物移动)可诱发前庭症状,往往合并空间运动不适。有些患者完全不能看电影、看电视、看手机视频,还有些患者在逛超市、走斑马线或者看到迎面走来人群时,会导致眩晕、头晕发作。视觉刺激可诱发的前庭疾病包括持续性姿势-知觉性头晕、前庭性偏头痛等。

(四)食物与气味

特殊的、过量的食物可以诱发某些前庭疾病的发作。红酒、咖啡、巧克力、奶酪等可以诱发前庭性偏头痛,同时也可能诱发梅尼埃病;持续高盐饮食可以诱发梅尼埃病;特殊气味(汽油、香水等)可以诱发前庭性偏头痛。与其相反的是,适量饮酒可能一过性减轻持续性姿势-知觉性头晕患者的症状。

(五)其他因素

1. 强声或耳部加压　　可诱发上半规管裂、迷路瘘管等患者的眩晕。

(1)强声:前庭毛细胞亦有声音感知功能,另外在强声刺激时镫骨肌反射性收缩,使镫骨足板移位刺激前庭窗,导致淋巴异常流动而引发相应症状。上半规管裂、迷路瘘管等患者多存在前庭重振现象[前庭肌源性诱发电位(vestibular evoked myogenic potential,VEMP)检查阈值下降],即使非高强度声刺激也可能发生眩晕症状,即 Tullio 现象。Tullio 现象是指强声刺激引发的、短暂的眩晕发作,伴有眼震、恶心、呕吐等症状、体征。除了上述疾病,梅尼埃病患者也可伴发 Tullio 现象。

(2)耳部加压:某些特殊情况下向外耳道加压可诱发眩晕发作。这种异常压力通过外耳道、鼓膜、中耳听骨传导,导致镫骨足板发生移位,当患者存在上半规管裂、迷路瘘管等(第三窗)病症时,异常压力将导致淋巴流向第三窗,而出现内淋巴的异常流动(甚至产生涡流),从而引发眩晕症状。患者可在用手指挖耳、潜水或乘飞机起降等情况下出现眩晕/头晕症状。

2. 睡眠障碍　　包括熬夜、失眠、阻塞性呼吸睡眠暂停综合征(obstructive sleep apnea syndrome,OSAS)。相关的研究表明,睡眠障碍可以导致梅尼埃病、前庭性偏头痛、持续性姿势-知觉性头晕等疾病的发生发作。

(1)熬夜:多数观点认为夜里 11 点(少数观点认为 0 点)之后入睡即为熬夜。长时间熬夜,白天正常起床工作导致睡眠不足。有研究认为,睡眠剥夺可以引发半规管、椭圆囊、球囊功能障碍,进而发生眩晕、头晕等。

(2)失眠:诱发眩晕/头晕,包括两种情况。一是失眠引发焦虑抑郁问题。目前普遍认为焦虑抑郁是引发眩晕/头晕的重要因素(精神性、心因性头晕),同时眩晕/头晕又是焦虑抑郁的诱因,因此失眠、焦虑抑郁、眩晕/头晕之间,呈现互为因果的关系。二是失眠患者缺乏高质量的深睡眠。深睡眠对于中枢神经系统清除其代谢废物十分重要,因此失眠患者中枢神经系统调控功能不足,可能诱发功能性头晕。近年来,越来越受关注的持续性姿势-知觉性头晕,很大程度与焦虑抑郁状态有关。

(3)OSAS:由于 OSAS 患者睡眠中频发呼吸暂停、低通气,引起机体低氧血症,导致内耳前庭末梢感受器、中枢前庭神经及核团等前庭神经系统功能障碍,引发头晕/眩晕症状。对于明确诊断为梅尼埃病、前庭性偏头痛等前庭疾病患者,如果合并 OSAS 会导致原有前庭疾病病情控制困难,表现为症状频繁发作、急性眩晕症状消失后仍残留头晕等不适症状。

3. 直立性体位变化　　可诱发体位性低血压患者的眩晕/头晕,这些患者可由卧位变坐位或由坐位变站位时发生眩晕/头晕,其原因多与脑组织和(或)内耳低灌注有关。

4. 感染　　常常是前庭神经炎的诱因,病毒感染可引发前庭神经的炎症反应,致使前庭神经传导通路功能异常,进而发生眩晕/头晕。值得说明的是,即使没有发现感染的证据,依然不能否认前庭神经炎,可能存在隐匿性感染(或潜伏感染再激活)。迷路炎引发的眩晕/头晕多与感染有关,多数患者伴有其他中耳炎症的症状与体征,影像学检查多有阳性发现。Hunt 综合征与单纯疱疹病毒感染有关,患者往往出现患耳耳周疼痛、疱疹,患侧周围性面瘫、听力下降、主观性耳鸣,这些患者的眩晕发作特征与前庭神经炎相似。值得注意的是,少数 Hunt 综合征患者无耳周疱疹。

四、眩晕疾病的伴随症状

眩晕疾病的伴随症状是指在眩晕发作前、发作中、发作后出现的除眩晕、头晕、前庭-视觉症状、姿势症状之外的一系列症状。至于发作前、发作后的时间限定,尚没有统一说法,鉴于突发性耳聋、急性脑梗死等病症多在 1 周内达到高峰,笔者建议将眩晕发作前后 1 周出现的新发症状作为眩晕疾病的伴发症状。由于前庭神经系统与身体其他系统存在着广泛联系,使眩晕疾病的伴随症状复杂多样,涉及临床多个学科。通过问诊了解伴随症状,对眩晕疾病的方向性诊断价值重大。

(一)耳蜗症状

耳蜗症状主要包括耳鸣、听力下降。多数外周性前庭系统疾病合并不同程度的耳蜗症状。值得注意的是,某些中枢神经系统疾病依然可以伴有耳蜗症状。例如,由于椎-基底动脉系统血供障碍,尤其是小脑前下动脉梗死引发的眩晕相关疾病,亦可伴随耳蜗症状。

1. 耳鸣　　分为主观性耳鸣(没有外界声源、不被旁人察觉)和客观性耳鸣(可以被旁人察觉、节律性、脉动性)。与前庭疾病相关的主要是主观性耳鸣,尤其是眩晕发作前/发作中/发作后耳鸣出现或者加重,多考虑为外周性前庭疾病。突发性耳聋伴眩晕患者耳鸣可为首发症状;梅尼埃病患者耳鸣常常是眩晕发作的先兆,当耳鸣响度、主调频率发生变化时,或者耳鸣突然出现时,往往预示着眩晕发作的开始,及时给予合理的对症治疗可以快速控制病情,减少耳蜗损害的程度;前庭性偏头痛患者可伴发耳鸣,只是眩晕发作期无明显耳鸣特性变化;前庭神经炎、良性阵发性位置性眩晕一般不伴随耳鸣。

2. 听力下降　　所有的眩晕患者均应该关注听力下降状况。前庭中枢、前庭末梢损害均可伴随听力下降。就中枢疾病而言,前面提到的椎-基底动脉系统血供障碍,特别是小脑前下动脉梗死时,常常发生听力下降。梅尼埃病患者早期的听力下降为波动性,即在眩晕发作期出现听力下降,眩晕好转则听力下降有所恢复,随着眩晕发作次数的增加,听力下降变为持续性、不可逆。关于听力下降病史采集需要注意的一点是,眩晕急性发作期间,患者往往因为眩晕、恶心、呕吐等症状而忽视听力下降的状况。可伴有听力下降的疾病包括梅尼埃病、前庭性偏头痛、前庭阵发症、突发性耳聋伴眩晕、迟发性膜迷路积水、迷路炎、上半规管裂、后循环缺血(posterior circulation ischemia,PCI)等。

(二)视觉症状

视觉症状主要包括振动幻视、视物模糊、复视,还包括视觉先兆。

1. 振动幻视与视物模糊　　属于前庭-视觉症状,严格意义讲不属于前庭疾病的伴随症状。由于很多眩晕患者不认为视觉症状与眩晕有关,常不会主动叙述。对于存在明显平衡失调的患者,尤其是怀疑双侧前庭病的患者,病史询问中需要关注振动幻视、视物模糊等。在临床实践中,会发现一些患者前庭功能检查提示双侧前庭功能低下,如果这些患者同时伴有明显的平衡失调、振动幻视,则可以诊断为双侧前庭病;但是如果这些患者没有上述伴随症状,则考虑为检查误差或者先天性前庭功能低下,建议一段时间后复查。振动幻视、视物模糊最常见于双侧慢性前庭病(特发性、耳毒性药物、创伤性手术等)。

2. 复视　　是后循环缺血比较常见的症状之一。后循环缺血的常见症状包括头晕(dizziness)、复视(diplopia)、构音障碍(dysarthria)、吞咽障碍(dysphagia)、共济失调(dystaxia)、跌倒发作(drop attack)。对于急性前庭综合征的患者,在眩晕疾病病史采集及床旁检查时,需要确定有无复视、眼肌麻痹等上述 6D 症状,通过体格检查确定有无 OTR 体征,并进一步结合影像学检查结果,以早期诊断脑干小脑等中枢病变。复视最常见于后循环缺血,也可见于脑干肿瘤、血管炎、脱髓鞘病变等。

3. 视觉先兆　　主要包括眼前水波纹、闪金光、暗点、黑矇等,部分患者可以有短暂的单眼盲或者双眼的一侧视野偏盲。视觉先兆多是前庭性偏头痛的症状之一,尤其是对于无偏头痛病史、无头痛症状的可疑前庭性偏头痛患者,病史采集要重点询问视觉先兆的有无。

(三)神经系统症状

神经系统症状主要包括头痛、意识丧失、晕厥等。另外还有语言、肢体功能障碍,共济失调等症状。

1. 头痛　　病史询问中要关注眩晕发作前/发作中是否伴发头痛。前庭性偏头痛患者50%的眩晕发作伴随头痛,或者既往有偏头痛病史,其头痛多为中重度(需要暂时停止工作),疼痛部位并非都为单侧头部,可以是双侧头部或者游走性,多为搏动性,经过休息头痛会有所缓解。对于急性前庭综合征患者伴发枕部剧烈头痛时,需要排除急性脑梗死。

2. 意识丧失　　眩晕发作伴随意识丧失时,需要了解意识丧失的特征,不论是否有外周性前庭疾病,均需仔细询问中枢神经系统疾病、心血管系统疾病病史,并实施详细的辅助检查。

3. 晕厥　　为短暂可逆性意识丧失,常见于直立性低血压、心律失常、心绞痛、主动脉狭窄、肺动脉高压、高血压脑病、血管迷走性晕厥等。

4. 语言、肢体功能障碍　　肢体功能障碍一般是指肢体运动不受思维控制,或受思维控制但不能完全按照思维控制去行动。例如,脑卒中患者的肢体不能受意识支配,帕金森病患者的肢体不受思维意识控制而出现自然的摆动,在思维控制运动时不能很好地完成自主性运动。

语言功能障碍主要包括构音障碍和失语。构音障碍是指由于完成言语表达所涉及的组织结构损害或功能失调所造成的言语表达障碍。构音障碍的特点是构音运动功能(把脑内言语变成声音、组成言语的运动功能)障碍。因此它并不包括词意或言语的正确理解及运用的障碍,而只是表现为口语的声音形成困难。失语是指参与脑内言语形成的相关结构损害或功能失调造成的严重语言功能障碍。失语与听觉障碍、言语肌的瘫痪或其他运动障碍无关,这些正是失语与构音障碍的区别所在。

5. 共济失调　　是指在肌力没有减退的情况下,肢体运动协调性不良,出现不稳、不协调的临床表现。共济失调的症状起因主要包括:小脑功能损害、深感觉障碍、外伤及前庭功能损害。一般急性起病、呈发作性共济失调,为前庭系统病变及眩晕性癫痫的可能性较大;起病较急、短时间内恶化、经治疗后很快好转者则以急性小脑病变、中枢神经系统炎症及脑外伤多见;起病较急,并且迅速恶化者,有时可危及生命的则以脑血管病、脑外伤多见,尤其是小脑出血。

第三节　眩晕疾病诊断流程

一、眩晕疾病诊断要点

眩晕疾病诊断主要包括病史采集、床旁检查、实验室检查。病史采集是眩晕疾病诊断的风向标,尤其是在实验室检查无法解释其临床症状时,需要重新询问病史。床旁检查对病史采集起到很好的补充作用,并且根据床旁检查结果,可以比较准确地选择实验室检查项目。有些前庭疾病即使不进行前庭功能实验室检查仍然可以作出准确的诊断。例如,发病率比较高的良性阵发性位置性眩晕,可以通过准确的病史询问、规范的床旁变位试验作出诊断,并给予相应的治疗;对于突发性耳聋伴眩晕,通过病史采集、音叉试验、床旁摇头眼震检查、床旁甩头检查基本可以作出诊断,只是需要进行听功能检查以准确了解听力损失类型与程度。实验室检查包括听功能检查、前庭功能检查、影像学检查、血液系统检查等,在完整的病史采集、规范的床旁检查基础上,有针对性地进行实验室检查,并将实验室检查结果与床旁检查、病史特征相结合,对眩晕疾病进行精准诊断。需要注意的一个问题是,在眩晕疾病诊断时,鉴别诊断十分重要,在各种眩晕疾病诊疗指南中多次提到"除外其他前庭疾病"或者"不能用其他前庭疾病更好地解释"等。

二、眩晕疾病诊断流程

眩晕疾病诊断流程详见图 1-1,解读如下。

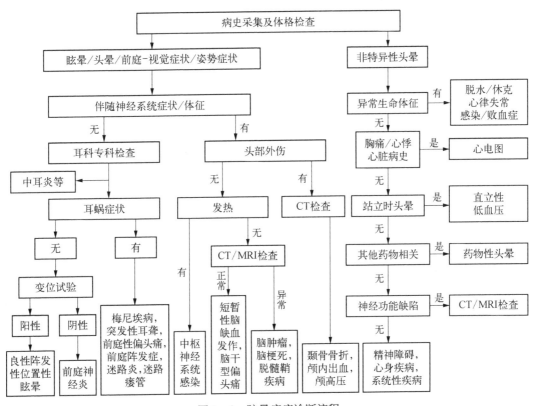

图 1-1　眩晕疾病诊断流程

1. 病史采集及体格检查　　完整及准确的病史采集结合规范的床旁检查,是比较准确诊断眩晕疾病的前提,建议加强病史采集及床旁检查的基本功训练,避免没有针对性地进行实验室检查。另外,由于前庭功能实验室检查结果的敏感性、特异性问题,使得相同疾病可呈现不同的检查结果。因此在某些眩晕疾病诊断中,病史采集与床旁检查的权重可能高于前庭功能实验室检查,如前庭性偏头痛、良性阵发性位置性眩晕。

2. 非特异性头晕　　如前所述,眩晕、头晕、前庭-视觉症状及姿势症状是前庭疾病的主要症状。另外,有一些患者会叙述头晕,这种头晕缺乏特点、无规律、很少伴有其他前庭疾病的症状,对于这些患者首先需要了解全身状态、生命体征,如发现血压、心率等异常,需及时进行详细检查,除外脱水、低血容量、心律失常、重症感染及败血症等。前庭系统疾病引发的头晕多与头位、体位变化或者躯体活动相关,安静状态下头晕症状有不同程度减轻。

3. 伴随神经系统症状/体征　　与眩晕疾病相关的中枢神经系统功能障碍,主要是后循环障碍引发的脑卒中而引起的一过性缺血,引发的神经系统临床症状/体征主要包括眩晕、复视(眼肌麻痹)、构音障碍、吞咽障碍、共济失调、跌倒发作等,体征还包括凝视性眼震(凝视变向眼震)、摇头眼震检查引出的垂直眼震。

4. 耳科专科检查　　包括耳镜检查、听功能检查、前庭功能检查,还包括颞骨高分辨率CT(high resolution CT,HRCT)、内耳钆造影磁共振成像(magnetic resonance imaging,MRI)检查等。耳镜检查主要了解外耳道(炎症、异物等)、鼓膜状况(充血、穿孔、鼓室积液等),外耳道与鼓膜异常状况将影响听功能检查、前庭功能检查结果。听觉功能检查包括纯音测听、耳声发射、脑干诱发电位、耳蜗电图等,很多眩晕疾病诊断离不开听功能检查,如梅尼埃病、突发性耳聋伴眩晕,前庭神经炎的鉴别诊断同样离不开听功能检查。前庭功能检查包括半规管壶腹嵴功能检查[温度试验、旋转试验、视频头脉冲试验(video head impulse test,vHIT)、前庭自旋转试验(vestibular autorotation test,VAT)]、前庭耳石器功能检查[VEMP、主观视觉垂直线(subjective visual vertical,SVV)、主观视觉水平线(subjective visual horizontal,SVH)],前庭功能检查对眩晕疾病的定位、定量诊断起到十分重要的作用。颞骨HRCT检查对于某些中耳疾病(中耳胆脂瘤、中耳炎等)、内耳疾病(上半规管裂、迷路瘘管、迷路炎、大前庭导水管综合征等)的诊断不可缺少。内耳钆造影MRI检查可以定性、定位、定量诊断内耳内淋巴积水的状况。

5. 颅脑CT/MRI检查　　可以协助诊断可引发眩晕的中枢神经系统疾病,尤其是不伴中枢神经系统症状与体征而表现为孤立性眩晕的中枢神经系统疾病。VA-TIA与脑干型偏头痛在影像学检查多无阳性。脑肿瘤、脑梗死及脱髓鞘疾病在影像学检查可发现特征性异常影像。值得强调的是,某些中枢源性急性前庭综合征患者早期可能无异常影像,病情需要的情况下可以重复检查,以防漏诊、误诊。笔者曾经历一例72岁女性患者,既往为发作性前庭综合征,本次发作时急诊神经内科查体无阳性体征,头部CT、MRI检查均未见异常,36 h后由于眩晕缓解不明显,并出现步态异常,再次行头部MRI结合DWI扫描,结果发现左侧小脑大面积梗死。

(刘秀丽　刑双春)

▎本章参考文献 ▎

田军茹,赵性泉,2016.前庭疾病国际分类方向下眩晕疾病的临床诊疗思维及治疗原则.中华内科学杂志,55(10):746-749.
头晕诊断流程建议专家组,2009.头晕的诊断流程建议.中华内科杂志,48(5):435-437.

吴子明,张素珍. 前庭症状国际分类与解析. 中华耳科学杂志,2015,13(1):187-189.

Bisdorff A R, Staab J P, Newman-Toker D E, et al. , 2015. Overview of the international classification of vestibular disorders. Neurol Clin, 33(3):541-550.

Bisdorff A, Von Brevern M, Lempert T, et al. , 2009. Classification of vestibular symptoms:towards an international classification of vestibular disorders. J Vestib Res, 19(1-2):1-13.

Quarck G, Ventre J, Etard O, et al. , 2006. Total sleep deprivation can increase vestibulo-ocular responses. J Sleep Res, 15(4):369-375.

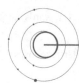

第二章
耳的应用解剖及生理

一、颞骨

耳部分为外耳(external ear)、中耳(middle ear)和内耳(inner ear)三部分(图2-1)。外耳的外耳道骨部、中耳、内耳和内听道都位于颞骨内。颞骨左右成对,位于颅底的两侧,其为一复合骨块。颞骨由鳞部、乳突部、鼓部和岩部组成,另有茎突附着于鼓部后下侧。

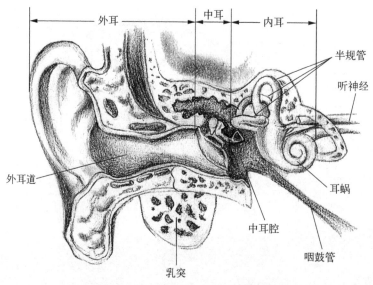

图2-1　外耳、中耳、内耳关系示意图

(一) 鳞部

颞骨鳞部又称颞鳞,扁薄微凸,外表面有颞线,有颞肌附着,为手术的重要标志,并有纵行的颞中动脉沟,该动脉沟下端之前下是颧突及其前、中、后根。颧突前根呈结节状,又称关节结节。关节结节后侧之椭圆形深窝,称为下颌窝。下颌窝由颞骨鳞部和岩部构成。颧突中根又称关节后突,介于下颌窝与外耳门之间。颧突后根从颧突上缘经过外耳门上方向后移行于弓状线,称为颞线,颞肌下缘即止于此,有时呈嵴状,称乳突上嵴。颞线之下,骨性外耳门后上方有一小棘状突起,名道上棘(图2-2)。鳞部内侧面稍凹陷,系大脑颞叶所在区,有脑压迹及脑膜中动脉沟(图2-3)。

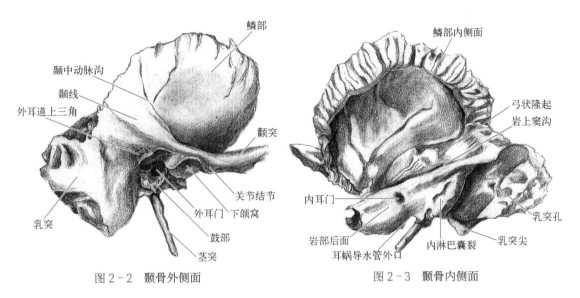

图2-2 颞骨外侧面　　　　　图2-3 颞骨内侧面

(二)乳突部

乳突部属颞骨的后下部,在外耳道后向下突出,为胸锁乳突肌、头夹肌和头最长肌附着处。其上方与鳞部以颞线为界,前下与鼓部融合形成鼓乳裂,内侧与岩部相连(图2-2)。在乳突外侧面,道上棘后方,外耳道后壁向上延伸与颞线相交所成之三角形区域,称外耳道上三角区。此处的骨质表面含有许多小血管穿通的小孔,故又名筛区,是乳突手术时指示鼓窦位置的重要标志。其近后缘处常有一个贯穿骨内外的乳突孔,有乳突导血管通过此孔使颅外静脉与乙状窦沟通,枕动脉亦有小支经此孔供给硬脑膜。乳突尖内侧有一深沟,称乳突切迹或二腹肌沟,二腹肌后腹附着于此,沟的前端为茎乳孔。进行乳突部手术时,当乳突腔内气房全部去除后,在乳突腔的尖部可见一个与二腹肌沟相对应的呈弧形隆起的骨嵴,称为二腹肌嵴,此嵴的前内端与面神经管垂直段相交。乳突内侧面为颅后窝的前下方,有一弯曲的深沟,称乙状沟,乙状窦位于其中(图2-3)。

(三)鼓部

鼓部位于鳞部之下、岩部之外、乳突部之前,为"U"形骨板,它构成骨性外耳道的前壁、下壁和部分后壁(图2-2)。其前上方以鳞鼓裂和鳞部相接,后方以鼓乳裂和乳突部毗邻,内侧以岩鼓裂和岩部接连。鼓部的前下方形成下颌窝的后壁。鼓部在新生儿时仅为一个上部缺如的环形骨质,称鼓环;在成人,鼓部内端有一窄小沟槽,称鼓沟,鼓膜边缘的纤维软骨环嵌附于沟内。鼓部缺口居上,名鼓切迹,此处无鼓沟和纤维软骨环。

(四)岩部

岩部又名岩锥,位于颅底,嵌于枕骨和蝶骨之间,内藏听觉和平衡器官(图2-3)。颈静脉孔是岩部与枕骨斜坡之间形成的孔隙,颈静脉嵴将其分为后部的神经部和前方的血管部。岩部的后面呈垂直走行,并形成颅后窝的前界。岩部的后面由乙状窦沟、岩上窦和岩下窦围成。岩部后面的中部有内听道开口,即内耳门。在内听道底部可见镰状嵴(水平嵴)、Bill 嵴

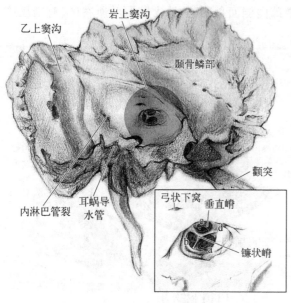

图 2-4　颞骨内面观

a. 前庭下神经孔；b. 蜗神经孔；c. 面神经孔；d. 前庭上神经孔

（垂直嵴）、蜗神经孔、前庭下神经孔、前庭上神经孔和面神经孔（图 2-4）。弓下动脉丛由内听道的后上同名小窝（弓状小窝）穿出，而内淋巴囊和内淋巴管占据并开口于位于下方的内淋巴囊裂的隐窝内。岩部的下面因多个肌肉的附着而不规则。颈静脉球位于颈静脉孔外侧呈穹隆状的颈静脉球窝内，正好在中耳腔的下方。颈内动脉管外口位于颈静脉球压迹的正前方，一楔形薄骨嵴将颈内动脉外口与颈静脉球窝隔开。鼓室小管由此薄骨嵴内穿过，包含舌咽神经下神经节节前副交感和感觉纤维的鼓室神经，其通过鼓室小管进入鼓室。耳蜗导水管的外口开口于颈静脉孔的神经部，位于颈静脉嵴前内侧，是颈静脉孔最上界的标志。耳蜗导水管最终开口于耳蜗底回的鼓阶。岩部的前面参与构成颅中窝的中后部，其 3 个重要的解剖标志包括：① 弓状隆起，位于颅中窝的内侧部，由上半规管和岩上窦沟向上凸起形成；② 肌咽鼓管，位于岩部向前与蝶骨大翼的连结处，包括上方的鼓膜张肌半管和下方的咽鼓管半管；③ 三叉神经压迹，位于近岩尖处，压迹的后侧由岩浅大神经沟和岩浅小神经沟走行，两条沟平行穿过蝶岩缝。

（五）茎突

茎突起于颞骨鼓部的下面，伸向前下方，呈细长形，长短不一，平均长约 25 mm；远端有茎突咽肌、茎突舌肌、茎突舌骨肌、茎突舌骨韧带和茎突下颌韧带附着。在茎突与乳突之间有茎乳孔，为面神经管的下口，面神经由此出颅骨（图 2-2）。

二、外耳

外耳由耳郭和通向鼓膜的外耳道组成。

（一）耳郭

耳郭除耳垂为脂肪与结缔组织构成而无软骨外，其余均由软骨组成，外覆软骨膜和皮肤。分前（外侧）面和后（内侧）面。前（外侧）面凹凸不平，边缘卷曲名耳轮，起自于外耳门上方的耳轮脚。耳轮后上部有小结节名耳郭结节（auricular tubercle，或称 Darwin's tubercle），耳轮下端连于耳垂，耳轮前方有一与其约平行的弧形隆起称对耳轮，其上端分叉成为上、下两个嵴状突起，称对耳轮脚；二脚间的凹陷部分为三角窝，对耳轮向下终止于对耳屏；耳轮与对耳轮之间的凹沟称舟状窝或耳舟。对耳轮前方的深窝为耳甲，它被耳轮脚分为上下两部，上部名耳甲庭，下部名耳甲腔，于此处能触到外耳道上棘，耳甲腔前方即外耳门，或称外耳道口。外耳门前方的突起为耳屏，对耳轮前下端与耳屏相对的突起称对耳屏（图 2-5），耳屏与对耳屏之间的凹陷名耳屏间切迹，耳屏与耳轮脚之间的凹陷名耳前切迹，由于此处无软骨连结，故在此做切口可直达外耳道和乳突的骨膜,而不损伤软骨。对耳屏下方、无软骨的部分名耳垂。耳郭的后(内侧)面较平整,但稍膨隆。

(二) 外耳道

外耳道起自耳甲腔底部的外耳门,向内直至鼓膜,长 2.5 ～ 3.5 cm,由软骨部和骨部组成(图 2 - 1)。软骨部约占其外侧 1/3,骨部约占其内侧 2/3。外耳道有两处较狭窄,一处为骨部与软骨部交界处,另一处为骨部距鼓膜约 0.5 cm 处,后者称外耳道峡。外耳道略呈"S"形弯曲:外段向内、向前而微向上;中段向内、向后;内段向内、向前而微向下,故在检查外耳道深部或鼓膜时,需将耳郭向后上提起,使外耳道成一直线方易窥见。由于鼓膜向前下方倾斜,因而外耳道前下壁较后上壁长约

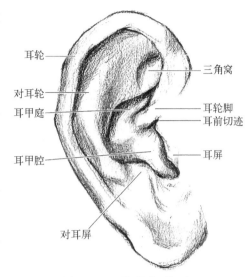

图 2 - 5　耳郭的表面标志

6 mm。婴儿的外耳道软骨部与骨部尚未完全发育,故较狭窄而呈一裂缝状,且其外耳道方向系向内、向前、向下,故检查其鼓膜时,应将耳郭向下拉,同时将耳屏向前牵引。外耳道软骨部的后上方呈一缺口,为结缔组织所代替。外耳道软骨在前下方常有 2 ～ 3 个垂直的、由结缔组织充填的裂隙,称外耳道软骨切迹,它可增加耳郭的可动性,亦为外耳道与腮腺之间感染互相传播的途径。外耳道骨部的后上方由颞骨鳞部组成,其深部与颅中窝仅隔一层骨板,故外耳道骨折时可累及颅中窝。外耳道骨部的前、下壁由颞骨鼓部构成,其内端形成鼓沟,鼓膜紧张部的边缘附于沟内。鼓沟上部之缺口为鼓切迹。

三、中耳

中耳位于外耳与内耳之间,是一个具有复杂解剖结构和功能的三维空间,又称中耳腔,主要包括鼓室、咽鼓管、鼓窦及乳突四个部分。本章节仅介绍鼓室与咽鼓管的解剖结构。

(一) 鼓室

中耳鼓室为颞骨内的含气空腔,位于鼓膜与内耳外侧壁之间,鼓室以鼓膜紧张部的上、下边缘为界,将鼓室分为上、中、下鼓室。上鼓室位于鼓膜紧张部上缘平面以上,又称鼓室上隐窝,为中耳胆脂瘤好发部位;中鼓室位于鼓膜紧张部上下缘之间;下鼓室位于鼓膜紧张部下缘平面以下,下达鼓室底部。

1. 鼓室六壁　　包括外侧壁、内侧壁、前壁、后壁、上壁及下壁(图 2 - 6)。

(1) 外侧壁:借鼓膜与外耳道相隔。鼓膜是具有一定弹性和张力的半透明膜性结构,呈椭圆形漏斗状,前下方朝内倾斜,与外耳道底成 45°～50°。鼓膜的主要部分称为"紧张部",大部分借纤维软骨环镶嵌于鼓沟内。鼓膜上部有一小部分区域比较松软,称为"松弛部"。鼓膜中心部最凹处相当于锤骨柄的尖端,称为鼓膜脐。自鼓膜脐向前下达鼓膜边缘处有一个三角形反光区,名光锥,系外来光线被鼓膜的凹面集中反射而成。临床常将鼓膜分为四个象限:沿锤骨柄作一条假想直线,另经鼓膜脐作一条与其垂直相交的直线,便可将鼓膜分为前上、前

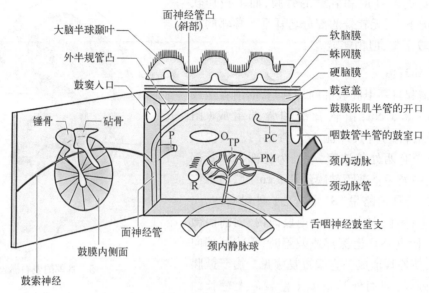

图 2-6　鼓室六壁解剖示意图

P,锥隆起;O,前庭窗;R,蜗窗;PM,鼓岬;TP,鼓室神经;PC,鼓膜张肌腱

图 2-6
彩图

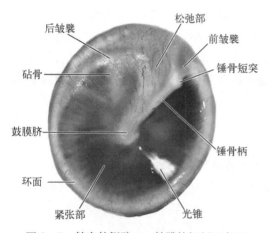

图 2-7　鼓室外侧壁——鼓膜的解剖示意图

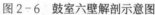

下、后上、后下四个象限(图 2-7)。

(2)内侧壁:也是内耳的外侧壁,借前庭窗、蜗窗、鼓岬与内耳相邻。鼓岬为内侧壁中央较大的膨出,系耳蜗底周。前庭窗又名卵圆窗,位于鼓岬后上方,面积约为 3.2 mm²,为镫骨足板及其周围的环韧带所封闭,向内通向前庭。蜗窗又名圆窗,位于鼓岬后下方,为蜗窗膜所封闭,蜗窗膜也称第二鼓膜,面积约为 2 mm²,向内通耳蜗的鼓阶,人工耳蜗植入手术的电极多由此插入(图 2-8)。

(3)前壁:下部以极薄的骨板与颈内动脉相隔(图 2-9)。上部有两口:上为鼓膜张肌半管的开口,下为咽鼓管半管的鼓室口。鼓室口向前借咽鼓管与鼻咽部相通(图 2-6)。

(4)后壁:上部有鼓窦入口,上鼓室借此与鼓窦相通。鼓窦为鼓室后上方的含气空腔,是鼓室和乳突气房相互交通的枢纽,出生时即存在。鼓窦向前经鼓窦入口与上鼓室相通,向后下通乳突气房;上方以鼓室盖与颅中窝相隔。鼓窦入口之底部,在面神经管水平段与垂直段相交处之后方,有一容纳砧骨短脚的小窝,名砧骨窝,为中耳手术的重要标志(图 2-10)。

(5)上壁:又称鼓室盖,鼓室借此壁与颅中窝的大脑颞叶分隔(图 2-11)。

(6)下壁:又称颈静脉壁,为一较上壁狭小的薄骨板,将鼓室与颈静脉球分隔,其前方即为颈动脉管的后壁。此壁若有缺损,颈静脉球的蓝色即可透过鼓膜下部隐约可见(图 2-12)。

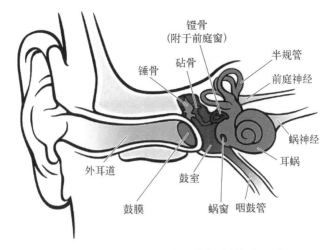

图 2-8　鼓室内侧壁——内耳外侧壁的解剖示意图

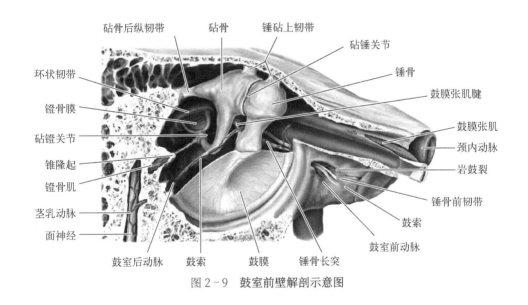

图 2-9
彩图

图 2-9　鼓室前壁解剖示意图

2. 鼓室内容物　鼓室内主要包含有听骨、肌肉、韧带、神经及血管等。

（1）听骨：是人体中最小的一组小骨，由锤骨、砧骨和镫骨连结而成听骨链。锤骨由头、颈、短突、长突和锤骨柄组成，形如鼓槌。锤骨柄位于鼓膜黏膜层与纤维层之间，锤骨头的后内方有凹面，与砧骨体形成关节。砧骨分为体、长脚和短脚。砧骨体位于上鼓室后方，其前与锤骨头相接形成砧锤关节，短脚位于鼓窦入口底部的砧骨窝内，长脚位于锤骨柄之后，末端向内侧稍膨大，名为豆状突，以此与镫骨头形成砧镫关节。镫骨形如马镫，分为头、颈、前脚、后脚和足板。头与砧骨长脚豆状突相接，颈甚短，其后有镫骨肌腱附着，足板呈椭圆形。镫骨借环韧带连接于前庭窗（图 2-13）。

（2）肌肉：主要有鼓膜张肌和镫骨肌。鼓膜张肌起自咽鼓管软骨部、蝶骨大翼和颞骨岩部前缘等处，其肌腱向后绕过匙突呈直角向外止于锤骨颈下方，由三叉神经下颌支的一个分

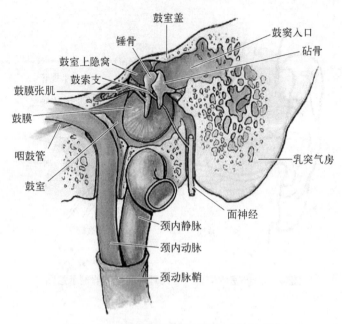

图 2-10 鼓室后壁解剖示意图（内侧观）

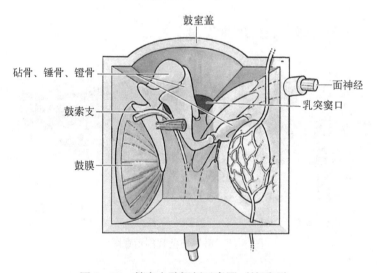

图 2-11 鼓室上壁解剖示意图（前面观）

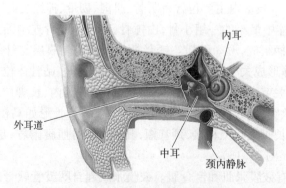

图 2-12 鼓室下壁解剖示意图

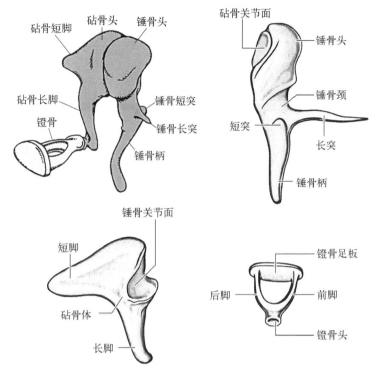

图 2 - 13　鼓室听骨的解剖示意图

支司其运动。此肌收缩时牵拉锤骨柄向
内,增加鼓膜张力以免鼓膜震破或伤及内
耳。镫骨肌起自鼓室后壁锥隆起内,其肌
腱自锥隆起穿出后,向前下止于镫骨颈部
后方,由面神经支配镫骨肌运动。此肌收
缩时可减少内耳压力(图 2 - 14)。

(3) 韧带:鼓室内的韧带包括锤骨上
韧带、锤骨前韧带、锤外侧韧带、砧骨上韧
带、砧骨后韧带和镫骨环韧带等,分别将
相应听骨固定于鼓室内(图 2 - 15)。

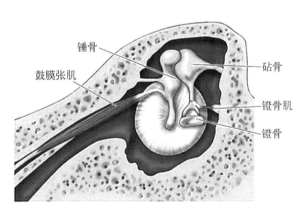

图 2 - 14　鼓室肌肉的解剖示意图

(4) 神经

1) 支配鼓室及鼓膜的感觉神经,由舌咽神经的鼓室支及颈内动脉交感神经丛的上、下颈
鼓支组成,位于鼓岬表面,司鼓室、咽鼓管及乳突气房黏膜的感觉。

2) 支配鼓室肌肉的神经。

3) 通过鼓室的神经有鼓索神经和面神经。鼓索神经自面神经垂直段的中部分出,在鼓
索小管内向上向前,约于锥隆起的外侧进入鼓室,经锤骨柄上部和砧骨长脚之间,向前下方由
岩鼓裂出鼓室,与舌神经联合并终于舌前 2/3 处,司味觉(图 2 - 16、图 2 - 17)。

(5) 血管:鼓室的血液主要来自颈外动脉。上颌动脉的耳深动脉供应鼓膜外层;上颌动
脉的鼓室前动脉供应鼓室前部及鼓膜内层;耳后动脉的茎乳动脉供应鼓膜内层、鼓室后部及

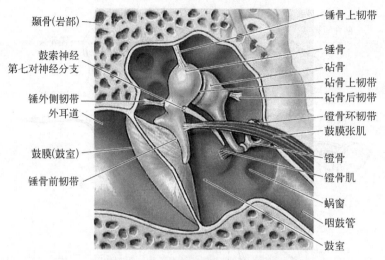

图2-15 鼓室韧带的解剖示意图

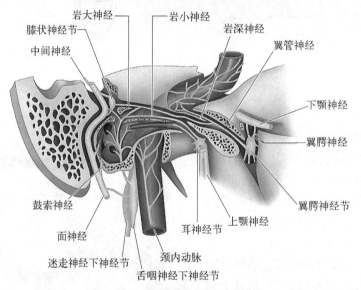

图2-16 鼓室神经的解剖示意图

乳突;脑膜中动脉的鼓室上动脉及岩浅动脉供应上壁及内侧壁;咽升动脉的鼓室下动脉供应鼓室下部及鼓室肌肉;颈内动脉的颈鼓支供应鼓室前壁及下鼓室。静脉流入翼静脉丛和岩上窦(图2-18)。

(二)咽鼓管

咽鼓管为沟通鼓室与鼻咽的管道,成人全长约35 mm。外1/3为骨部,内2/3为软骨部;其内侧端的咽口位于鼻咽侧壁,位于下鼻甲后端的后下方。绕咽口的后方和上方有一隆起,称为咽鼓管圆枕。空气由咽口经咽鼓管进入鼓室,使鼓室内气压与外界相同,以维持鼓膜的正常位置与功能。成人咽鼓管的鼓室口高于咽口20~25 mm,管腔方向自鼓室口向内、向前、向下达咽口,故咽鼓管与水平面约成40°,与矢状面约成45°。骨部管腔为开放性,内径最宽处为鼓室口,越向内越窄。骨与软骨部交界处最窄,称为峡,内径1~2 mm。自峡向咽口又逐渐

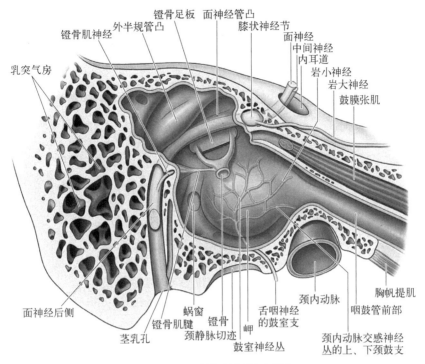

图 2-17　面神经的解剖示意图

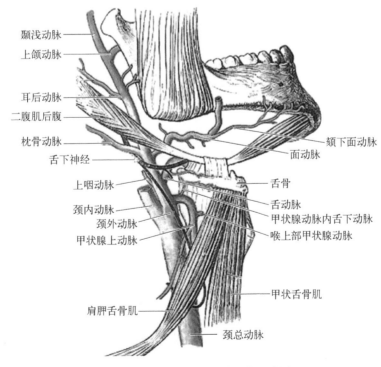

图 2-18　鼓室的血液供应解剖示意图

增宽(图2-19)。由于腭帆张肌、腭帆提肌、咽鼓管咽肌起于软骨壁或结缔组织膜部,前两肌止于软腭,后者止于咽后壁,故当张口、吞咽、哈欠、歌唱时借助上述三肌的收缩,可使咽口开放,以调节鼓室气压,从而保持鼓膜内、外压力的平衡(图2-20)。

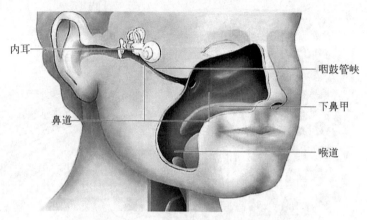

图2-19 咽鼓管的剖面示意图

乳突炎通常出现在中耳和内耳、鼻、喉的通道中

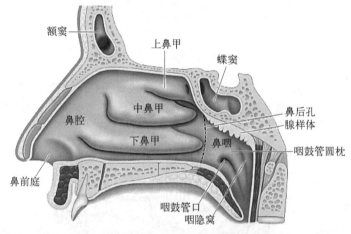

图2-20 咽鼓管与咽口的比邻关系示意图

四、内耳

内耳又称迷路,形态不规则,居颞骨岩部骨质内,介于鼓室内壁与内耳道底之间,由构造复杂的管道组成。内耳由骨迷路与膜迷路构成,骨迷路内有膜迷路,两者形态相似。膜迷路内充满内淋巴,两者间的空隙充满外淋巴。内、外淋巴互不连通。内耳包括听觉器官(耳蜗)和平衡器官(椭圆囊、球囊和半规管等)。

(一) 骨迷路

骨迷路由致密的内耳骨质构成,全长约20 mm,其骨壁厚2～3 mm,组织学上由外向内分为三层:外层为骨膜骨层;中层为内生软骨层(内含软骨残余);内层为骨内膜骨层(坚硬,无血管)。由于骨质坚硬,对一般化脓性中耳炎的感染有抵抗能力。中层易发生耳硬化症。骨迷路按其位置可分为:前下方的耳蜗,后上方的骨半规管及两者之间的前庭。三者均为骨内腔隙,内含有膜迷路。根据功能不同又可分为:听迷路(耳蜗)和平衡迷路(前庭、骨半规管)。三者形态各异,又彼此相通。新生儿的骨迷路与成人的大小基本一致(图2-21)。

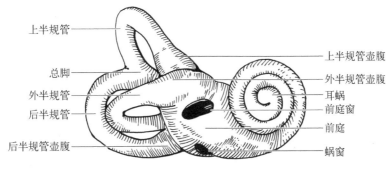

图2-21 骨迷路的外部形态

1. 前庭 位于鼓室的内侧,耳蜗和半规管之间,为一不规则的卵圆形腔隙,其前后径约6 mm,垂直径4~5 mm,横径约3 mm。腔的前下部较窄,通耳蜗,后上部略宽,续于3个骨半规管,容纳椭圆囊和球囊。前庭大体可分为内、外、前、后4个壁。

(1)内侧壁:构成内耳道底,其上有一自前上向后下的弓形隆起线,称前庭嵴。该嵴起自前庭窗上方,终于耳蜗螺旋管起始处。前庭嵴将内壁分为上、下两窝,后上为椭圆囊隐窝,呈椭圆形,容纳椭圆囊,窝壁上的数个小孔称上筛斑(椭圆囊壶腹筛区),前庭上神经纤维及伴行血管穿经上筛斑骨壁上的筛孔分布于椭圆囊斑、外半规管壶腹端、上半规管壶腹端及球囊斑的一部分;前下为球囊隐窝,呈圆形,容纳球囊,窝壁有数个小孔,称中筛斑(球囊筛区),前庭下神经的部分纤维及其伴行血管穿经中筛斑分布于球囊斑的大部分区域。两窝之间有一小孔为前庭导水管内口,经此口穿前庭导水管可达颞骨岩部后上面的外口。前庭嵴下端终点处呈分叉状,其间的小窝称蜗隐窝,该窝为膜迷路蜗管的前庭盲端所在,其前缘直接移行为骨螺旋板。它与后半规管壶腹壁之间的小孔称下筛斑(壶腹筛区),前庭下神经的少部分纤维穿经下筛斑分布于后半规管壶腹端,另有部分蜗神经纤维亦经下筛斑分布于蜗管前庭端(图2-22)。

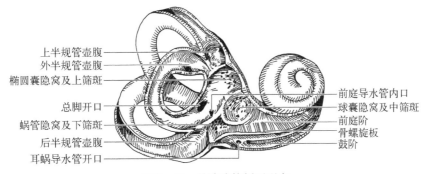

图2-22 骨迷路的剖面形态

(2)外侧壁:即中耳的内侧壁,上有前庭窗,为镫骨足板及环状韧带所封闭,在此孔的后下方有蜗窗,为第二鼓膜所封闭。

(3)前壁:较狭窄,有一椭圆形的蜗螺旋管入口,通耳蜗的前庭阶。经此口向下经骨螺旋板的游离缘可至鼓阶,在鼓阶的外下壁可见蜗窗。在鼓阶内,蜗窗膜内前下方,可见漏斗状的

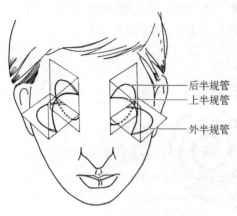

图 2-23 3 个半规管的位置关系

小孔,即耳蜗导水管内口。

(4)后壁:有 5 个小孔与半规管相通。

2. 骨半规管   位于前庭的后上方,有 3 个,各弯曲成 2/3 环形小骨管,分别称上半规管(又称前垂直半规管)、后半规管(又称后垂直半规管)与外半规管(又称水平半规管)(图 2-23、图 2-24)。3 个半规管彼此互相垂直(图 2-23)。这样的位置排列,无论头向任何方向运动,都能引起神经冲动发出信号,身体做出相应的反射动作以维持身体的平衡,如滑冰、走平衡木、翻筋斗及各种杂技动作,由于半规管平衡功能和视觉、深感觉作用,维持各种姿势,才免于摔倒。3 个半规管长度不一致,但管腔直径几乎相等,为 0.8~1.0 mm。每个半规管有两端,一端膨大,称壶腹脚,另一端称单脚,上半规管与后半规管的单脚合并而成一总脚。所以,3 个半规管有 5 个脚,即 3 个壶腹脚、1 个单脚及 1 个总脚,与前庭相连,各以 1 孔通前庭内腔。

(1)上半规管:长 15~20 mm,其方位与颞骨岩部的长轴垂直,位于颞骨岩部前面弓状隆起的下方,两侧上半规管所在平面向后延长后互相垂直。上半规管的前端为壶腹,开口于前庭的上外部,居前庭窗的后上方,在其间有面神经水平段通过。其另一端与后半规管的上端合成总脚,总脚长约 4 mm,位于弓状下动脉进入弓状下窝处的外侧,开口于前庭的内侧部(图 2-24)。

(2)后半规管:向后弯曲,长 18~22 mm,与颞骨岩部的后面几乎平行,两侧后半规管所在平面向前延长后互相垂直;一侧的上半规管与对侧的后半规管所在平面互相平行。后半规管的上端与上半规管的后端合成总脚。其壶腹端开口于前庭的下部,该处与内耳道的单孔相邻,并有支配后半规管壶腹的前庭下神经纤维穿经下筛斑抵达。后半规管壶腹端前缘距圆窗龛后缘约 2.3 mm(图 2-24)。

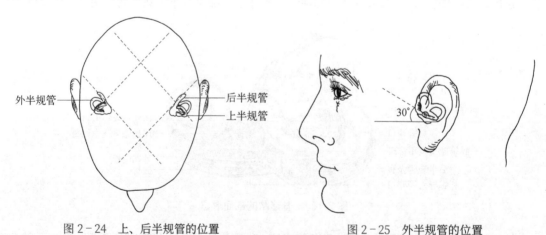

图 2-24 上、后半规管的位置 图 2-25 外半规管的位置

(3)外半规管:长 12~15 mm,为 3 个半规管中最短者。其弓水平朝向后外,两侧外半规管在同一平面,但两侧外半规管并非与地面平行,而是成 24°~30°角,当头前倾约 30°时,外半规管才与地面平行(图 2-25)。前方的壶腹端开口于前庭的上外角,恰在前庭窗的上方和上

半规管壶腹端的下方。后端在前庭的开口位于总脚开口的下方。

　　临床上可用两手表示各半规管的方向及其彼此间的联系。其方法是与患者相对而立,将左手掌指关节屈成直角,与伸开的右手(手掌向上)相接触。这样平伸的右手乃表示患者左侧的外半规管;左手伸直之诸指表示后半规管;左手掌表示上半规管;屈起的掌指关节表示上、后半规管的总脚。同样,将右手掌指关节屈起伸开左手彼此接触,即可代表右侧各半规管的位置。

　　3. 前庭导水管与耳蜗导水管

　　(1)前庭导水管:是沟通前庭和颅后窝的骨性小管,位于颞骨岩部内,起始于前庭的内侧壁,向后下延伸,开口于岩部后面的内淋巴囊裂处。内淋巴管经此连接内淋巴囊和前庭,再经连合管与蜗管相通,对维持内耳膜迷路内环境的稳定起重要作用。

　　(2)耳蜗导水管:又称蜗小管,是沟通蛛网膜下腔与鼓阶外淋巴腔的骨性小管,长约6 mm。位于颞骨岩部内,恰在内耳道底壁与颈静脉窝之间。其外口位于颞骨岩部下面颈静脉窝和颈动脉管之间的三角形凹陷内,紧邻舌咽神经。该管由外口向岩部深处延伸,行径较直,与内耳道后缘几乎平行,长5~14 mm。内口恰位于鼓阶内蜗窗膜内前下方,直径约0.1 mm。内耳的外淋巴经耳蜗导水管与蛛网膜下腔交通,但在内口处有一薄膜样组织分隔耳蜗导水管与鼓阶,这层膜由2~3层细胞组成,构成脑脊液和外淋巴之间的选择性屏障结构。

　　4. 耳蜗　　为一中空的螺旋形骨管,形似蜗牛壳,是内耳的最前部,位于前庭的前下方,内藏听觉感受器,可分为蜗底及尖。由底至尖高约5 mm,底部宽约9 mm。尖端名为蜗顶,朝向鼓室内侧壁的前上区,向前外指向颈动脉管;蜗底朝向后内方,构成内耳道底(图2-26)。

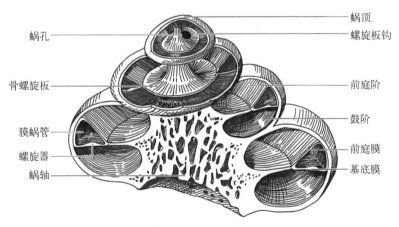

图 2-26　耳蜗的形态

　　(1)蜗螺旋管:耳蜗的蜗螺旋管(又称骨蜗管、骨性蜗螺旋管)起自前庭,终于盲端,全长30~32 mm,绕骨质中轴作螺旋状盘旋,由蜗底向蜗顶逐渐缩细,共转2.50 r或2.75 r而终于蜗顶。蜗螺旋管内表面覆盖着内骨膜,骨膜的厚薄各处不等,外壁的内骨膜特别厚,形成螺旋韧带。蜗螺旋管底部有3个开口,分别为蜗窗、前庭窗及耳蜗导水管内口。

　　(2)蜗轴:蜗螺旋管中央有一锥形的贯穿顶和底的骨质中轴,即蜗轴,为疏松的骨性结构。蜗轴顶端形成蜗轴板,而蜗轴底部有许多呈螺旋状排列的小孔,称螺旋孔列,这些小孔穿入蜗轴的小管称蜗轴纵管,是蜗神经和内耳血管穿行之处,蜗神经纤维通过这些小孔、管到达螺旋神经节。

（3）骨螺旋板：为蜗轴向蜗螺旋管的突出部,形似螺钉的螺纹。此板并未完全分隔蜗螺旋管。此板沿蜗轴经蜗螺旋管达蜗顶时,偏离蜗轴而成一镰刀样骨片,称为螺旋板钩。螺旋板钩、蜗轴板和膜蜗管顶盲端共同围成蜗孔,前庭阶和鼓阶经此孔相通。骨螺旋板的根部,有细管呈螺旋状环绕蜗轴,称蜗轴螺旋管,与蜗轴纵管相通,内含蜗神经节。

（4）蜗螺旋管内三腔：骨螺旋板的游离缘至蜗螺旋管的外壁之间有膜螺旋板（即蜗管之基底膜）,其与骨螺旋板一起将蜗螺旋管完全分隔成上下两层,上层称前庭阶,下层称鼓阶。在前庭阶内又被一很薄的前庭膜再分成两腔。故整个蜗螺旋管内共有三腔,即前庭阶、中阶（膜蜗管）及鼓阶。

（二）膜迷路

膜迷路位于骨迷路内,内含内淋巴,由椭圆囊、球囊、膜半规管、膜蜗管,以及内淋巴管、囊等组成。其中椭圆囊、球囊、膜半规管,以及内淋巴管、囊又称前庭器。椭圆囊和球囊位于骨迷路的前庭内;膜半规管位于骨半规管内;膜蜗管位于蜗螺旋管内;内淋巴管位于前庭导水管内;内淋巴囊位于颞骨岩部后面的内淋巴囊裂处。膜迷路为膜性结构,内衬单层上皮,外覆薄层结缔组织（图2-27）。

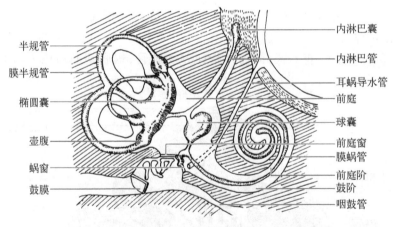

图2-27　膜迷路的构成

1. 椭圆囊　　为一椭圆而略扁的囊性结构,位于前庭的椭圆囊隐窝中,恰在球囊后上方,借结缔组织纤维、微血管和前庭神经纤维紧密连于骨壁。向前以椭圆球囊管连接球囊和内淋巴管,向后有5个开口连通3个膜半规管。内淋巴管经颞骨岩部的前庭导水管到达颞骨岩部后面的前庭导水管外口,在硬脑膜下扩大成内淋巴囊。椭圆囊底部的前外侧有一长圆形增厚的感觉上皮区,呈白斑状,称椭圆囊斑,感受静止的位置觉和直线加速运动的刺激,其神经冲动沿前庭神经的椭圆囊支传入。顽固性梅尼埃病手术治疗时可切开内淋巴囊以减压（图2-28）。

2. 球囊　　位于前庭的球囊隐窝中,恰在椭圆囊前下方,为扁平梨状,较椭圆囊小。其上端膨大,下端渐细成一细管,称连合管,与膜蜗管相连,后部以椭圆球囊管及内淋巴管接椭圆囊和内淋巴囊。球囊前壁有一卵圆形增厚的感觉上皮区,称球囊斑,此斑位于与椭圆囊斑互成直角的平面上,亦感受静止的位置觉和直线加速运动的刺激,其神经冲动沿前庭神经的球囊支传入(图 2-28)。

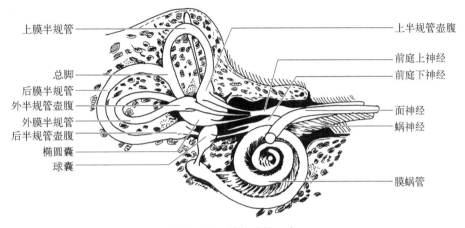

图 2-28　膜迷路的形态

3. 膜半规管　套在同名骨半规管内,分为上、后、外 3 个膜半规管,亦有 3 个膜壶腹,1个单脚和 1 个总脚。其管径细小,直径约 0.3 mm,仅及骨半规管的 1/3 或 1/4,自膜壁伸出细纤维小梁与骨半规管的骨膜相连,附着于骨半规管外侧壁上。膜半规管的形态结构与骨半规管基本相似,借 5 孔与椭圆囊相通,在骨壶腹的部位膜半规管亦膨大为膜壶腹,此处管径约1 mm。上、外膜壶腹开口于椭圆囊上端的膨大部,后膜壶腹及外膜半规管的单膜脚开口于椭圆囊下部。而上、后膜半规管的总膜脚则开口于椭圆囊中部。每个膜壶腹壁的外面,均有一横行沟,称壶腹沟,与沟相对应的壶腹壁的内面,呈镰状隆起,称壶腹嵴。壶腹嵴上有高度分化的感觉上皮,由毛细胞和支持细胞等组成(图 2-28)。

4. 膜蜗管　又名膜耳蜗或中阶,位于蜗螺旋管内,是介于骨螺旋板与蜗螺旋管外壁之间、前庭阶和鼓阶之间呈螺旋状盘绕的膜性小管,长约 35 mm,含内淋巴。膜蜗管的两端皆为盲端,一端位于蜗隐窝内,为前庭盲端,借一细小的连合管连于球囊,另一端位于蜗顶,为顶盲端。

膜蜗管的横切面呈三角形,分外壁、上壁和下壁(蜗顶为上、蜗底为下):① 外壁由螺旋韧带和血管纹组成;② 上壁为前庭膜,位于前庭阶及蜗管之间;③ 下壁由骨螺旋板上骨膜增厚形成的螺旋缘和基底膜组成。基底膜膜蜗管面有螺旋器,又称 Corti 器,是听觉感受器的主要部分。Corti 器由感觉细胞、各种支持细胞、神经纤维及盖膜等组成。

5. 内淋巴管和内淋巴囊　内淋巴管是一较短的膜性小管,起于椭圆囊、球囊的汇合处,呈"Y"形连接前庭的椭圆囊管和球囊管,两者汇合后在前庭后下部移行为内淋巴管,走行于前庭导水管骨管内,末端膨大形成内淋巴囊。内淋巴管离椭圆囊处有一瓣膜样结构,可防止逆流。内淋巴囊在出前庭导水管外口前称为骨内部,囊壁含有丰富皱襞,含大量小血管及结缔组织,又称粗糙部;内淋巴囊出前庭导水管外口后,位于颞骨岩部后面的两层硬脑膜之间,称为硬脑膜部,此处囊壁光滑,囊腔扁平。内淋巴囊的外侧壁(乳突面)较内侧壁(颅后窝面)厚。婴幼儿内淋巴囊居乙状窦表面,成人内淋巴囊位置稍移向内侧,偏离乙状窦,但多数仍保持边缘接触(图 2-29)。

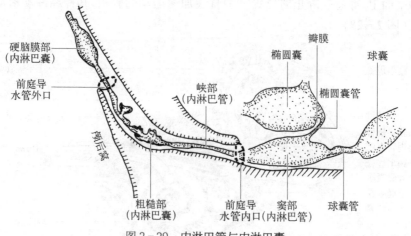

图 2-29　内淋巴管与内淋巴囊

内淋巴囊是内耳免疫反应的关键,其腔内含有大量的淋巴细胞和巨噬细胞,是内耳处理抗原并产生免疫应答的主要部位。内淋巴囊具有吸收内淋巴及从内淋巴中清除细胞碎片和其他大分子物质的功能,一旦受损或阻塞,可引起内淋巴增多,膜迷路积水,影响前庭和耳蜗的功能。

(三) 前庭感受器

前庭感受器包括椭圆囊斑、球囊斑和 3 个膜半规管的壶腹嵴,是人体空间位置和运动感受器官。

1. 壶腹嵴　是 3 个膜半规管内沿半规管凸侧缘向壶腹内腔突入,并横跨管腔底部的镰状隆起,呈马蹄形或新月形。壶腹嵴感觉上皮由感觉毛细胞、支持细胞及前庭神经末梢等组成(图 2-30)。壶腹嵴是重要的平衡感受器。3 个不同方向的壶腹嵴,分别接受头部不同方向的旋转角加速运动刺激,神经冲动沿前庭神经的壶腹支传入。

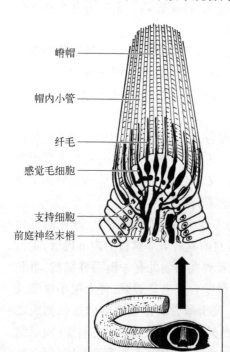

图 2-30　壶腹嵴的形态

(1) 壶腹嵴的感觉毛细胞:位于支持细胞之间,分为 I 型和 II 型毛细胞。细胞游离面下有一致密丝状物,即皮板。其顶部均有 1 根动纤毛和 60~100 根静纤毛。动纤毛长约 30 μm,位置紧靠最长的静纤毛,一般位于感觉细胞的一侧。静纤毛呈阶梯状排列,其长度从动纤毛侧向另一侧依次变短,排成 5~8 排,每排有 5~8 根静纤毛。静纤毛根部较细,插入皮板的致密物质中,每根静纤毛通过丝状物与毗邻的静纤毛连接。动纤毛由位于细胞游离面皮板缝隙内的基体发出。动纤毛的位置决定细胞的极性,其中上、后半规管壶腹嵴的动纤毛位于半规管侧,而外半规管壶腹嵴的动纤毛则位于椭圆囊侧。

1) I 型毛细胞:呈烧瓶状,主要位于壶腹嵴的嵴顶中心部位。细胞长约 25 μm,比位觉斑的 I 型毛细胞更大、更长,基底部呈圆形,头部较宽,顶部较细,粗 6~7 μm。细胞内含有线粒体、粗面内质网、高尔基体、核蛋白体和各种小泡及微丝等。细胞基底部周围有前庭神经的传入纤维末梢形成的呈盏状包绕的神经盏。在神经盏的外侧可见前庭神经传出纤维与其形成的突触(图 2-31)。

2) II 型毛细胞:呈柱状,主要位于壶腹嵴的周围部位。II 型毛细胞大小差异较大,动、静纤毛大都较短。细胞质内有线粒体和高尔基体等,细胞的底部有很多细胞膜内陷形成的皱褶,前庭神经的传入、传出纤维末梢以神经终扣的形式连接于细胞底部(图 2-32)。

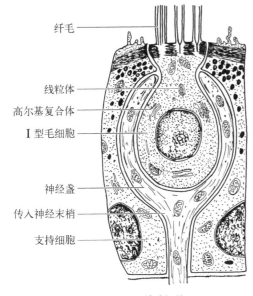

图 2-31 I 型毛细胞

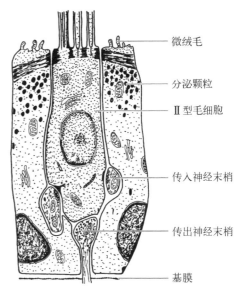

图 2-32 II 型毛细胞

(2)壶腹嵴的支持细胞:支持细胞呈高柱状,比位觉斑的支持细胞胞体稍长,从基膜开始直达游离面,占据上皮整个厚度。其基部稍宽,含有椭圆形核,支持细胞的核低于毛细胞的核,位于基膜之上,根据细胞核的位置很容易辨认支持细胞和毛细胞。胞质内含有张力原纤维,可起支持作用。细胞表面有许多微绒毛、皮板和闭锁堤,此堤相连成网状。胞质内有散在分布的线粒体、高尔基体、溶酶体和游离核糖体、类脂颗粒等。细胞顶部可分泌酸性黏多糖物质,可能在物质转运、调节离子动态平衡、静纤毛间的机械连接和维持其固定构型中起重要作用。

(3)嵴帽:也称壶腹帽,是由支持细胞分泌的酸性黏多糖形成的胶质样物质,覆盖于壶腹嵴上方,呈圆锥形,不含位觉砂,其比重与内淋巴相同(1.003),可随内淋巴流动冲击而发生摆动。其基底与壶腹嵴上皮之间有一微细的腔隙,称为壶腹嵴终帽下间隙,宽 2~10 μm,感觉细胞的纤毛穿过该间隙。帽内有直径 3~5 μm 的小管,自底部至顶部逐渐变细,并开口于终帽上方。当内淋巴流动时,终帽随之发生倾斜,使毛细胞接受适宜的刺激,并去极化产生神经冲动,传入中枢,产生位置感觉。

(4)暗细胞:位于壶腹嵴基部的两侧,细胞由内至外逐渐变矮,细胞游离面有少量微绒毛。胞质内有粗面内质网、游离核糖体、高尔基体和大量液泡等。暗细胞与壶腹嵴胶质物质的吸收有关,并参与离子的运转,维持内淋巴中高 K^+ 低 Na^+ 环境(图 2-33)。

(5)半月面:壶腹嵴周围部的毛细胞逐渐减少、消失,支持细胞也逐渐变矮而移行为半规

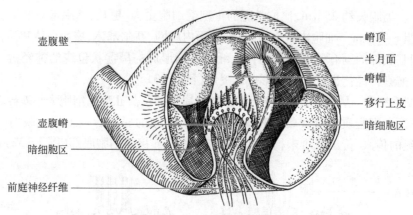

图 2-33 壶腹嵴的构成

管内的单层扁平上皮。在壶腹嵴基部两端各有一个由上皮组成的半月形凸起,称半月面。壶腹嵴感觉上皮细胞经此处的移行细胞逐渐与暗细胞连接。该处的上皮细胞呈长圆柱形,边界清楚,游离面有少量微绒毛,胞质内有高尔基体、中心粒、线粒体、核糖体等。其结构和功能与血管纹类似,通过向内淋巴中主动输送 K⁺来维持内淋巴 K⁺平衡(图 2-33)。

2. 位觉斑　包括椭圆囊斑和球囊斑。椭圆囊斑位于椭圆囊前外侧壁,呈贝壳状,由感觉上皮组成,厚 30~50 μm,成人面积 4~5 mm²。椭圆囊斑接近于水平位,前翘 20°~30°角,与球囊斑互成 90°。椭圆囊斑含有的感觉细胞约为 33 100 个,每 5~6 个感觉细胞和 1 根神经纤维相连,是主要感受水平面内重力变化和直线加速运动的感受器。球囊斑位于球囊前壁,呈镰刀状,由感觉上皮组成,其长轴接近垂直,与椭圆囊斑互成 90°,面积 2~3 mm²。球囊斑含有的感觉细胞数量约为 18 800 个,每 4~5 个感觉细胞和 1 根神经纤维相连,是感受矢状面内重力变化和直线加速运动的感受器。位觉斑主要感受静止的位置觉和各个方向直线加速运动的刺激,神经冲动经前庭神经的囊斑支传入。两斑的感觉上皮构造相同,由表面的耳石膜、感觉毛细胞和支持细胞等组成。

(1)位觉斑的耳石膜:由耳石层、胶质层和耳石膜下网组成(图 2-34)。

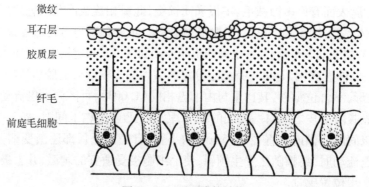

图 2-34 耳石膜的结构

1)耳石层:堆积黏附有大量的耳石,又叫位觉砂。耳石主要由碳酸钙和糖蛋白类物质构成,直径 0.5~30.0 μm,大部分呈两端锥形的圆柱状,比重 2.71~2.93,约为内淋巴的 3 倍,借结缔组织与下方的胶质层紧密相连。耳石由位觉斑的支持细胞分泌钙盐形成,并在脱落后由位觉斑的暗细胞吸收,总体处于动态平衡中。

2）胶质层:由不稳定的胶质纤维组成,主要成分是酸性黏多糖和糖蛋白,其上面黏附耳石,下面与前庭毛细胞的纤毛互相嵌合,增加了前庭毛细胞对重力感知的敏感性。

3）耳石膜下网:呈网状,胶质层借此附着于支持细胞上,起稳定耳石膜作用。

（2）位觉斑的感觉毛细胞:位于支持细胞之间,分为Ⅰ型和Ⅱ型毛细胞,纤毛上端附着于耳石膜的网状结构中。其形态与壶腹嵴毛细胞相似。

（3）位觉斑的支持细胞:呈柱状,从基膜开始直达游离面,占据上皮整个厚度。支持细胞完全包绕感觉细胞形成紧密连接并将其分开。约5个或更多的支持细胞与1个感觉细胞相接触。支持细胞的作用主要是支持和营养毛细胞、分泌耳石和耳石膜蛋白。

（4）微纹:是一条位于位觉斑表面中部呈弧形走行的线性结构,曲线穿过囊斑将其分为两个区域。微纹区的存在决定了两侧毛细胞排列的极性。椭圆囊斑的耳石在微纹处最薄,微纹两侧的动纤毛都排列在靠近微纹区的一侧。球囊斑的耳石在微纹处最厚,微纹两侧的动纤毛都排列在背离微纹区的一侧。由于微纹区在两个囊斑的中心都是呈弧形排列,因此微纹区两侧的毛细胞动纤毛的排列也是随着微纹区方向的改变,始终保持与微纹区的对应方向。微纹区也是耳毒性药物的敏感部位（图2-35）。

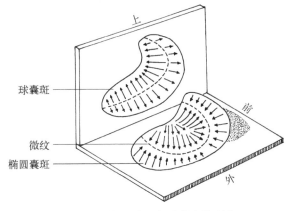

图2-35　椭圆囊斑与球囊斑的形态

第二节　听觉生理

一、外耳的生理

声音经外耳传播到鼓膜,外耳对空气中声音传导有两方面影响,一是对某些频率段的声波有增压作用,二是有助于声源定位。

（一）对声波的增压作用

耳郭对声波有收集、增益的效应,有实验表明,耳甲腔对纯音有10 dB增益,耳郭边缘对声波有1~3 dB增益。置于声场中的头颅可反射声波产生声压增益效应,反射波在头颅侧聚集产生更强的声场,这个现象叫障碍效应（图2-36）。声压增益的大小与头围/波长的值及声波入射方位有关。

外耳道为一端封闭的“S”形管腔样通道,长2.5 cm,按声波在空气中传播速度为340 m/s计算,加之耳郭的共振效应及头颅和耳甲腔等部位对声波的反射、绕射（声波从对侧传入单耳时声能减少6 dB,高频减少15 dB）等效应,人的外耳道共振频率峰值在2.5 kHz,在这一频率增益效应可达11~12 dB（图2-37）。

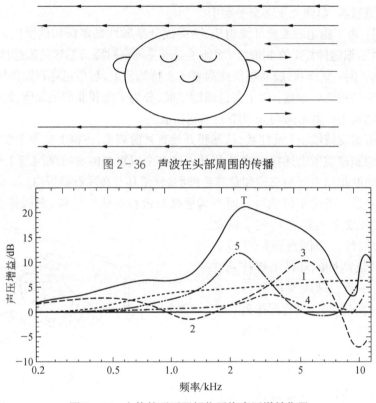

图 2-36　声波在头部周围的传播

图 2-37　人体外耳不同部位平均声压增益作用

（二）对声源的定位作用

声音到达双耳时的强度差及时间差是人类定位声源的重要根据。头颅可通过障碍效应和阴影效应（shadow effect，指波长为头颅大小相比相对较短的声波，从头颅侧方到达一耳时，该声波在头颅区域范围内被阻断，导致对侧耳声压减少的现象）而产生耳间强度差，协助声源定位。双侧耳郭尚可通过对耳后声源的阻挡和耳前声源的增强进行声源定位。

二、中耳的生理

中耳的主要功能是将外耳道内声能传递到耳蜗淋巴，这种由气体到液体的声能转换是通过鼓膜与听骨链的振动来偶联的。两种介质的声阻抗的比值决定了声音从一种介质传入另一种介质时透射的能量。两种介质声阻抗相差越大，则声能传递效能越差。声能在从空气传入淋巴的过程中约有 99.9% 的声能（30 dB）被反射而消失了。中耳的主要功能则是通过阻抗匹配作用使声波振动能量高效地传入内耳淋巴中，这种功能是通过鼓膜和听骨链来完成的。

（一）鼓膜的生理功能

1. 鼓膜的振动形式　　鼓膜的振动频率一般与声波一致，但其振动形式则因声音的频率不同而有差异。

（1）杠杆作用假说：由 Helmholtz 最早提出。他认为鼓膜某些部位振幅大于锤骨柄的振幅，到达鼓膜的声压传至听骨链时被放大。

（2）门式振动学说：Békésy 在人尸体解剖中发现,低于 2.4 kHz 的声音使鼓膜以鼓沟上缘为轴呈门式振动,以锤骨柄下方近鼓环处振幅最大（图 2－38）。

（3）混合式振动学说：Torndorf 和 Kahanna 采用激光全息摄影干涉仪技术,观察猫的鼓膜时发现,低频声刺激（<1 kHz）会引起杠杆式振动,而在高频声刺激会引起分区段式振动。

2. 鼓膜的增压效应　由于鼓膜的面积大于镫骨足板的面积,故作用于镫骨足板（前庭窗）的压力大大超过作用于鼓膜的压力。根据 Békésy 的测量,人鼓膜的有效振动面积是 43～55 mm^2,镫骨足板的面积是 3.2 mm^2,43：3.2 等于 14,55：3.2 等于 17,即作用于鼓膜的声压力传至前庭窗时单位面积压力增加 14～17 倍。此外由于鼓膜振幅与锤骨柄振幅之比为 2：1,因此鼓膜的弧形杠杆作用可使声压升高 1 倍（图 2－39）。

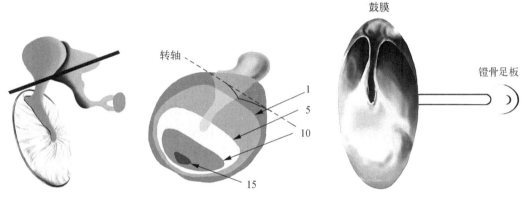

图 2－38　鼓膜振动轴及鼓膜不同区间振幅的相对值　　　图 2－39　鼓膜增压效应图

3. 鼓膜-听骨链的单窗传导效应　声波传递至前庭窗和蜗窗之间的相位差（时差）,对能否有效刺激内耳螺旋器有很大的影响。通过完整的鼓膜-听骨链传音系统,可保证声波直接作用于前庭窗,这时前庭窗和蜗窗移位是反向的,耳蜗听觉敏感度最高。

（二）听骨链的生理

中耳听骨链由锤骨、砧骨和镫骨组成,它的主要生理作用是作为杠杆系统将声音从鼓膜传入内耳,实现有效的阻抗匹配。

1. 听骨链的杠杆作用　3 个听骨形成的杠杆系统,转轴位于重心上,故这种机械系统在传递能量的过程中惰性最小而效率最高,以听骨链运动轴心为支点,可将锤骨柄和砧骨长脚视为杠杆的两臂,在运动轴心两侧,听骨链质量相等,但两臂长度不等,锤骨柄与砧骨长脚之比为 1.3：1.0,故当声波传递至前庭窗时,借助听骨链杠杆作用可增加 1.3 倍（图 2－40）。

2. 听骨链的运动形式　鼓膜的振动传至锤骨柄尖端时,砧骨长脚及镫骨因位于转轴的下方,故其运动方向与锤骨柄一致而向内移。在通常声强的刺激下,听骨链作为一个整体进行运动。而在强声刺激下,由于镫骨足板的摩擦力及砧镫关节的缓冲作用听骨链不再呈一个整体运动,振幅从锤骨到镫骨逐渐变小。Békésy 在人尸体上观察到,

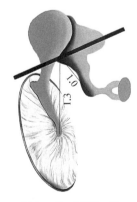

图 2－40　鼓膜、听骨链及转轴示意图

在中等强度声压作用时,镫骨足板沿其后脚的垂直轴振动,呈类似活塞运动,当声强接近于痛阈时,镫骨足板沿其前后轴呈摇摆式转动,此时外淋巴只在前庭窗附近振动,因而避免了强声引起的基底膜过度位移所造成的内耳损伤(图2-41)。

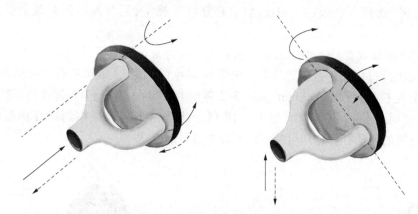

图2-41　镫骨活动的转轴

中等声强作用时(左图)镫骨足板沿其后脚的垂直轴转动;高声强刺激时(右图)镫骨足板沿其前后轴转动

3. 中耳的增压作用　由上述可知,当外耳道内的声波由鼓膜经听骨链传至前庭窗时,中耳结构在三个阶段产生增压作用,即鼓膜的弧形杠杆作用、鼓膜振动面积与镫骨足板之比、听骨链的杠杆作用,效率总计22.1~28.0倍,相当于27~30 dB,基本补偿了声波从空气传入内耳淋巴时的能量衰减。中耳阻抗由本身特性决定,包括质量、劲度和阻力三种因素。中耳质量成分由听骨惰性构成,劲度由鼓膜、韧带和中耳肌的张力及中耳腔空气的压力产生。中耳结构也有共振特性,研究发现,听骨链对500~2 000 Hz声波有较大的共振作用。生理状态的中耳传音结构是完成中耳阻抗匹配的基本保证,中耳不同结构和不同程度的病变皆可影响中耳的阻抗匹配作用,甚至影响中耳经前庭窗的单窗传音功能,从而降低中耳的传音增益效能。

(三)咽鼓管的生理

1. 保持中耳内外压力平衡作用　一般状态下咽鼓管处于闭合状态,当吞咽、打哈欠及咀嚼、打喷嚏时,通过腭帆张肌、腭帆提肌及咽鼓管咽肌的收缩才做瞬间开放。咽鼓管的调节功能正常时,中耳内外压力没有明显差别,当咽鼓管调节功能异常或由于鼻咽部疾病、咽鼓管弹性下降导致咽鼓管开放不良时容易使中耳腔呈负压形成中耳积液。

2. 引流中耳分泌物作用　鼓室黏膜及咽鼓管黏膜的杯状细胞与黏液腺所产生的黏液,可借咽鼓管黏膜上皮的纤毛运动不断地排向鼻咽部。

3. 防止逆行性感染作用　正常人的咽鼓管平时处于闭合状态,咽鼓管黏膜下层中的疏松结缔组织使黏膜表面产生皱襞具有活瓣作用,加上黏膜上皮的纤毛运动,可防止鼻咽部液体、异物等进入鼓室,避免或减少鼻咽部感染源的污染机会。

4. 阻声和消声作用　在正常情况下,咽鼓管的闭合状态可阻隔噪音、呼吸、心跳等自体声响的声波经鼻咽腔、咽鼓管而直接传入鼓室。另外,由于咽鼓管呈漏斗形,表面被覆部分呈皱襞状的黏膜,有吸音作用,有利于衰减声压,避免噪声性内耳损伤。在咽鼓管异常开放的患者中,这种阻隔作用消失,声波经过开放的咽鼓管直接传入中耳腔,引起鼓膜振动过强而产生自听过响症状。

三、耳蜗的生理

在详细叙述外耳和中耳的生理功能之后,本节将从听觉生理的角度叙述耳蜗的功能。

(一) 耳蜗的机械学

当声音作用于鼓膜时,声波的机械振动通过听骨传到前庭窗,这种振动随即引起耳蜗外淋巴及耳蜗隔的位移,耳蜗内的液体向蜗窗移动,基底膜发生位移,这种位移波由蜗底向蜗顶移动。位移波的模式和位置依赖于刺激声的频率。

1. 行波学说　Békésy 在人和动物的尸体上进行了一系列试验后提出行波学说,可归纳如下。

(1) 声刺激引起的镫骨振动引发了基底膜以行波的方式振动。

(2) 对于某特定频率的振动,基底膜的振幅随着行波向蜗顶移行逐渐增大,在某一部位达到最大值后,随之快速衰减消失,从而形成一个不对称的包络。

(3) 行波的速度在向蜗顶移行的过程中逐渐减慢。

(4) 最大振幅出现的部位及行波的距离取决于刺激声频率,高频声音刺激引起耳蜗隔振动的最大峰值靠近蜗底,低频声音刺激引起耳蜗隔振动的最大峰值靠近蜗顶。

2. 基底膜振动的非线性特征　Békésy 的行波学说被试验所证实,在生理状态下,基底膜表现出某种程度带通滤波的特性。在单个纯音刺激的条件下,耳蜗基底膜振幅与刺激声强度的关系表现为压缩式或扩展式非线性。这种非线性特征在邻近行波的波峰处或是特征频率处尤为明显(图 2-42)。当刺激声的频率接近或高于特征频率 10 kHz,刺激声强度>20～30 dB sPL 及以上,基底膜的振幅-刺激声强度函数曲线的斜率<1,提示基底膜振动的非线性特征。在较低的频率(如 3 kHz、6 kHz),基底膜的振幅-刺激声强度函数曲线的斜率接近于 1。试验动物死后(p. m.),近特征频率 9 kHz 的纯音刺激,耳蜗基底膜的非线性反应消失,变成线性。图 2-42 所示基底膜的增益曲线:如果反应是线性的,所有曲线都将重叠在图的顶部。在特征频率处,最低的刺激声强度(如 10 dB sPL 或 20 dB sPL),基底膜反应的增益最大。在较高的刺激声强度(如 90 dB sPL),增益下降;死后(p. m.)增益更小,同 Békésy 发现的宽调谐、低通滤波反应是类似的。

因此,在正常的生理状态时,耳蜗基底膜的反应是一个敏感和尖锐的调谐反应成分且加载了非敏感的宽调谐成分,两个成分叠加了。在异常的生理状态下(如听力下降、死亡),这一敏感、尖锐的调谐反应就消失了。目前推测,耳蜗存在一个主动放大机制。声刺激驱动了耳蜗主动放大机制,从而将机械能反馈给行波,增加了机械振动的振幅,产生了尖锐调谐(图 2-43)。

耳蜗的非线性特征有着非常重要的意义。因为它,听觉系统可以分辨较宽动态范围内的刺激声强度。

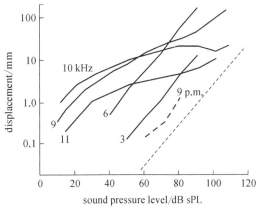

图 2-42　不同频率、强度的声刺激对基底膜振幅的影响

displacement 为位移;sound pressure level 为声压级

3. 反应的相位　　行波从蜗底向蜗顶移动,基底膜振动的相位逐渐增加,出现相位滞后的现象(图 2-44)。Békésy 和近来的研究也证实了固定频率的纯音刺激,随着行波距离的增加,离蜗底越远,相位滞后的越明显。

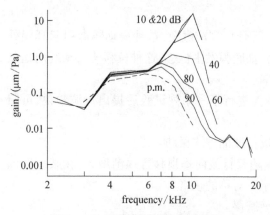

图 2-43　基底膜振动的增益曲线

gain 为增益；frequecy 为频率

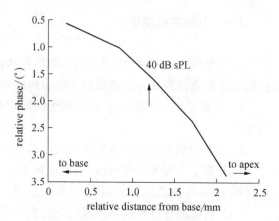

图 2-44　基底膜振动的相位

relative phase 为相位；relative distance from base 为基底膜距底回的相对距离

(二) 内淋巴电位

耳蜗螺旋管从横断面看由上而下分为前庭阶、中阶和鼓阶 3 个腔。前庭阶和鼓阶充满外淋巴,中阶充满内淋巴。中阶内的内淋巴电位自底回向顶回逐渐减小,底回的内淋巴电位是 +97 ~ +100 mV,顶回的内淋巴电位则为 +87 ~ +93 mV。目前认为,中阶侧壁的血管纹是内淋巴电位的产生部位。中阶内的正电位与毛细胞内的负电位形成势能,在毛细胞纤毛顶端的机械-电转换通道开启时,驱动内淋巴中的 K^+ 流过毛细胞,形成换能器电位。Davis 提出了电池和阻抗学说。此学说认为,内淋巴电位与毛细胞内的负电位形成了跨越毛细胞顶部的电动势能,这一势能是驱动毛细胞感受器电位产生的动力。这一学说后来得到不断补充,但基本框架仍然是正确的。

(三) 毛细胞的感受器电位

内淋巴电位和毛细胞内负的静息电位构成了跨膜电势能。毛细胞顶端毛簇的摆动打开和关闭机-电转换通道,从而调节流经细胞的电流。体外实验中,内、外毛细胞兴奋方向的变化大于抑制方向的变化。1978 年 Russell 和 Sellick 记录到内毛细胞的静息电位一般在 -45 mV 左右。刺激产生的感受器电位可分为直流和交流两种成分。随着刺激频率增加,内毛细胞感受器电位的交流成分减少。因此,在数千赫兹及以上频率,内毛细胞感受器点位的直流成分较交流成分小(图 2-45)。由于直流成分均为除极化电位,总的感受器电位表现出明显的不对称性,直流成分比交流成分大。

外毛细胞的静息电位较内毛细胞更低,约-75 mV。同内毛细胞的一样,外毛细胞的感受器电位也有直流和交流成分,但是其电位大小仅有内毛细胞的 1/3 ~ 1/2,这可能同记录的难易程度有关,外毛细胞的感受器电位更难记录。外毛细胞感受器电位的直流成分与内毛细胞不同的是其大小和极性与刺激频率和强度有关,即使是同一外毛细胞感受器电位,其直流成分的大小、极性也是不固定的。

（四）耳蜗尖锐调谐的来源

1. 外毛细胞的电能动性　是 Brownell 和他的同事于 1985 年第一次描述了哺乳动物外毛细胞在受到电刺激后的伸缩特性。外毛细胞的电能动性不依赖于 Ca^{2+} 和 ATP，也不需要肌动蛋白和肌球蛋白。现已证实，膜蛋白中 prestin 蛋白是外毛细胞电能动性的动力原件。相对于电能动性，外毛细胞对于化学刺激亦可发生长度改变，这种长度改变至少需要几秒到几分钟时间才能出现，所以称为慢运动。慢运动对耳蜗功能的影响尚不清楚。

2. 耳蜗放大器与频率　调谐外毛细胞的电能动性是耳蜗放大的基础。耳蜗放大的可能工作原理是基底膜振动，盖膜和毛细胞纤毛的相对运动产生剪切力，纤毛弯曲，机械-电转换通道开放，在耳蜗电池的驱动下，流经毛细胞的电流调制产生了感受器电位，感受器电位驱动耳蜗侧壁的 prestin 蛋白，外毛细胞胞体伸缩，进而影响了基底膜的振动，增强了对内毛细胞纤毛的刺激，放大了基底膜的振动。耳蜗主动放大机制提高了耳蜗对声音的灵敏度，也是耳蜗基底膜振动和前庭神经纤维的高度频率选择性的基础。

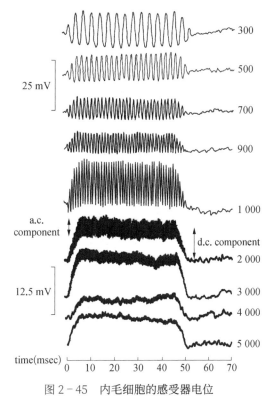

图 2-45　内毛细胞的感受器电位

a. c. component 为直流成分；d. c. component 为交流成分；time（msec）为时间（毫秒）

耳蜗的生理机制还有许多尚待解答的问题。例如，耳蜗基底膜上的细胞结构同外毛细胞电能动性之间的关系，外毛细胞的电能动性是如何偶合到内毛细胞。我们处在一个科学日新月异飞速发展的时代，运用新技术会让人类在新的时代、在耳蜗生理的研究上取得新的发展和进步。

第三节　平衡生理

前庭系统的主要功能是感知头部的运动，特别是无意识的活动，并通过反射性眼动和姿势调整来抵消头部运动，从而使视觉世界保持稳定，防止跌倒。内耳感觉到头部角速度和线加速度，并将这些信息发送给脑干前庭核中的前庭神经元。前庭神经元将信号发送到中枢神经系统的其他区域，以驱动前庭反射。具体来说，编码头部运动的神经元在眼球运动核内形成突触，从而引出眼外肌肉收缩和放松的模式，这是 VOR 所需要的，它能稳定凝视眼睛在空间中的位置。其他上级前庭神经元突触联系颈部运动神经元，产生前庭颈反射（vestibular cervical reflex，VCR），或与下脊髓运动神经元产生前庭脊髓反射（vestibulospinal reflex，VSR）。这些反射能稳定姿势和保持步态。前庭以自主神经中枢的感觉输入，特别是有关重力姿势的信息,来调节血流动力学反射以维持脑灌注。最后,前庭输入到小脑是必不可少的协调和适应前庭反射发生的变化,如伤害前庭末端器官或改变视力(如佩戴一副新眼镜),前庭信号也到达皮质区域,以调节运动和方向的知觉。然而,日常生活中常见的头部运动通常不被注意,这就是为什么前庭感觉不包括在通常"五感"中——视觉、嗅觉、味觉、触觉和听觉。前庭系统的重要性因此容易被低估。

前庭感受器埋藏在颅骨深处,而我们通常不知道它如何工作。至今许多医生不知道前庭系统在日常生活中的重要性,也认为中枢补偿和本体觉、视觉、感觉替代可以完全解决外周前庭功能丧失的问题。对于单侧前庭功能损失,许多人认为健侧前庭将完全接管对侧失去的功能。事实上,失去一侧前庭器官,就像失去一只耳朵或眼睛一样,会导致令人不安的不对称。双侧前庭功能丧失是一个像耳聋或失明一样的主要残障,但临床中,与双侧前庭功能丧失有关的症状往往没有被认识到,常导致多年后才被正确诊断,主要原因是医生和患者都对前庭系统的功能缺乏了解。这种不认识也导致了人工前庭植入物在获得许可方面拖延的问题,这与几十年前人工耳蜗的发展有很大的不同。只有在发表了一些科学论文,表明严重的双侧前庭功能丧失的影响和发生率之后,瑞士-荷兰的一个研究小组才获准于2012年8月进行第一次人工前庭植入。所有这些都说明在临床实践中对前庭系统的功能和相关性的理解是多么得不足。

临床中一个常见的误解是,眩晕是外周前庭功能紊乱的主要前庭症状,其实眩晕只在前庭功能突然不对称时出现,缓慢损伤或相对稳定但永久性的功能丧失更为常见(如老化),而且尽管有中枢代偿和其他感觉替代,平时极为敏感的前庭传感器的功能受损,将导致各种各样的症状,如视物模糊、不平衡、跌倒和害怕跌倒、外界物体旋转、方向方位感知困难。

一、前庭感受器简介
(一)前庭感受器的作用与解剖

左右两个前庭感受器位于左右颞骨内,以及前庭神经、前庭核、前庭小脑和前庭皮质构成前庭系统的主要结构。前庭系统的作用为在头部运动时保持清晰的视力,增强平衡控制,并探测相对于重力的头部运动和方向。由于这些任务在日常生活中非常复杂,我们也使用视觉、本体觉(包括大血管的重力感受器)。头部和躯体快速运动时,运动和方位感觉主要来自前庭系统,但当没有其他感官输入来验证运动或空间方向时,大脑会忽略前庭输入(如潜水员在深水中潜水,滑雪者在雪崩中被雪覆盖)。前庭系统利用专用传感器来监测头部的角加速度(三维旋转)和线加速度(三维平移和相对于重力矢量的倾斜)。在头部移动过程中,许多力作用于这些传感器,而且通常所有传感器都同时受到刺激。在地球上,头部运动总是发生在引力场内,通常由旋转和平移组成。

内耳装有一套惯性传感器,用来检测角加速度和线加速度。每个骨迷路包含一个膜迷路,由3个半圆形的半规管组成,大致成直角排列,2个大致垂直的耳石器,即椭圆囊和球囊(图2-24、图2-25)。半规管主要感觉头部角加速度。椭圆囊和球囊分别在水平方向和垂直方向(上下)感觉线加速度。

（二）前庭感受器的感受机制

前庭的功能可以用下面的例子来说明，想象一下，你拿着一杯装满了水的杯子。任何运动（平移或旋转）与小加速度或小倾斜将使水移动和导致其溢出。只有非常平稳的运动和极小的倾斜，才能避免水溢出。基本上，人类的内耳就像一杯固定在头部的水：它可以检测到极小的加速度或倾斜。头部运动很难避免刺激这个非常敏感的传感器系统，类似于移动杯子时，很难避免装满的水溢出。

当然，前庭感受器的解剖比一杯水要复杂得多。骨迷路（图2-24）由腔和管组成，骨迷路内有膜迷路（图2-27）外淋巴通过外淋巴导管由蛛网膜下腔供应。膜迷路充满内淋巴。内淋巴是内耳前庭部暗细胞和耳蜗部血管纹的分泌产物。内淋巴的吸收发生在内淋巴囊。膜迷路由细密纤维组成的网状结构固定在骨迷路内。

在膜迷路中，我们可以区分3个功能实体：膜半规管、前庭和耳蜗（图2-27）。膜半规管和前庭构成内耳的前庭部分。前庭内有耳石器：椭圆囊和球囊。对于相对低频的头部移动和头部倾斜，膜半规管和耳石器最敏感。听觉部分，耳蜗可以被认为是系统发育的前庭的延伸，能感知高频运动和振动（声音）。耳石器是头部最基本的运动传感器。在无脊椎动物中，所谓的状态囊可以被认为是人类耳石系统的前身。它是由纤毛细胞、机械感受器组成的球体，其底部有较重的碳酸钙晶体，即耳石。随着重力的倾斜或具有较大加速度（旋转或平移）的运动，这些晶体将移动并激活毛细胞，从而导致运动或倾斜的感觉。在人类内耳中的耳石器椭圆囊和球囊也是如此，这个系统可检测任何带有加速度、倾斜和离心力及旋转的运动。然而，耳石系统不能提供关于运动类型的明确信息：倾斜、旋转和平移之间不可能有敏感的区别。因此，内耳进化发育了一个对旋转具有特殊敏感性的扩展器官，对角加速度探测的3个半规管（图2-46）。有了半规管，大脑可以（但并非总是能够）区分旋转、平移和倾斜。

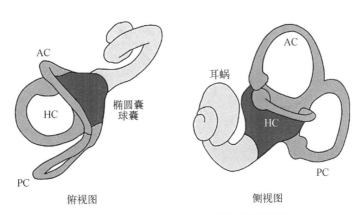

图2-46　左侧骨迷路的顶部和侧面视图
HC，外半规管；PC，后半规管；AC，上半规管

（三）前庭毛细胞的生理

前庭中的主要运动传感器，也就是所谓的毛细胞，是机械感受器细胞，它将机械位移转化为电能。当头在半规管的平面内加速时，惯性会导致膜半规管内的内淋巴运动落后于膜半规管的运动，就像杯子中的咖啡最初在杯子中旋转时一样。相对于膜半规管壁，内淋巴向相反

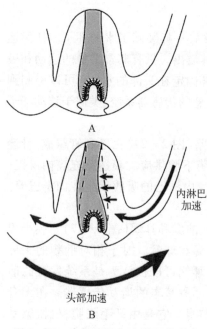

图 2-47 头部运动和内淋巴的反向
运动,内淋巴运动驱动壶
腹嵴偏转

A. 头部静止;B. 头部加速运动

的方向移动。在与椭圆囊相接的管末端膨大为壶腹,内淋巴施加的压力使壶腹嵴偏转,这是一种弹性膜,横跨壶腹的横截面(图 2-47)。前庭毛细胞排列在壶腹下方,位于壶腹嵴表面,这是一种鞍状神经上皮。因其从根尖表面突出的立体纤毛簇而被命名为毛细胞。这些立体纤毛束偶合到毛细胞顶部,使其偏转在立体纤毛和表皮板之间,产生剪切力。

毛细胞在前庭和听觉器官上有一定的相似之处。内耳中的 3 个功能实体对平移、旋转、倾斜和声音的敏感性不是主要取决于毛细胞的类型,而更多地取决于毛细胞在特定结构中的具体位置和方式:半规管中的壶腹、前庭中的囊斑和耳蜗中的 Corti 器。前庭毛细胞(图 2-48)由 1 个细胞体和 1 束纤毛组成,平均约 50 根静纤毛和 1 根动纤毛(蛙球囊)。在它们的顶端,纤毛是通过弹性的尖端机械地连接在一起的。尖端连接使一个毛细胞的纤毛在加速下一起移动,并被认为机械地打开和关闭位于静纤毛顶部的离子通道。动纤毛是最长的纤毛,其偏斜程度最大;由于纤毛的尖端连接,所有纤毛都将与其同步移动,从而提高了整个纤毛系统的敏感性。

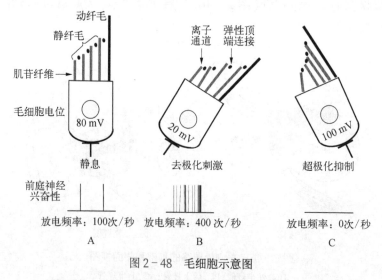

图 2-48 毛细胞示意图

A. 毛细胞静止;B. 毛细胞偏转向动纤毛方向;C. 毛细胞偏转远离动纤毛

静息时毛细胞受体电位约为 80 mV,纤毛每微米侧移变化约 20 mV(图 2-48)。毛细胞的传入神经纤维的自发放电频率在每秒 100 次左右。当静纤毛向动纤毛移动时,受体电位降低,神经纤维放点率增加,反之亦然。由于静纤毛向动纤毛方向偏转产生的感受器电位的最大变化,要比静纤毛远离动纤毛时大得多,这使毛细胞成为不对称的敏感机械感受器细胞

（Ewald 的第二定律）；在蛙球囊的毛细胞中，最大变化的倍数约为 4，即一个方向为 -1.8 mV，另一方向为 7.0 mV。

（四）前庭感受器的差异

利用毛细胞作为机械感受器的两侧平衡器官中的每一侧都有 5 个主要的感受器来检测头部在空间中的运动和方向。3 个半规管在三维旋转中检测角加速度。2 个耳石器，椭圆囊和球囊，检测相对于重力矢量的三维加速平移和旋转及头部方向倾斜。在旋转过程中，头部会受到远离旋转轴的离心力的影响。这些力也是由椭圆囊和球囊检测出来的。半规管能够探测到超过 0.5 $(°)/s^2$ 的角加速度。耳石器可以测得线加速度大于 2 cm/s^2，角加速度大于 3.0 $(°)/s^2$，头部倾斜精度约 0.5°。

对旋转、平移和倾斜前庭敏感性的特殊差异，完全是由半规管和耳石器的特殊解剖形态和结构来解释的，基本上不是由于毛细胞结构上的差异所致。

二、耳石器及其生理机制

（一）耳石器

在每个内耳中有两个耳石器，即位于前庭膜迷路的椭圆囊和球囊。这两个器官都有感觉上皮，椭圆囊斑和球囊斑。当我们保持头直立时，椭圆囊斑表面向水平平面方向倾斜，并向前方和上方轻微弯曲，为 20°~30°。球囊斑定位于囊的内壁，平行于矢状面，垂直于椭圆囊斑（图 2-35）。毛细胞的纤毛延伸到可变形的弹性凝胶团块中。相对较重的耳石附着在这个凝胶团块的顶端，由细小的胶原纤维连接。这些耳石大多为六边形，密度为 2.95 g/cm^3，直径为 3~30 μm。椭圆囊中毛细胞的极化方向，朝向椭圆囊斑表面中间的一条微纹（图 2-49、图 2-50）。在椭圆囊斑微纹水平，耳石膜很薄，毛细胞纤毛短。球囊内毛细胞的极化方向是远离球囊斑当中的微纹。在球囊斑中间微纹水平，耳石膜较厚，毛细胞有较长的纤毛。囊斑为感觉上皮，和状态囊一样椭圆囊和球囊是机械感受器系统，对任何运动都很敏感，对声音也有一定程度的敏感性。它们是最基本的头部运动和倾斜的传感器。与状态囊相比，椭圆囊和球囊具有更特异的三维定位，毛细胞对不同方向和振幅比较敏感。

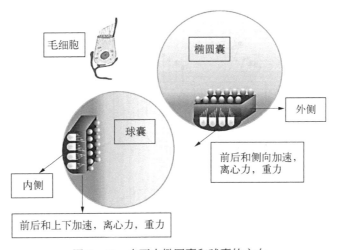

图 2-49　内耳中椭圆囊和球囊的方向

图 2-49
彩图

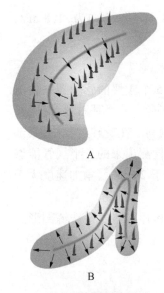

图 2－50　**椭圆囊斑和球囊斑部静纤毛束的形态极化**

静纤毛偏转的兴奋方向由箭头表示，在椭圆囊（A）中毛细胞通过向微纹（弯曲的中心区）的动纤毛偏转而兴奋，在球囊（B）中毛细胞向远离微纹的动纤毛偏转兴奋

（二）耳石系统的生理机制

耳石膜的模拟是一种带有天线的汽车，上面有一个橙色球（忽略空气阻力），橙色球相当于耳石膜，天线相当于纤毛。由于质量的惯性，一旦汽车加速，橙色球就会向后弯曲，天线将向后弯曲，并保持偏转与汽车加速度成正比的角度。由于其弹性，当汽车达到恒定速度时，天线将开始返回垂直方向。当汽车减速时，由于橙色球的惯性，天线会向前弯曲，天线的倾角与减速度成正比。一旦汽车停下来，天线将由于其弹性返回其垂直方向。当我们倾斜汽车时，天线会偏转到倾斜的方向，倾斜角度与倾斜角相对于重力矢量成正比，倾斜和平移是不可能区分的（图 2－51、图 2－52）。另外，当我们开始旋转和保持天线直立时，由于离心力的作用，天线将开始向外弯曲。

由于质量惯性原理，耳石系统对线加速度、旋转、离心和倾斜都很敏感。假设人体头部承受线加速度（图 2－51），椭圆囊斑的下部立即跟随头部运动，但耳石膜顶部的耳石会因为惯性而落后，导致纤毛的偏转。这种弯曲会导致毛细胞去极化或超极化，这取决于纤毛的偏转方向（图 2－48）。与半规管壶腹嵴毛细胞单一方向极化不同，囊斑的毛细胞可以在所有方向极化。相对于重力矢量或离心的倾斜还会引起耳石膜平面上的剪切力和纤毛的偏转。耳石器不能区分头部倾斜、旋转和头部平移[例如，向前加速导致纤毛像头后倾一样发生偏转（图 2－52）]。唯一的例外，耳石膜的偏心相对于旋转轴可能是不同的，这可能导致作用于耳石膜的离心力的方向和（或）强度的差异。这个差异是否提供了生理相关性和足够的敏感性来区分旋转与倾斜或平移，仍然是研究的方向。在头部恒定速度的旋转时，半规管不受刺激，但是由于离心力的作用，耳石系统仍然受到刺激，可能对半规管具有支持和调节作用。

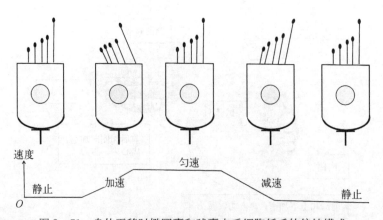

图 2－51　身体平移时椭圆囊和球囊内毛细胞纤毛的偏转模式

耳石器对恒定速度(0 Hz)和低频线性加速运动敏感。因为重力加速度和相应的线加速度的系统在物理上是等价的(爱因斯坦的等效原理),因为耳石器感觉上皮没有特定排列的方向敏感毛细胞,耳石器不能区分单纯头部平移、倾斜和旋转。受线性加速度导致的耳石膜相对位移类似于角加速度刺激导致的半规管壶腹嵴偏移(图 2 - 52)。Agrawal 发现,随着年龄的增长,诱发肌源性电位在颈部和眼部前庭振幅减小,表明耳石系统的功能随年龄增大而下降。

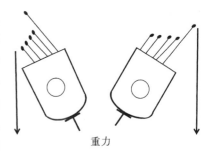

重力

图 2 - 52　头部倾斜时椭圆囊和球囊内毛细胞纤毛的偏转模式

三、半规管及其生理机制

(一) 半规管

内耳中可分辨出 3 个半规管:外半规管、后半规管和上半规管。3 个半规管的大小略有不同:外半规管的直径约为 2.3 mm($s = 0.21$),后半规管的直径约为 3.1 mm($s = 0.30$),上半规管的直径约为 3.2 mm($s = 0.24$)。这些半规管接近相互垂直(图 2 - 24、图 2 - 25),在正常人中半规管的方位偏差为 4.1°~5.4°。半规管内径在 0.2~0.3 mm。

1. 半规管的毛细胞　位于壶腹嵴凝胶团块的基底部,每个壶腹中的壶腹嵴形成一个关闭半规管的瓣,防止内淋巴通过壶腹(图 2 - 53),毛细胞的纤毛延伸到壶腹嵴内。在壶腹嵴内,所有毛细胞排列成相同的极化方向。因此,壶腹嵴内所有毛细胞的感受器电位在壶腹嵴偏转时同步减小或增加。同样,在极化方向上,毛细胞的灵敏度最大,可以解释每个半规管的不对称敏感性:每一个半规管对同平面特定方向的旋转最敏感(图 2 - 54)。

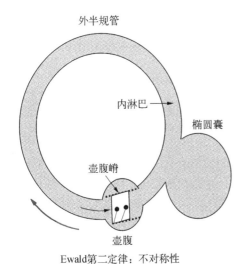

图 2 - 53　半规管壶腹嵴毛细胞的示意图
毛细胞的纤毛和壶腹嵴同向偏转,毛细胞不对称的敏感性形成了半规管敏感性的不对称

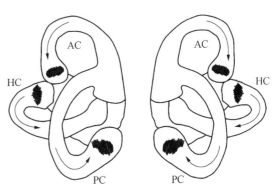

图 2 - 54　双侧前庭迷路的后面观
箭头表示每个半规管的最佳旋转方向
HC,外半规管;PC,后半规管;AC,上半规管

2. 半规管壶腹嵴的极性　　外半规管壶腹嵴内毛细胞的极化方向使壶腹嵴朝向椭圆囊的偏转更为敏感,这对应于头部向相反方向旋转。上、后半规管壶腹嵴内毛细胞的极化方向使该管对远离椭圆囊的壶腹嵴偏转更为敏感,后者再次对应于头部向相反方向的旋转。根据经验法则,每一个半规管对沿该半规管方向的旋转都是最敏感的,其轴向与该半规管的平面垂直。通过这个方向,我们得到了三对具有互补和对应的最佳灵敏度的半规管(图2-54):① 左右外半规管;② 左上、右后半规管;③ 右上、左后半规管。

3. 半规管内淋巴的移动　　当头部旋转时,内淋巴由于质量惯性而滞后,并对壶腹嵴施加拉力(图2-55),导致壶腹嵴弯曲。当达到恒定的旋转(图2-56)和加速度变为零时,惯性力也变为零(牛顿定律:力=质量×加速度)。这时,由于内淋巴的黏滞性和内淋巴与膜迷路之间的摩擦力,壶腹嵴将回到原来的位置。当旋转轴是与半规管垂直的平面,在其中的内淋巴移动速度最快(图2-57);当旋转轴在半规管平面上时,内淋巴和壶腹嵴不会移动(Ewald的第一定律)。如前所述,旋转对单个半规管的影响并不取决于旋转轴与半规管中心-平行轴定理之间的距离。相反,旋转产生的离心力取决于膜迷路相对于旋转轴的位置。

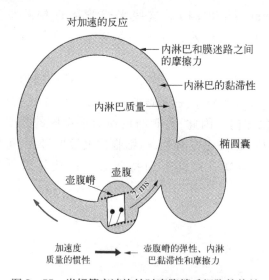

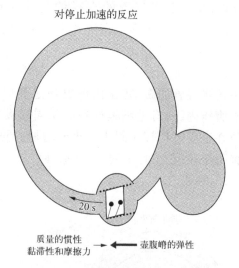

图2-55　半规管变速旋转时壶腹嵴毛细胞的偏转

顺时针方向的半规管角加速度旋转导致壶腹壁内淋巴反向流动,壶腹嵴毛细胞发生相同极化的偏转

图2-56　半规管恒速旋转时壶腹嵴毛细胞的复原

当旋转速度变得恒定时,壶腹嵴毛细胞开始回到原来的位置

大脑接收来自两个内耳的信号,并检测两者之间的差异,在工程术语中,这被认为是一个差动放大器。一个有两个内耳的系统中的冗余(类似于听觉和视觉)使其不容易受到单侧功能丧失的影响。另外,来自外部的共同干扰被减去(共模排斥),获得两个相反内耳之间的差异可以提高两倍的灵敏度。

4. 半规管与VOR　　头部运动时,为了保持视觉的清晰,需要维持视网膜成像的稳定,前提是眼球保持稳定,就需要眼球相对于头部产生反向运动,以抵消头部运动产生的眼球移位,协助这项工作的主要神经反射就是VOR。VOR的神经连接接收双侧的前庭信号,图2-58显示了左侧外半规管的神经连接,当该半规管兴奋时,将激发VOR。头向左旋转时,

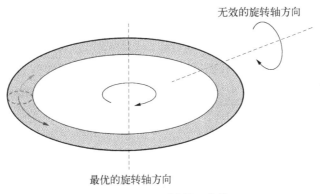

图 2-57　Ewald 第一定律

围绕半规管所在平面垂直轴旋转,壶腹嵴偏转是最大的;以半规管所在平面为轴旋转时,壶腹嵴偏转最小

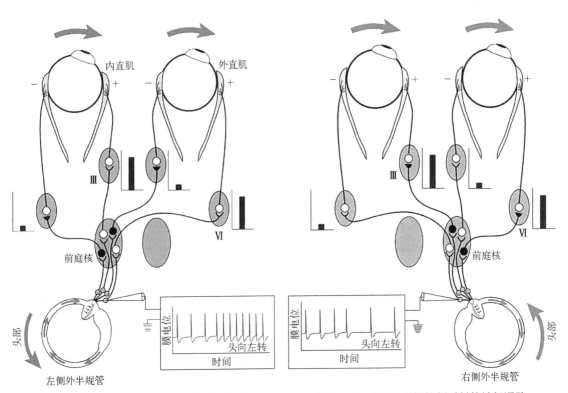

图 2-58　VOR 同侧兴奋反射的神经通路

头向左旋转时,左侧外半规管内淋巴向椭圆囊方向流动,左侧壶腹毛细胞兴奋性增加

图 2-59　VOR 对侧抑制反射的神经通路

头向左旋转时,右侧外半规管内淋巴远离椭圆囊流动,右侧壶腹毛细胞兴奋性降低

在左外半规管中产生相反的内淋巴流,内淋巴顺时针向椭圆囊方向流动。壶腹嵴偏转刺激左外半规管壶腹毛细胞,使神经放电率增加。前庭神经核内兴奋性神经元与同侧第三核(Ⅲ)的内直肌运动神经元和对侧第六核(Ⅵ)的外直肌相连接。这些运动神经元的放电速度增加(图 2-58 中的迷你条形图)。在眼震的慢相,相应的肌肉收缩,相对于头部顺时针方向拉着眼球。前庭神经核内抑制性神经元连接左侧内直肌和右侧内直肌的运动神经元。它们的放电率降低,这些拮抗肌放松以促进眼球运动。同侧前庭(内侧和上)神经核内的二级前庭神经

元接受这些传入信号,并与控制眼球的内直肌和外直肌的眼球运动神经核相连,后者也大致位于水平平面上。这些前庭神经元分别向同侧动眼神经核和对侧展神经核传递兴奋性信号,分别刺激同侧内直肌和对侧外直肌。其他二级前庭神经元分别向对侧第三脑神经核和同侧第六脑神经核传递抑制信号,同时放松拮抗肌、对侧内直肌和同侧外直肌。这些肌肉把眼睛拉向右边,因为头部向左转,从而实现眼睛在空间中保持稳定的目标。

就像眼外肌成对工作一样,相同平面半规管也是如此(图 2 - 59)。与左侧外半规管一样,右侧外半规管也受头部水平转动的刺激。然而,由于静纤毛束在右侧外半规管的极性是左侧结构的一个镜像,相对于头部运动的内淋巴流动,仍是顺时针方向,在右侧半规管形成远离椭圆囊的内淋巴流动,右侧外半规管产生抑制信号。从右侧前庭核到眼球运动神经核的连接也是左侧的镜像。随着右侧镜像电路中传出的电信号,眼球运动神经核对右侧外直肌和左侧内直肌产生兴奋刺激,对其拮抗肌产生抑制作用。因此,头部转动产生的 VOR 传入信号包含一侧半规管兴奋和对侧相同平面半规管抑制的协同机制。这被称为半规管的"推拉式"协作。图 2 - 59 中可以看出,头向左旋转时,右侧外半规管中内淋巴沿顺时针方向流动,产生相反的内淋巴流,这种流动远离椭圆囊。壶腹嵴偏转抑制了右外半规管壶腹嵴内的毛细胞,并抑制了传入通道内的放电率。前庭神经核抑制性神经元转递的这种抑制作用,向同侧内直肌和对侧外直肌的运动神经元发送兴奋性信号(图 2 - 59 中的迷你条形图),同时,前庭神经核的兴奋性神经元(空心圆圈)保存并将抑制(图 2 - 59 中的迷你条形图)传递给外侧运动神经元,左侧第六核(Ⅵ)外直肌和右侧第三核(Ⅲ)内直肌皆因收到抑制信号而放松。

(二)半规管的生理机制

1. **半规管旋转的物理现象**　　一个没有壶腹嵴的半规管类似于一个封闭的瓶子完全充满水(没有任何空气在顶部)固定在转盘上。转盘一开始旋转,瓶子就会立即旋转。然而,由于质量的惯性,水会滞后,直到一段时间后,由于水与瓶壁的黏附和水分子的内部凝聚,水才开始旋转,然后以与瓶子和转台相同的角速度旋转。没有这种摩擦力和黏滞性,水根本不会移动;随着更多的摩擦力和黏滞性,水将跟随瓶子的运动越来越快。除了摩擦力和黏滞性外,流体的总质量和比质量或惯性也起着至关重要的作用:流体质量越大,就需要更多的力(加速度)来移动水。摩擦力、黏滞性、质量和加速度都决定了水在瓶子运动后的滞后程度,以及在水达到与瓶子相同的角速度之前,水瓶会被移动到哪个角度。只要转盘、瓶子和水以恒定的速度旋转,就不会发生进一步的变化。水相对于瓶子旋转的角度与瓶子施加的角加速度成正比。转盘一停,瓶子也会停下来,但水仍会在瓶子内旋转。由于瓶子和水之间的摩擦力,水的速度会随着时间的推移而减小,最终水会完全停止。如果减速度与加速度相同,则水需要相同的时间才能停止,水将旋转到与实验开始时完全相同的位置:没有净相对角位移。

当我们在瓶子里放一种很轻的液体或气体(低密度,降低质量惯性)或一种黏着力很强(高摩擦力)的液体时,相对于瓶子的位移几乎可以忽略不计。因此,相对位移随质量增加而增大,随摩擦(黏着力和黏聚力)增大而减小,随速度步进的增大而增大。转盘和瓶盖上的任何转换都不会导致水的任何移动,因为水不能被压缩。水只有通过旋转才能开始移动。

2. **半规管壶腹嵴的特性**　　在半规管中,情况稍微复杂一些:壶腹嵴阻止内淋巴在管内自由旋转(图 2 - 53)。壶腹嵴可视为弹性膜,可在两个方向轻微弯曲。一旦半规管开始旋转,内淋巴由于质量的惯性而滞后。摩擦力越小,内淋巴质量越大,液体就越容易滞后,作用在壶腹嵴上的力也就越强。然而,壶腹嵴的刚度将防止大偏移:在毫秒内,作用在壶腹嵴上的惯性力和来自壶腹嵴的弹性力之间将达到平衡。只要加速度继续,这种平衡就会保持,从而产生持续的偏转,刺激壶腹嵴中的毛细胞。加速度越大,壶腹嵴的弯曲越大:壶腹嵴的恒定偏移与加速度成正比。低壶腹嵴刚度(高弹性)、高内淋巴质量和低摩擦力都会导致更大的壶腹嵴偏移度(更高的灵敏度)。当达到恒定的角速度时,由于不再有驱动力(加速度)来保持壶腹嵴的偏转,壶腹嵴将开始向中立位置回位。然而,返回时间很长,因为现在仅仅依靠壶腹嵴的弹性力,移动内淋巴的质量来对抗摩擦力。低壶腹嵴刚度(高弹性=小的弹性力)、高内淋巴质量和高摩擦力将导致壶腹嵴回到其中立位置的速度较慢。在病理和衰老过程中,内淋巴黏滞(摩擦)和内淋巴僵硬度都会发生变化,良性阵发性位置性眩晕患者的内淋巴密度可能会增加。

由于壶腹嵴和内淋巴的密度相同,半规管在生理上对线加速度不敏感。如果出现密度差异,半规管动力学将更加复杂,并将导致其依赖于相对于半规管平面和旋转轴的方向的重力矢量,以及转轴与半规管中心之间的距离。这种效应是饮酒后的一种常见体验,躺在床上时会产生旋转的感觉,甚至可以引起眼动,被称为酒精性眼震。常见的前庭疾病良性阵发性位置性眩晕的机制也是如此。在良性阵发性位置性眩晕中,半规管中有耳石,这些粒子使半规管系统对重力方向敏感,耳石能附着于壶腹嵴,称为嵴顶结石症,或保持自由漂浮,则称为管石症。

在图2-60中,壶腹嵴偏转是头动的加速度(右两图)和头动的速度(左两图)的函数。对于所有低于0.1 Hz的频率,壶腹嵴偏转明显与头动的加速度成正比,并且相位一致(左两图);在0.1 Hz以下,曲线平坦。然而,在较高的频率下,灵敏度(增益)迅速下降,响应开始滞后(相位)。当我们把壶腹嵴偏移作为头动的速度的函数(右两图)时,曲线在中高频(0.1 Hz和10 Hz)之间变得平坦:壶腹嵴偏移度与头动的速度成正比,并与头动的速度同步。

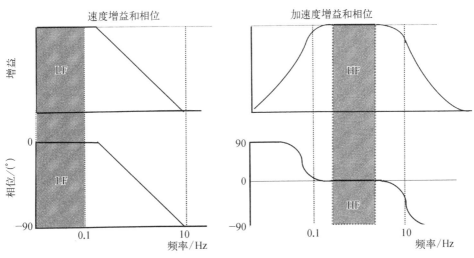

图2-60　头部旋转时半规管相对于频率的增益（灵敏度）和相位函数

低频转动(LF)时壶腹嵴偏转与头动的加速度成正比,高频转动(HF)时壶腹嵴偏转与头动的速度成正比

3. 半规管的频率特性　　在临床实践中,半规管的频率依赖性不那么容易被客观化和量化。冷热试验可作为一种低频试验,评价外半规管的低频响应。正弦旋转试验(扭转摆动、

正弦谐波加速试验)可评价半规管功能的低频和中频范围(0.01~1.00 Hz)。速度步进试验理论上可以直接定量测量前庭反射的增益和时间常数,但由于双侧刺激,往往很难找出受损的是哪一侧。此外,中枢处理和认知过程都会显著改变增益和时间常数,这限制了对半规管管层面功能的直接检测。

许多研究尝试发展高频试验(前庭自动扭转试验、摇头试验、高频扭摇椅试验)。由于许多实际限制,以及灵敏度和重复性有限,这些方法都没有得到广泛的应用。由于视频眼跟踪装置的发展,在头脉冲试验中能够量化头部和眼球的速度,vHIT 已成为量化半规管高频功能的第一选择。冷热试验仍然是量化半规管功能低频部分的一种有价值的工具。从半规管的物理特性可以很容易地理解,低、中、高频损耗都可能发生,无论是孤立的还是不同的组合。

四、多系统感觉整合

(一)前庭觉、视觉和本体觉的协调与互补

前庭觉、视觉和本体觉都有助于运动和倾斜的感知。视觉和本体觉系统都只能处理相对缓慢的身体运动,并且可以用低通传输函数来模拟,截止频率大约为 0.2 Hz。本体觉和视觉对较低频率运动的敏感,有助于平衡系统感知低频范围内的运动和方向。耳石器检测 1 Hz 以下的低频线加速度(平移和倾斜),而半规管检测 0.1~10.0 Hz 的角速度。另外,前庭反应的大小取决于许多因素,包括认知因素(警觉性、指令)和精确的刺激条件(黑暗或明亮)。视觉和本体觉系统支持耳石器检测较低频率的恒定线加速度和倾斜感知,而半规管支持耳石器在 0.1 Hz 以上的频率区分身体倾斜还是平移。如果不同的感官系统信息冲突或不足,将阻碍正确判断重力方向或区分环境运动和自动运动,容易导致晕动病的发生,尤其是对于一个容易被激活自主神经系统(植物性神经系统敏感)的个体。

(二)前庭功能受损后的病理

前庭功能受损后,对高频运动的感知不能被其他对高频没有足够灵敏度的感觉系统补偿和替代。事实上,永久性的单侧或双侧外周前庭受损导致头部运动期间图像稳定性下降(动态视力下降)、自动平衡永久丧失(走路时不能说话)和空间定向自动化永久丧失(在具有强烈视动刺激的情况下感到不安全,如繁忙的交通和大卖场)。视觉平衡和定向所需的持续和高强度的额外认知负荷将导致快速疲劳,这是永久性前庭功能障碍患者的一个主要问题。

前庭敏感度随年龄增长而降低,类似于老年性感音性神经性聋,是老年人动态视力下降、平衡下降和跌倒发生率高的主要原因。除毛细胞变性外,老化还可能影响组织僵硬和水化,从而影响半规管和耳石器的前庭物理变量:增加壶腹嵴刚度,感受器适宜频率下限值上升,下限值以下频率的增益降低;增加内淋巴的黏滞性,高频感受器适宜频率上限值下移,上限值以上频率的增益降低。前庭系统作为一个整体也因此受到影响,倾斜和平移之间的区别变得困难,因为半规管的最佳范围转移到更高的频率。

(三)前庭功能受损后,视觉和本体觉的补偿

前庭是头部加速度和倾斜的敏感传感器。正如前述,椭圆囊和球囊可以被认为是非常初

级的传感器,对所有的运动和倾斜都很敏感,但是不能区分不同类型的运动。对精确的运动模式与来自半规管的附加信息可以区分平移、离心和倾斜。

当我们失去半规管功能时,通过冷热试验、旋转试验和头脉冲试验研究,我们仍然可以用耳石系统感知所有的运动,不过灵敏度较低,特别是在较高的频率下。当我们失去耳石器系统功能时,重力的快速检测和平移的灵敏感知将受到损害,但旋转灵敏度将保持不变。当可以获得额外的视觉和本体觉感受信息时,区分就容易得多。区分缓慢倾斜和平移,需要预先了解运动类型或视觉和(或)本体觉的附加信息。例如,潜水员和被雪崩覆盖的人无法感觉到他们对重力的定向。这表明,当完全没有视觉或本体觉感受输入时,大脑无法探测相对重力的方向,这可能是由耳石系统的这种模糊性所致。

(四) 中枢整合

当大脑获得的运动敏感的输入信号和(或)感觉到的垂直与预期垂直冲突的情况下,容易发生晕动病。没有前庭功能的人不会患晕动病。有趣的是,晕动病可能是由不激活前庭的刺激引起,如运动的视觉错觉。这可以解释为,即使仅有视觉系统提供传入信息,中枢前庭系统也总是参与自我运动的感知和重力的检测。

(五) 前庭功能与临床症状有关的机制

1. 头部运动时的视力保持　　通过 VOR 维持动态视力。前庭功能丧失可能导致在行走和头部运动中视觉清晰度的丧失和振荡(振荡性视障碍是指视网膜上的图像不稳定)。尤其是行走时,垂直头部的运动需要补偿性的眼动。目前还不清楚耳石和半规管系统对图像稳定的准确贡献,因为头部运动是由平移、旋转和倾斜组成的。这表明动态视力损失的相关性取决于许多因素。频率依赖的内耳对图像稳定的整体影响需要更多的研究:患者可能会通过小的扫视部分弥补图像稳定的损失(VOR),所谓的隐蔽性扫视,或者通过提高视觉系统分析视网膜上运动图像中信息的能力,类似于先天性眼震中的弥补机制。

2. 快速保持平衡能力　　通过对重力矢量和前庭脊髓快速反射的直观感知,允许快速平衡和姿势纠正。因此,内耳对平衡控制的具体贡献似乎是速度。因此,严重的内耳损伤时,可能导致永久的失衡(像醉酒的水手一样走路),害怕摔倒,并跌倒。耳石器系统功能丧失的影响可能比半规管功能丧失更严重。然而,我们仍然应该意识到,除了固有的模棱两可的耳石输入,大脑还需要半规管或其他感官输入,以便可靠地检测重力矢量。

3. 空间定向区分自身运动和环境运动能力　　正常的前庭功能具有空间定向区分自身运动和环境运动能力,以及相对于重力矢量的方向。因此,内耳功能的丧失可能导致空间定向不确定性。在许多患者中观察到的微不足道的感官替代,特别是在视力方面,可能会产生不良后果,因为它可能导致视觉依赖,有时导致视觉刺激不耐受或重复的高对比度模式(视动刺激),即所谓的视觉性眩晕的表现之一。

前庭功能损伤将丧失自动图像稳定、平衡控制和空间定向,这常常导致恐惧和对凝视与姿势控制的永久认知需要,或导致疲劳。

(刘秀丽　王武庆　陈钢钢　鄢开胜　石　林　陈建勇　梅　玲)

本章参考文献

黄选兆,汪吉宝,孔维佳,2008. 实用耳鼻咽喉头颈外科学. 2 版. 北京：人民卫生出版社：677－685.

孔维佳,2005. 耳鼻咽喉头颈外科学. 北京：人民卫生出版社：502－512.

Agrawal Y, Zuniga M G, Davalos-Bichara M, et al. , 2012. Decline in semicircular canal and otolith function with age. Otol Neurotol, 33(5)：832－839.

Bles W, Bos J E, De Graaf B, et al. , 1998. Motion sickness：only one provocative conflict? Brain Res Bull, 47(5)：481－487.

Davis H, 1957. Biophysics and physiology of the inner ear. Physiol Rev, 37：1－49.

Fornos A P, Guinand N, Van De Berg R, et al. , 2014. Artificial balance：restoration of the vestibule-ocular reflex in humans with a prototype vestibular neuroprosthesis. Front Neuro, 5：66.

Funnell W R, Laszlo C A, 1982. A critical review of experimental observations on ear-drum structure and function. ORL J Otorhinolar ygol Relat Spec, 44(4)：181－205.

Goldberg L, 1966. Behavioral and physiological effects of alcohol on man. Psychosom Med, 28(4)：570－595.

Green A M, Shaikh A G, Angelaki D E, et al. , 2005. Sensory vestibular contributions to constructing internal models of self-motion. J Neural Eng, 2(3)：S164－S179.

Guinand N, Van De Berg R, Cavuscens S, et al. , 2015. Vestibular implants：8 years of experience with electrical stimulation of the vestibular nerve in 11 patients with bilateral vestibular loss. ORL J Otorhinolaryngol Relat Spec,77(4)：227－240.

Guinand N, Van De Berg R, Ranieri M, et al. , 2015. Vestibular implants：hope for improving the quality of life of patients with bilateral vestibular loss. Conf Proc IEEE Eng Med Biol Soc, 2015：7192－7195.

Guyot J P, 2015. Problems and challenges linked to bilateral vestibular deficits. ORL J Otorhinolaryngol Relat Spec, 77(4)：195, 196.

Hudspeth A J, Corey D P, 1977. Sensitivity, polarity, and conductance change in the response of vertebrate hair cells to controlled mechanical stimuli. Proc Natl Acad Sci USA, 74(6)：2407－2411.

Jeffery N, Spoor F, 2004. Prenatal growth and development of the modern human labyrinth. J Anat, 204(2)：71－92.

Kingma H, Janssen M, 2013. Textbook of vertigo and imbalance. Oxford：Oxford University Press.

Kondrachuk A V, Sirenko S P, Boyle R, 2008. Effect of difference of cupula and endolymph densities onthe dynamics of semicircular canal. J Vestib Res, 18(2－3)：69－88.

Merfeld D M, Park S, Gianna-Poulin C, et al. , 2005. Vestibular perception and action employ qualitatively different mechanisms. I Frequency response of VOR and perceptual responses during translation and tilt. J Neurophysiology, 94(1)：186－198.

Pelizzone M, Fornos A P, Guinand N, et al. , 2014. First functional rehabilitation via vestibular implants. Cochlear Implants Int, 15(Suppl 1)：S62－S64.

Rajguru S M, Ifediba M A, Rabbitt R D, et al. , 2004. Three-dimensional biomechanical model of benign paroxysmal positional vertigo. Ann Biomed Eng, 32(6)：831－846.

Rajguru S M, Ifediba M A, Rabbitt R D, et al. , 2005. Biomechanics of horizontal canal benign paroxysmal positional vertigo. J Vestib Res, 15(4)：203－214.

Russell I J, Sellick P M, 1978. Intracellular studies of hair cells in the mammalian collea. J Physiol, 284：261－290.

Schuknecht H F, 1962. Positional vertigo：clinical and experimental observations. Trans Am Acad

Ophthalmol Otolaryngol, 66: 319 – 332.

Silva P, Oman C M, Stone H A, et al. , 2009. Mechanical properties and motion of the copula of the human semicircular canal. J Vestib Res, 19(3 – 4): 95 – 110.

Van De Berg R, Guinand N, Stokroos R J, et al. , 2011. The vestibular implant: quo vadis? Front Neurol, 2: 47.

Vaugoyeau M, Viel S, Amblard B, et al. , 2008. Proprioceptivecontribution of postural control as assessed from very slow oscillations of the support in healthy humans. Gait Posture, 27(2): 294 – 302.

Vedurmudi A P, Christensen-Dalsgaard J, Van Hemmen L, et al. , 2018. Modeling underwater hearing and sound localization in the frog Xenopus laevis. J Acoust Soc Am. 144(5): 3010.

Wilson V J, Jones G M, 1980. Mammalian vestibular physiology. New York: Springer-Verlag.

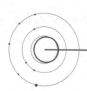

第三章
听功能测试

主观听功能测试是受试者对刺激声信号进行主观判断,并做出某种指定反应的测试,又称行为测听。主观听功能测试结果跟受试者的主观意识、受教育水平、配合程度密切相关,故在某些特定情形下(如伪聋、智力障碍、婴幼儿等)检测结果不能完全反映受试者的真实听功能水平。

一、音叉试验

音叉试验是门诊最常用的听力检查法之一,用于粗略判断听力下降程度,鉴别传导性聋与感音神经性聋,但无法准确判断听力损失的程度。每套音叉由 5 个倍频程频率音叉组成,即 C_{128}、C_{256}、C_{512}、$C_{1\,024}$、$C_{2\,048}$ 组成,其中最常用的音叉是 C_{256} 和 C_{512}。音叉的材料为铜质或合金,由两个振动叉臂和一个叉柄组成。

检查时,检查者一手持叉柄,将叉臂向另一手的第一掌骨外缘轻轻敲击,使其振动。注意敲击音叉时用力要适当,不可用力过猛,否则将会产生泛音而影响检查结果的准确性。气导听力检查时,将振动的叉臂放置于距离外耳门 1 cm 的位置,两叉臂末端应与外耳门处于同一平面。骨导听力检查时,应将叉柄的底部压紧贴于颅面中线或两个第一上切牙之间。音叉试验包括林纳试验(Rinne test,RT)、韦伯试验(Weber test,WT)、施瓦巴赫试验(Schwabach test,ST)与盖莱试验(Gelle test,GT)。

(一)林纳试验

林纳试验通过比较受试耳气导和骨导听觉时间的长短,判断耳聋性质。方法:敲击音叉后,将叉柄底部紧压于颅面中线上任何一点,先测试受试者骨导听力,一旦受试耳完全听不到音叉声,立即将音叉移动到距同侧耳的外耳门 1 cm 位置,测试气导听力,若受试耳此时又能听及音叉声,即气导时间>骨导时间,为林纳试验阳性,以"(+)"表示。若受试耳此时不能听及音叉声,应再敲音叉,先测该耳的气导听力,当不再听及音叉声时,立即测试该耳的骨导听力,若此时又能听及音叉声,即骨导时间>气导时间,为林纳试验阴性,以"(−)"表示。如果气导与骨导时间相等,以"(±)"表示。结果评价:(+)为听力正常或感音神经性聋,(−)为传导性聋,(±)为中度传导性聋或混合性聋。

(二)韦伯试验

韦伯试验用于比较受试者两耳的骨导听力。方法:敲击音叉后将叉柄底部紧压于颅面中线上任何一点(多为前额或颏部),亦可置于两个第一上切牙之间,同时请受试者判断音叉声偏向哪一侧耳(哪一侧耳听到的声音比较明显),并以手指示之。记录时,以"→"表示所偏向的耳侧别,"="表示两侧耳声音相等。结果评价:"="提示听力正常或两耳听力损失相等;偏向患侧(或耳聋较重一侧),提示该耳为传导性聋;偏向健侧(或耳聋较轻一侧),提示该耳为感音神经性聋。

(三) 施瓦巴赫试验

施瓦巴赫试验是比较受试者与正常人(多为检查者)骨导听力的方法。方法:先测试正常人的骨导听力,当其完全听不到音叉声时,立即将音叉移至受试耳测试骨导听力。然后按同样方法先测受试耳的骨导听力,当其完全听不到音叉声时,立即用音叉测试正常人耳的骨导听力。如受试耳的骨导时间延长以"(+)"表示;缩短以"(-)"表示;受试者和正常人的骨导时间相似,以"(±)"表示。结果评价:(+)为传导性聋,(-)为感音神经性聋,(±)为听力正常。传导性聋和感音神经性聋的音叉试验结果比较见表3-1。

表3-1　音叉试验结果比较

试 验 方 法	正　常	传 导 性 聋	感音神经性聋
林纳试验	(+)	(-)(±)	(+)
韦伯试验	(=)	→患耳	→健耳
施瓦巴赫试验	(±)	(+)	(-)

(四) 盖莱试验

盖莱试验是用于检查镫骨足板是否活动的方法。步骤:鼓气耳镜插入外耳道,并密闭受试者的外耳道。挤压连接于鼓气耳镜的橡皮球向外耳道内交替加、减压力,同时将振动音叉的叉柄底部置于同侧的鼓窦区。若镫骨活动正常,则当向外耳道内加压时,镫骨足板被推向前庭窗,感觉声音降低;而减压时,外耳道压力回复,感觉声音增强。因此患者会描述听到音叉声出现由强变弱的变化,或声音忽大忽小的波动,为阳性,以"(+)"表示;若无强弱波动感,则为阴性,以"(-)"表示。耳硬化症或听骨链固定时,盖莱试验为阴性。

二、纯音听力计检查

纯音听力计可测试受试耳的听敏度,评估听觉损害的程度,亦可初步判断耳聋的类型和病变部位。其中纯音听阈测试是目前听功能测试中最基本、最重要的方法。

常规纯音听力计能产生频率为125~8 000 Hz的纯音,可分为低、中、高3个频段:250 Hz以下为低频段,500~2 000 Hz为中频段,也称为言语频率段,4 000 Hz以上为高频段。超高频纯音听力计的频率范围为8 000~16 000 Hz。言语频率平均听阈的计算是将500 Hz、1 000 Hz和2 000 Hz 3个频率的听阈相加后除以3,得其平均值。声音的强度以分贝(dB)为单位。听力级(hearing level,HL)是参考听力零级计算出的声级;听力零级是以一组听力正常青年受试者平均听阈的声压级为基准,将之规定为0 dB HL,包括气导听力零级和骨导听力零级。纯音听力计以标准的气导和骨导听力零级作为听力计零级,在此基础上计算其强度增减的各个听力级。因此,纯音听力计测出的纯音听阈均为听力级,以dB HL为单位。感觉级(sensation level,SL)是受试耳纯音听阈之上的分贝值,即听阈上的听力。正常人与耳聋者产生相同分贝数值的 SL 的实际刺激声强度并不相同。

根据测试目的或对象不同,听力测试应在标准隔音室内或自由声场内进行,室内本底噪声≤30 dB(A)。

(一)纯音听阈测试

纯音听阈测试是测定受试耳对一定范围内不同频率纯音的听阈。听阈是指在规定条件下,以一规定信号给予多次重复刺激,对一定百分数(常取 50%)的受试者能正确判别所给信号的最低声压。听阈提高表示听力下降。人耳对不同频率纯音的听阈不同,但在纯音听力计上都转换为听力零级(0 dB HL),纯音听力计强度增减多以 5 dB 为一档。纯音听阈测试包括气导和骨导听阈测试,一般先测试气导听阈,再测骨导听阈。通过纯音听阈测试可了解:有无听力损失、听力损失的性质(传导性聋、感音神经性聋或混合性聋)、听力损失的程度等。由于纯音听阈测试是主观测听法,其结果受多种因素影响,故分析结果时应结合实际测试、其他主客观检查结果及临床因素等综合考虑。

1. 测试前准备

(1)受试者准备:测试前应对受试耳做耳镜检查,如外耳道内有耵聍或其他堵塞物,应将其清理后再进行测试。新近噪声暴露可引起听阈暂时性提高,应避免在纯音听阈测试前有噪声暴露。如有噪声暴露史且必须进行纯音听阈测试,应在测听报告中注明。

(2)受试者教育:为得到准确的测试结果,必须向受试者讲解测试过程及有关事项,向受试者说明测试目的及应答方式。应包括以下内容:① 怎样做出反应(举手或按指示键);② 受试者在听到纯音时,无论声音强弱,都要立即以规定的动作示之;③ 声音刺激的一般音调次序;④ 先测试哪个耳朵;⑤ 受试者要避免不必要的动作,以免发出干扰噪声。

(3)换能器佩戴:进行检查前要去除受试者的眼镜、头饰、耳环、助听器等。在换能器(气导耳机和骨导耳机)和头之间尽可能将头发拨开。给受试者戴好气导耳机,红色耳罩戴于右耳,蓝色耳罩戴在左耳,耳罩的中央部位要对准外耳门。骨导耳机的佩戴应使其接触部有尽可能大的面积与头颅接触,如放在乳突部,应放在耳后最接近耳郭处而不接触耳郭,以免使耳郭振动将声音传至外耳道。正确佩戴换能器后,告诉患者不要碰换能器。

(4)熟悉试验:在测试听阈前,应让受试者熟悉测试音及如何做出反应。以 1 000 Hz 40 dB 的测试音测试(选择健耳或听力较好耳),如能听到则以 20 dB 一档降低强度,如听不到则以 10 dB 一档的强度增加,直到受试者听到声音。然后将测试音降至最低,再渐增加声强,直至受试者作出反应。观察受试者能否正确做出反应,如受试者已了解,则可进行正式测试,否则重新给予指导。

2. 纯音气导听阈测试　有经气导耳机和自由声场测听两种方式,标准测试方法有上升法和升降法两种。

(1)测试顺序:一般先测健耳或听力较佳耳,检查从 1 000 Hz 开始,然后按照 2 000 Hz、4 000 Hz、8 000 Hz、125 Hz、250 Hz、500 Hz 顺序进行,最后再对 1 000 Hz 复查一次。如果两次 1 000 Hz 阈值差值>10 dB,则应重新测试。如果两个倍频程的阈值相差≥20 dB,则应作半倍频程频率阈值测定。给声时间持续 1~2 s,间隔时间不得短于给声时间。给声时间及间隔时间应不规则,避免受试者找到给声规律。

(2)测试步骤:纯音气导听阈测试根据给声方式不同分为上升法和升降法。

1）上升法：在受试耳刚能听及的听力级时，降低 10 dB，如无反应，以 5 dB 一档增加声强，受试者反应后，以 10 dB 一档降低声强，至不再做出反应，然后再以 5 dB 一档增加强度，至做出反应，即以"降 10（dB）升 5（dB）"规则（down 10 dB up 5 dB step）反复测试 5 次。找出 5 次上升中有 3 次以上的最低反应级相同的听力级，即可确定该听力级为受试耳的听阈。

2）升降法：对每一耳每一频率以升 5（dB）降 5（dB）法反复测试，将上升的最低反应级和下降的最低反应级分别平均，再得出两个平均数的均数，平均值修改为整数，即为该频率听阈。

（3）注意事项：整个测试时间不得超过 20 min，测试时间越长越不容易得到正确的测试结果。与成人听力测试不同，小儿听力测试一般先进行 2 000 Hz 和 500 Hz 两个频率。因小儿注意力时间短，一般仅能对 3~4 个的频率作出准确反应。

3. 纯音骨导听阈测试　　目的是直接了解耳蜗的听敏度，使刺激声绕过外耳及中耳直接作用于耳蜗，从而与气导阈值比较，确定听力损失的类型。

纯音骨导听阈测试的步骤：通常作 250~4 000 Hz 倍频，因骨导耳机谐波失真较大，测试时先做气导听阈较佳耳。要精准测试单耳的骨导听阈，做骨导测试时，应在非测试耳戴气导耳机加掩蔽。做骨导检查耳的外耳道不应堵住，以免产生堵耳效应（occlusion effect）。骨导测试步骤及方法与气导测试的步骤方法相同。

4. 掩蔽　　当测试耳的刺激声强度过大时，达到一定强度但尚未达受试耳听阈，可被对侧耳听及，出现交叉听力（cross hearing）。交叉听力又称影子听力（shadow hearing），可出现于骨导和气导测试中。为了避免"交叉听力"的产生，在测试纯音听阈时，应注意采用掩蔽法。骨导测试时，测试声经受试耳传入颅骨，两耳间骨导声衰减仅为 0~10 dB，故测试骨导听阈时，对侧耳一般应给予掩蔽。气导测试声绕过或通过颅骨传至对侧耳，其间衰减 30~40 dB，故当两耳气导听阈差值> 40 dB，测试较差耳气导时，对侧耳应给予掩蔽。用作掩蔽的噪声有白噪声和窄频噪声两种，目前一般用以测试声频率为中心的窄频带噪声。

5. 纯音听阈图分析　　纯音听阈图以横坐标表示测试声频率（Hz），纵坐标表示声级（dB HL）。测试结束后，将每一纯音听阈用符号记录于纯音听阈图上，右耳用红色标记，左耳用蓝色标记，记录符号如表 3-2 所示。再将各相邻频率的气导听阈符号连线，骨导符号不连线，即为纯音听阈图（或称听力曲线）。注意"↗""↘"符号与相邻频率的气导符号不能连线。根据听力计的配置，各频率的最大声强输出不同，一般听力计气导最大输出声强为 90~110 dB HL，骨导最大输出声强为 60 dB HL。根据纯音听阈图的不同，可对耳聋作出初步判断。

表 3-2　纯音听阈图记录符号

	右耳（红色）	左耳（蓝色）
气导,未掩蔽	○	×
气导,掩蔽	△	□
骨导,未掩蔽		◇
骨导,掩蔽	[	]
气导,无反应	↗○	×↘
骨导,无反应	↙	↘

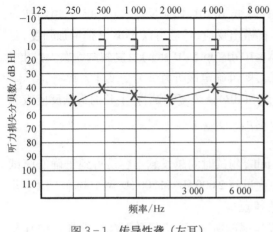

图 3-1 传导性聋（左耳）

（1）传导性聋：指骨导听阈正常或接近正常，气导听阈提高；气、骨导间有间距，此间距为气-骨导差（air-bone gap），气-骨导差一般 ≤ 60 dB（图 3-1）。如鼓膜穿孔，出现平坦型纯音听阈图，且气-骨导差达到 40 dB，应考虑有听骨链中断的可能。如鼓膜穿孔时，气骨导差>45 dB，要考虑是否有测试误差。如鼓膜完整的传导性聋，出现气-骨导差达到 60 dB，提示听骨链可能全部固定或中断，如耳硬化症或听小骨畸形等（图 3-1）。

（2）感音神经性聋：是指气、骨导曲线呈一致性下降，无气-骨导差（允许 3~5 dB 误差），通常高频听力损失较重，故纯音听阈图可呈渐降型或陡降型（图 3-2）。严重感音神经性聋低频听力也下降，其曲线可呈平坦型。仅个别频率有听力者，称岛状听力。梅尼埃病早期以低频听力损失为主，其纯音听阈图为上升型，随着病程发展各频率听力下降而出现平坦型纯音听阈图。听神经病的纯音听阈图也可以低频感音神经性聋为特征。

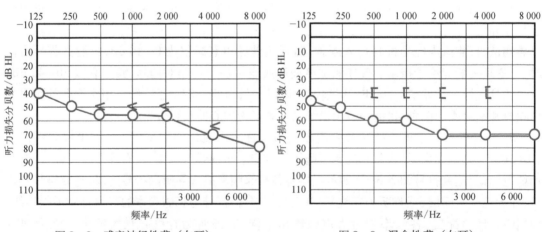

图 3-2 感音神经性聋（右耳）　　　　图 3-3 混合性聋（右耳）

（3）混合性聋：是指兼有传导性聋与感音神经性聋的纯音听阈图特点。气、骨导曲线皆下降，但存在一定气-骨导差值（图 3-3）。听骨链固定或耳硬化者，在听骨链的共振频率 2 000 Hz 处出现骨导听阈提高 15 dB HL 左右，称 Carhart 切迹。

（二）阈上听功能测试

阈上听功能测试是用声强大于受试耳听阈的声信号进行的一系列测试，有助于鉴别耳蜗性聋与蜗后性聋。阈上听功能测试主要包括响度重振现象测试和病理性听觉适应现象测试。

1. **响度重振现象测试**　声音的强度和响度是两个不同的概念。声音的强度是一种物理量，可客观测量。响度则是人耳对声音的主观感觉，它既与声音的物理强度有关，还与频率有关。正常情况下,强度和响度之间按一定的比例增减。强度增加,人耳所感到的响度亦增大;强度减弱,响度亦变小。耳蜗病变时,声音的强度在某一强度值之上的增加能引起响度的异常增大,称为响度重振现象,简称重振现象,患者可出现"小声听不见,大声震耳朵"。通过对重振现象的测试,有助于鉴别诊断耳蜗性聋与蜗后性聋。重振试验包括双耳交替响度平衡试验法、Metz 重振试验法、短增量敏感指数试验法等。

(1)双耳交替响度平衡试验法:适用于单侧耳聋,或双侧耳聋但一耳听力损失较轻者。方法:在纯音听阈测试的基础上,选两耳气导听阈差值>20 dB 的某中频音进行测试,仅测试气导听阈。先在健耳或听力较佳耳增加听力级,以 10~20 dB 为一档,每增加一档,随即调节患耳或听力较差耳的阈上听力级,直至两耳感到响度相同为止。重复以上步骤,分别记录两耳感到的响度一致时的听力级,并将两耳的听力级画线连接。当两耳最终在同一听力级感到响度一致时,表示有重振现象。若两耳始终不能在同一听力级上感到相同的响度,表示无重振现象。

(2)Metz 重振试验法:是在纯音听阈和声反射测试的基础上,通过计算同一频率纯音听阈和镫骨肌声反射阈之间的差值来判定有无重振现象。正常人差值为 75~95 dB,≤60 dB 表示有重振,为耳蜗性聋表现;≥100 dB 表示为蜗后性聋。注意该阈值差可因蜗后性聋严重程度的不同而有差异,重度者阈值差可甚小,而轻度耳蜗性聋阈值差可>60 dB。

(3)短增量敏感指数试验法:是测试受试耳对阈上 20 dB 连续声信号中出现的微弱强度变化(如 1 dB)的敏感性,每 5 s 出现一次,共计 20 次声强微增变化中的正确辨别率,即敏感指数来表示。耳蜗病变时,敏感指数可高达 80%~100%,正常耳及其他耳聋时,敏感指数一般为0~20%。

2. 病理性听觉适应现象测试　在持续声刺激的过程中,听神经的神经冲动排放率轻度降低,表现为在声刺激的持续过程中可产生短暂而轻微的听力下降,即响度感随声刺激时间的延长而减弱的现象,称为听觉适应。感音神经性聋时,听觉疲劳现象较正常明显,听觉适应现象在程度及速度上均超出正常范围,后者称为病理性听觉适应,简称病理性适应。测试病理性适应的临床常用方法包括音衰变试验和镫骨肌声反射衰减试验。

(1)音衰变试验:采用纯音听力计进行测试,选 1~2 个中频纯音作为测试声。测试时先以听阈的声强连续刺激受试耳 1 min,若在 1 min 内受试耳始终能听到刺激声,则试验结束。若受试耳不到 1 min 就已无法听到刺激声,则应在不中断刺激声的条件下,立即将声强提高5 dB,再连续刺激 1 min。若受试耳能听到刺激声的时间还是不满 1 min,需重复以上步骤继续提高刺激声的强度,直至受试耳能在 1 min 内始终听到刺激声,最后计算测试结束时刺激声的声级和听阈之间的差值。正常耳及传导性聋的差值为 0~5 dB;耳蜗性聋一般为 10~25 dB;≥30 dB 属感音神经性聋。

(2)镫骨肌声反射衰减试验:通过声反射半衰期进行评定,即在镫骨肌声反射测试中,计算镫骨肌反射性收缩振幅衰变到其收缩初期振幅一半的时间。耳蜗性聋或正常人偶有轻度衰减现象,蜗后病变(如听神经瘤)者有严重衰减现象,半衰期可为 3 s(不超过 5 s)。本试验不属于纯音听力计测试范畴。

第二节　客观听功能检查

一、耳声发射检查

耳声发射(otoacoustic emission,OAE)是一种产生于内耳外毛细胞经听骨链及鼓膜传导释放到外耳道的音频能量,代表耳蜗主动产生声音能量的功能。

(一)耳声发射基本概念

1. 耳声发射分类　　按照来源可分为自发性耳声发射(spontaneous otoacoustic emission, SOAE)与诱发性耳声发射(evoked otoacoustic emission,EOAE),前者是耳蜗在无外界刺激声条件下于外耳道记录到的耳声发射;后者是耳蜗在声音刺激下于外耳道记录到的耳声发射。临床上常用的有瞬态诱发性耳声发射(transient evoked otoacoustic emission,TEOAE)与畸变产物耳声发射(distorsion product otoacoustic emission,DPOAE)。

2. 耳声发射特性　　TEOAE 是短时声刺激(短声、短音或纯音)后记录到的音频能量,采集信号经过放大滤波及傅立叶变换,形成时阈图形,进行显示和记录,其反应幅值、各频段相关符合率及主频谱峰的特点可反映耳蜗外毛细胞的功能。TEOAE 的主要参数,包括总相关性、反应频谱、每个频谱的振幅及信噪比(图 3－4);DPOAE 则是采用具有一定频比关系(通常为 1∶1.22)的两个纯音同时刺激耳蜗,采集信号经过放大滤波及傅立叶变换,形成频阈图形(图 3－5),进行显示和记录,其反应幅值具有频率特异性,通过分析反应幅值可评估外毛细胞的功能。

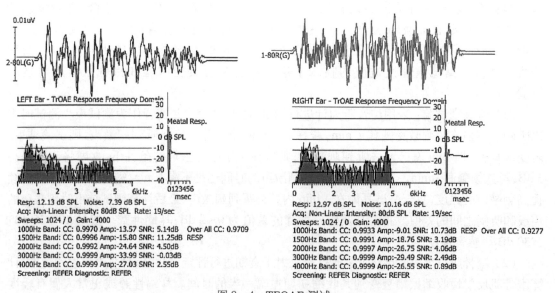

图 3－4　TEOAE 测试

上部曲线为 TEOAE 的时阈图;下部为 TEOAE 的主要参数

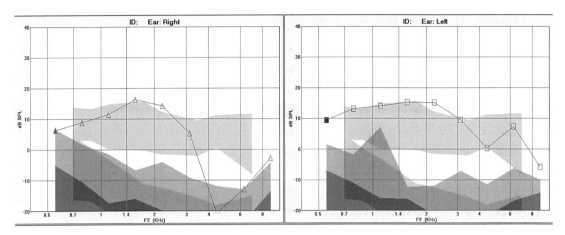

图 3-5 DPOAE 测试

三角形连线与正方形连线为 DPOAE 曲线;下部为本底噪声;中间阴影为正常 DPOAE 的参考值范围

3. 耳声发射临床价值　　耳声发射是评估耳蜗功能的灵敏指标,轻度听力障碍即可表现为耳声发射引不出。外耳道耵聍栓塞或中耳负压时,也可导致耳声发射不能引出。另外,耳声发射为客观检查,不受受试者主观配合程度影响,适用范围较广,如对新生儿、儿童、伪聋人群、癔症性聋患者的听力评估。

(二) 耳声发射甘油试验

1. 原理　　耳声发射甘油试验对可疑膜迷路积水但纯音听阈正常的诊断价值较高。例如,首次眩晕发作的疑似梅尼埃病患者,以及其他原因导致内淋巴积水的早期患者,眩晕为初次发作,纯音听阈正常,表明膜迷路虽有积水但尚未导致前庭膜破裂,亦未导致毛细胞功能损伤,其耳声发射的频带重复性及信噪比降低,考虑为耳声发射自耳蜗基底膜逸出的过程中受到积水的阻挡所致;部分频带耳声发射缺失,可能因为蜗管的相应部位积水严重。甘油为一种高渗性脱水药,经静脉或口服进入人体,临床上常用于降颅压、眼压。口服甘油试验可通过其对积水膜迷路的脱水作用,使得膜迷路积水减轻,影响耳声发射的因素消除或缓解,耳蜗功能好转,短时间内表现为耳声发射幅值提高,耳声发射检出阈下降,DPOAE 输入-输出函数曲线最大值提高,TEOAE 重复性提高,证明在此阶段的病变为可逆的,同时提示积水的存在影响耳声发射的传出。

2. 检查方法　　甘油 1.2~1.5 mL/kg,以等量的 0.9%氯化钠注射液稀释口服,通常需空腹以利于甘油吸收。口服甘油前测试一次耳声发射,口服甘油后 1~2 h 分别复查耳声发射,并与口服甘油前的结果对比,判断是否为阳性。纯音听阈测试为主观检查,需患者配合,口服甘油后,部分患者可出现恶心、呕吐、头痛等不适,可对传统的纯音听阈测试甘油试验产生影响,而耳声发射是客观检查,这些不适对测试结果无影响,使测试结果具有更好的信度,另外比纯音听阈测试甘油试验耗时更少,具有更高的效率。

3. 结果判定

(1) TEOAE 甘油试验阳性的标准:是与口服甘油前相比 2 个及 2 个以上频带的相关性提高 10%或以上,或 2 个及 2 个以上频带信噪比提高 3 dB。

（2）DPOAE 甘油试验阳性的标准：是与口服甘油前相比,2 个及 2 个以上频率的信噪比提高 3 dB 或以上。

4. 典型病例 患者为青年女性,反复眩晕发作 3 月余,眩晕每次发作持续约半小时,伴耳鸣耳闷感,无明显听力下降,眩晕多发作于劳累后,与体位改变无关,无头痛,无意识障碍。该患者可疑梅尼埃病,检查听力,纯音听阈测试在正常范围内,经 DPOAE 甘油试验证实存在内耳膜迷路积水情况,口服甘油前与口服甘油 2 h 后相比,DPOAE 结果明显好转（图3-6~图3-8）。

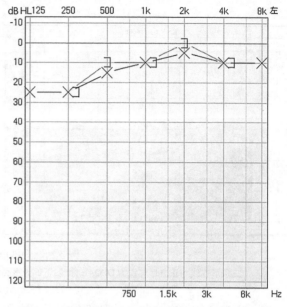

图 3-6 疑似梅尼埃病患者左耳纯音听阈测试正常

二、声导抗检测

声导抗检测是现代听力学重要的测试方法,检测无须受试者的行为配合、不受其主观意识的影响,结果相对客观、可靠。基本的声导抗检查主要用于评估中耳功能状态,随着镫骨肌声反射研究的发展,声导抗检测在临床的应用更加广泛,不仅可以检查中耳传音结构的情况,还可以了解听觉通路的功能,鉴别耳蜗及蜗后病变从而有助于确定病变部位。此外,对预估听敏度、咽鼓管功能和面神经病变的研究亦有意义。因此,声导抗检测已成为临床检测听力方法的重要组成部分。

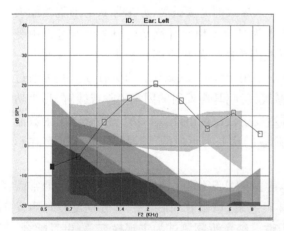

图 3-7 口服甘油前左耳 DPOAE 低频未引出,耳声发射在本底噪声以下

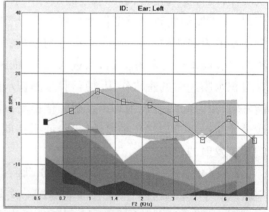

图 3-8 口服甘油 2 h 后左耳 DPOAE 低频可引出,耳声发射在本底噪声以上

（一）鼓室导抗图

鼓室导抗图是客观检测密封外耳道内随气压变化而变化的声导纳值曲线图。在进行测量之前,检查者应用耳镜检查外耳道,观察是否有耵聍栓塞、耳道异物、脓液及鼓膜穿孔等影响耳道容积及其他鼓室测量的因素,并记录下来。鼓室导抗图的形状会提供一个整体印象,

但要定量区分正常和不正常鼓室导抗图需包含外耳道容积、静态声顺、鼓室峰压点及鼓室曲线宽度或坡度等参数。

目前用于测量中耳声导抗的仪器多是根据等效容积原理设计的,实际工作中常选用226 Hz探测音,测试时在外耳道逐渐加压至+200 daPa,当压力达到一定程度时,鼓膜会被压成紧绷的"僵硬"状态,这时探测音能量传入中耳很少,声导纳最小,此时声导纳值可用空气的等效容积来表示,大致相当于外耳道容积。

外耳道压力从+200 daPa逐渐降低到-200 daPa,外耳道与鼓室压力相等时鼓室导抗图出现一峰,此时声顺最大,通常称为静态声顺值,即鼓室导抗图峰顶与基线(base line,BL)的差距,用于度量声波传入中耳系统的能量,代表中耳传音系统的活动度。如改变外耳道压力不能达到鼓膜两侧压力相等,鼓室导抗图不出现峰而为平坦型。根据有无峰和峰出现时外耳道的压力不同,可将鼓室导抗图分为以下几型。

1. A型　又称为钟型,峰压点在0 daPa左右(-50~50 daPa)。该型有3个亚型:① A型,静态声顺值在0.3~1.5 mmho,提示中耳功能正常(图3-9);② Ad型,又称为高峰型(过度活动型),静态声顺值>1.5 mmho,多见于鼓膜、听骨链活动度增高,如鼓膜愈合性穿孔、鼓膜萎缩、听骨链中断等(图3-10);③ As型,又称为低峰型,静态声顺值<0.3 mmho,多见于鼓膜、听骨链活动度差,如耳硬化、听骨固定等(图3-11)。

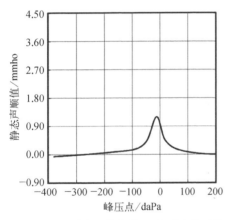

图3-9　A型声导抗曲线:中耳功能正常

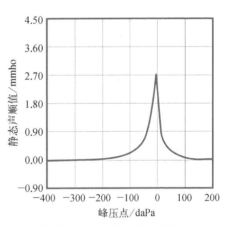

图3-10　Ad型声导抗曲线

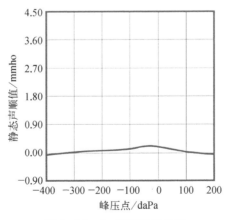

图3-11　As型声导抗曲线

2. B 型　　又称为平坦型,鼓室导抗图曲线平缓,无峰或静态声顺值<0.3 mmho,见于鼓室积液、鼓膜穿孔或耵聍堵塞等(图 3-12)。

3. C 型　　又称为负压型,鼓室导抗图形态正常,但峰压点偏向负压,在-100 daPa 以外,多见于咽鼓管功能异常(图 3-13)。

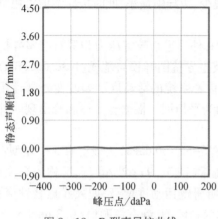

图 3-12　B 型声导抗曲线

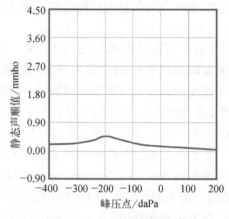

图 3-13　C 型声导抗曲线

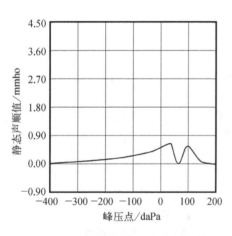

图 3-14　D 型声导抗曲线（双峰型）

4. D 型和 E 型　　又称为双峰型,这是 226 Hz 鼓室导抗图较少见的两种类型。曲线峰都存在切迹或凹陷,其中切迹较窄的称 D 型(图 3-14),常见于鼓膜松弛、鼓膜瘢痕;切迹较宽而光滑的称 E 型,见于听骨链中断。

声导纳峰陡峭程度亦与中耳病变相关,而且较静态声顺值探测中耳积液更为敏感。两种密切相关的测试指标是宽度和梯度:以 1/2 峰值高度画一条水平线与鼓室导抗图两侧交点连线间的压力差值即为宽度;梯度是在峰的两侧各 50 daPa 范围内所切割的一段曲线高度与峰值高度的比值。两者均提供了鼓室导抗图在峰值附近的形状指数,并量化了峰值的相对锐度。中耳积液时鼓室导抗图梯度降低、宽度增加(图 3-15、图 3-16)。

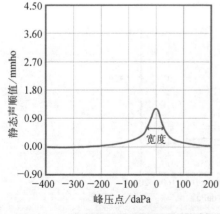

图 3-15　声阻抗曲线峰值宽度示意图

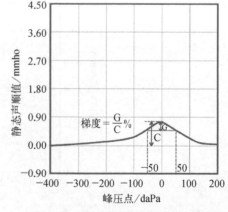

图 3-16　声阻抗曲线峰值梯度示意图

由于中耳疾病错综复杂,上述图形与中耳疾病并无一一对应关系,特别是在鼓膜与听骨链复合病变时,曲线可以不典型,应结合其他检查综合分析。

(二) 镫骨肌声反射

镫骨肌声反射是指一定强度(阈上 70~100 dB)声刺激引起的双耳镫骨肌反射性收缩,增加听骨链和鼓膜的劲度,使中耳声导抗发生的变化。正常人左右耳分别可引出交叉(对侧)与不交叉(同侧)两种反射,可用来了解镫骨肌声反射的反射弧传入侧和传出侧的功能状况。

镫骨肌声反射检测内容(图 3-17)包括:① 声反射阈;② 振幅;③ 潜伏期;④ 衰减;⑤ 响度重振等。目前主要应用于:① 预估听敏度;② 鉴别传导性聋与感音神经性聋;③ 确定响度重振与病理性适应;④ 识别非器质性聋;⑤ 为蜗后听觉通路及脑干疾病提供诊断参考;⑥ 可对某些周围性面瘫做定位诊断和预后预测,以及对重症肌无力做辅助诊断及疗效评估等。

近年来,鼓室导抗图测试技术逐步发展,已从低频、单组分测量发展为更高频率(660 Hz,800 Hz 和 1 000 Hz)和多组分(电纳和电导)测量,1 000 Hz 高频探测音声导抗测试已成为一种理想评估婴幼儿中耳功能的方法。最新的多频和宽频测试系统也已商业化,而且更多使用这些仪器的临床资料已经出版,为临床医师对不同耳科疾病诊治提供了更规范的服务和参考。

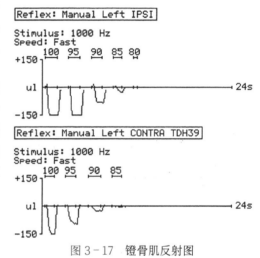

图 3-17　镫骨肌反射图

三、电反应测听法

(一) 听性脑干反应

听性脑干反应(auditory brainstem response,ABR)是记录声刺激后潜伏期 10 ms 之内的一系列神经源性电活动。临床主要应用于判定高频听阈、进行新生儿和婴幼儿听力筛查、鉴别器质性与功能性聋、诊断桥小脑角占位性病变等;对听神经病、多发性硬化、脑干胶质瘤、脑外伤、昏迷、脑瘫痪、脑死亡等中枢神经系统疾病的诊断、定位与治疗选择、结果判断等,可提供有价值的客观资料。

1. 检测方法　听觉诱发电位是极弱的生物电信号,易为背景噪声干扰,因此测试时需要一个安静的环境,通常在声电屏蔽室内进行测试。测试之前,应先了解病史。通过询问病史,了解测试目的,听力减退情况,有无头部外伤、饮酒、用药史,有无内科或神经科疾病,同时最好完善纯音听阈测试。测试时 ABR 不受受试者状态的影响,受试者无论是睡眠还是清醒状态均对 ABR 无影响,但肌电会干扰 ABR 的记录,故受试者应尽量放松。测试程序如下。

(1) 脱脂:用乙醇棉球或磨砂膏脱脂,极间电阻应<4 kΩ。

(2) 电极位置:记录电极放置在颅顶或前额发际,参考电极放置在同侧耳垂内侧或乳突,鼻根接地,一般用银盘电极加导电膏。

(3) 测试参数:增益 100 k;滤波带宽 100~3 000 Hz;扫描时间,成人 10 ms,新生儿 15~20 ms;刺激速率 21.1 次/秒;叠加次数 1 024 次或 2 048 次。

（4）刺激声类型：ABR检测通常用短声诱发，短声属于宽带噪声，能量多集中在耳蜗底转，故ABR常粗略反映耳蜗2~4 kHz处的听功能。对于纯音听阈图陡降者宜选择频率特异性较好的短纯音来诱发。近年来Chirp刺激声也被应用到频率特异性ABR测试中，它在理论上允许耳蜗所有频率区域的神经活动同时做出贡献，同时被设计用来抵消耳蜗的延迟并增加同步神经放电，从而增加反应振幅。

2. 结果判读　ABR典型波形是在一个声刺激开始后，在1~10 ms内出现5~7个正向波峰，依次用罗马数字来命名，其中波Ⅰ、Ⅲ及Ⅴ最明显，且出现率较高。通常情况，ABR的波Ⅰ源自听神经近末梢处；波Ⅱ源自听神经近中枢处；波Ⅲ来源于耳蜗核；波Ⅳ来源于上橄榄核，且有耳蜗核及外侧丘系核参加作用；波Ⅴ的正成分源自外侧丘系，负成分则源于下丘；波Ⅵ及波Ⅶ源自下丘。

波的辨别一般依靠潜伏期和某一波前面或后面有几个波。波Ⅰ是计算其他各波的基准，因此辨认波Ⅰ尤为重要。分析ABR时应注意各波的振幅是否存在或消失；同时要观察各波的潜伏期和波间期，特别是Ⅰ~Ⅴ、Ⅰ~Ⅲ和Ⅲ~Ⅴ的波间期；对于单侧病变患者可对比两耳波Ⅴ潜伏期与各波间期；同时还要确认波形的可重复性（图3-18）。

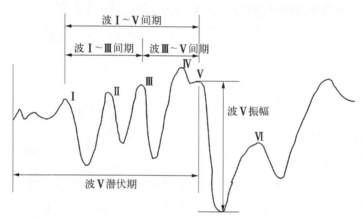

图3-18　正常成人ABR典型图形

3. 临床应用　从听力学角度，ABR是一个有效研究脑干和听觉神经系统疾病的工具，需强调的是它属于功能或生理性测量，而不是这些区域结构或解剖学测量。不同年龄段正常人的ABR都具有可重复的各波潜伏期和波间期，当受病理因素、占位性病变或突触发育程度及传递障碍影响时，会引起潜伏期的改变。

以听神经瘤为例，ABR主要表现为波Ⅴ潜伏期延长或消失。一般认为两耳波Ⅴ的潜伏期差>0.4 ms，波Ⅰ~Ⅴ间期>4.5 ms，波Ⅰ~Ⅴ间期耳间差增加，肿瘤晚期波缺失或波形异常，波Ⅴ与波Ⅰ的振幅比异常（正常值>1），再试验重复性不良，随刺激率增加ABR波Ⅴ潜伏期明显延长时，即可考虑为蜗后病变。ABR作为一种快速无损伤的检查方法，已被公认为早期诊断听神经瘤病变的可靠手段，其波形和肿瘤的位置、大小有密切关系。

ABR各波出现率不同，以波Ⅴ出现率最高，在其他波消失后波Ⅴ仍可继续存在，因此常用波Ⅴ振幅变化来判断阈值，以评估耳蜗2~4 kHz的听功能。ABR并不能全面反映听觉系统各部位的活动情况，可能某些疾病会侵犯脑干反应的神经径路，却不影响听觉的传导。ABR是神经纤维的同步化反应，而单纯的听敏度是由中枢的时间整合作用决定的，因此正常

ABR 反应阈值往往高于主观纯音测听的阈值。

对传导性聋患者还可以用骨导进行 ABR 测试,但骨导输出能量较小。对于先天性外耳道闭锁,利用气导和骨导做 ABR 能较早地预测婴幼儿的听力。例如,耳蜗发育正常,则气导的反应阈提高或消失,而骨导结果接近正常。中耳病变时会引起中耳传声机制的改变,往往导致 ABR 波 I 潜伏期延长而波间期基本正常,因此 ABR 检查对鼓膜正常而有潜在分泌性中耳炎的儿童更有意义。

最后,需牢牢记住 ABR 和其他听觉诱发电位检测并不是听力测试;对那些没有良好神经同步的患者,必须寻找其他方法来评估听功能;此外,婴儿通过 ABR 检测并不排除有获得性或迟发性遗传性听力损失的可能性。

(二) 耳蜗电图

早在 1950 年,Davis 就发现了声刺激后耳蜗的电活动,并记录到总和电位(summating potentials,SP)。随着平均叠加仪的研制和电子计算器的出现,直到 1967 年,Yoshie 和 Aran 用平均叠加仪在人体上记录到耳蜗电图。虽然这是一个相对比较悠久的技术,但在临床中仍有一定的帮助与意义。在给声刺激时,从耳蜗可以记录到多种电位,统称耳蜗电位。其中主要的成分有微音电位(cochlear microphonics,CM)、SP 及听神经复合动作电位(compound action potential,CAP),在静息时还可记录到耳蜗内电位(endocochlear potential,EP)。在临床应用中,通常把前三种耳蜗电位称为耳蜗电图(图 3 - 19、图 3 - 20)。其反应为严格的单侧性,为诊断内耳疾病重要方法之一,在电反应测听中,是诊断耳部疾病的首选方法。

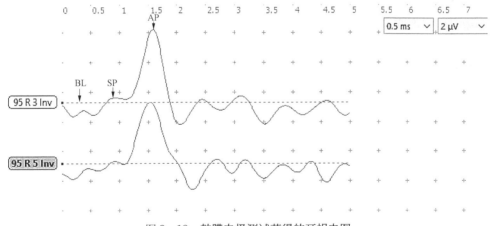

图 3 - 19　鼓膜电极测试获得的耳蜗电图

AP,复合动作电位;SP,总和电位;BL,基线

1. 耳蜗电图的特点

(1) CM 主要来源于外毛细胞,占 80%～85%;其次来源于内毛细胞,占 15%～20%。但有报道认为,内毛细胞仅占正常情况的 1/30。所以,CM 是毛细胞感受器电位中的交流成分在生物电场中的综合反应,CM 起源于耳蜗内的毛细胞学说,已经得到广泛认可。有实验证明,当动物死后仍可记录到小振幅的 CM,提示与盖膜的压电效应有关,有学者认为这是一种非生物效应。CM 实际上是在静息膜电位基础上因声波振动引起的一种电位波动。Davis 提出了机-电转换学说,当毛细胞的纤毛与盖膜之间产生相对运动时,受到剪切力的作用,由此产生

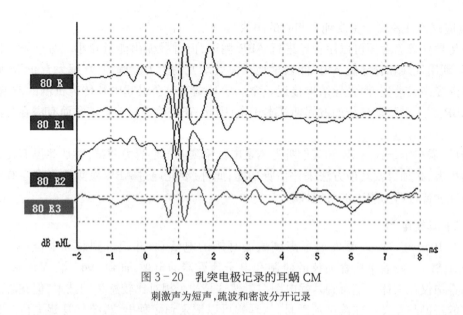

图 3 - 20　乳突电极记录的耳蜗 CM

刺激声为短声,疏波和密波分开记录

机械阻力的变化,调制耳蜗的静息电位而形成。新近研究表明,在静纤毛上存在非选择性阳离子换能通道,当纤毛受刺激后,换能通道打开,Ca^{2+}(占 20%)、K^+(占 80%)等正离子内流产生的去极化使毛细胞兴奋。经典研究证明,毛细胞顶部的网状板处是产生 CM 最有可能的部位。CM 的特点:忠实复制刺激声的声学特性、无真正阈值、无潜伏期和不应期、无适应性、非"全或无"、在正常情况下输入输出函数(IO 函数曲线)为非线性。在低强度声(0 ~ 70 dB sPL)刺激时随强度的增加 CM 的振幅呈线性增加,而在高强度(80 ~ 110 dB sPL)时 CM 的振幅增加减弱甚至振幅下降,出现非线性特点。提示耳蜗水平的 CM 非线性特点是由外毛细胞决定的。

(2) SP 是耳蜗内不同非线性机制的多种成分反应的总和。多数实验证明,SP 是耳蜗毛细胞的感受器电位,是感受器细胞直流响应的反应。不少病理生理实验证明,+SP 主要来源于外毛细胞,-SP 主要来源于内毛细胞,因为在内毛细胞内记录到的是正电位,推测在内毛细胞膜外侧应是负电位,因此我们认为,在膜蜗管记录的 SP=+SP-SP,即+SP 和-SP 之代数和。尽管 Davis 将 SP 定义为多种成分反应的总和,但考虑为外毛细胞和内毛细胞电位的总和更为近似,因为只有这样,才能解释某些突发性耳聋患者治疗前出现优势-SP,经治疗后随听力的恢复出现-SP 消失或减少的可逆变化,实验证明,当外毛细胞损伤时,+SP 消失或减小,而-SP 增大,随恢复时间的延长,当+SP 恢复后,-SP 又消失了。特点:无不应期、疲劳现象及潜伏期。刺激声越大,SP 振幅越大,但仍有非线性特点。无真正阈值,一般在声强较高时,才能诱发出来,但各频率的短纯音均能诱发 SP,无复制声学波形之特点。

(3) CAP 通常记为 AP,神经细胞静息时处于极化状态,即膜两侧电位保持着内负外正的静息状态。当受到某种刺激使神经细胞膜去极化达到或超过阈电位时,即可在极短的时间内突然变化为膜内正、膜外负,然后又回到静息电位,从而出现一个陡峭的峰电位变化,即动作电位(AP)。当耳蜗毛细胞受机械刺激兴奋后,产生 CM 的同时,传入神经递质谷氨酸释放入突触,经传入突触与突触后膜的谷氨酸受体结合,激活与谷氨酸受体向偶联的 Ca^{2+} 通道,引起 Ca^{2+} 内流,使突触后膜即传入树突去极化产生 AP。CAP 实际上是数以千计的单个听神经纤维 AP 之总和。CAP 的特点：符合"全或无"定律，即阈下刺激不引起反应，而对阈上刺激无论强度大小，总产生一定的动作电位。CAP 的振幅、潜伏期与刺激强度成特定的非线性关系，有不应期。CAP 具有真实阈值，为耳蜗功能重要的指标，它反映了耳蜗内、外毛细胞突触，以及螺旋神经节三个环节的功能，当某个环节有病变时均会引起 CAP 阈值升高。其能真实地反映耳蜗功能，为耳蜗功能重要的指标，也是临床和科研实验中常用的指标。

2. 耳蜗电图操作要点

（1）测试前准备

1）测试环境：在符合要求的隔声屏蔽室进行，且能随时观察了解受试者的情况和给声情况。

2）受试者准备：向受试者说明检查的意义和目的，对不能配合的人给予镇静或麻醉，皮肤脱脂及消毒，受试者舒适地躺在检查床上。

（2）常用刺激声

1）短声：通常用来引导 CAP。一般能量主要集中在 3~4 kHz。因为短声上升时间快，所以其是引起神经冲动同步的最佳信号，可得出最清晰的反应波形。其缺点是不能像纯音那样具有频率特异性。

2）滤波短声：将 100 μs 的方波电脉冲通过 1/3 倍频程滤波器，输出为含一系列的准正弦波（6~7 个）的滤波短声，其正弦波的频率决定于滤波器的滤波带中心频率，这种短声的时相（从上升到下降至消失）随频率的不同而不同。高频时的滤波短声具有一定的频率特异性，低频时（0.25 kHz、0.5 kHz、1 kHz）频率特异性较差。

3）短音或短纯音：短音的声学波形与滤波短声的波形甚为相似，频谱的外形与滤波短声的外形基本相仿。

（3）常用参数设置：为获得 SP-AP 波形图，常采用短声、声源极性交替波，刺激速率为 11.9 次/秒，刺激强度的开始强度为 80 dB nHL，依据受试者听力损失程度增加强度。CM 记录常采用短声和短纯音，疏波和密波分开记录或者同时记录分开显示，刺激速率为 77.1~88.1 次/秒，刺激强度为 80~85 dB nHL，一般不大于 90 dB nHL。带通滤波为 30~3 000 Hz，开窗时间为 5~10 ms，叠加次数为 500~1 000 次。

（4）电极的放置：耳蜗电图的记录电极的放置，主要有三种形式，即穿鼓膜记录电极、鼓膜电极与耳道电极，而 CM 的记录电极也可以放置于乳突区。接地电极，置于鼻根部。

1）穿鼓膜记录电极：穿鼓膜记录电极［鼓岬电极（transtympanie，TT）］是指电极经鼓膜的后下象限刺入鼓室直抵鼓岬，一般适用于动物试验或手术中，门诊检查不推荐。

2）鼓膜电极：多为银球电极，置于鼓膜后下象限表面，鼓膜先用 95% 乙醇（或乙醚）脱脂。临床上此种方法使用较为方便，并且图形较为稳定。本章主要介绍鼓膜电极的测试及结果。鼓膜电极放置注意事项：鼓膜完整，耳道清洁，经乙醇擦拭鼓膜表面后，在耳镜下将鼓膜电极头置于鼓膜上。为降低疼痛感觉和提高导电性能，可以在电极头前端缠绕少量棉花，如选择银丝电极，银丝头回绕进入塑料管内，避免扎伤鼓膜，并浸泡于导电液体后备用，测试前涂抹导电膏，放置于鼓膜上。电极头导管紧贴外耳道壁并固定，再放入插入式耳机，耳塞大小合适，应与外耳道壁贴合，避免空隙。转接线的接法，使用通道 1，绿线插入参考电极接口，供转接线的红色线做耳蜗电图使用，也可以供普通电极做 ABR 等测试使用（图 3-21）。

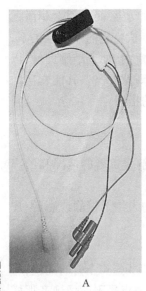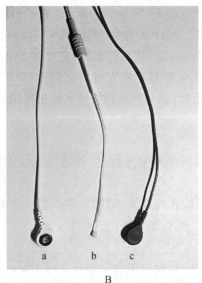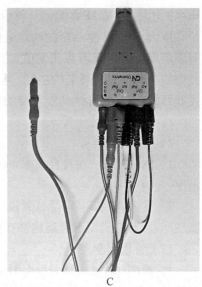

图 3－21　耳蜗电图测试的电极与转接线

A. 鼓膜电极转接线；B. a 为记录电极，置于乳突（同侧或对侧均可），鼓膜电极（b）为参考电极，置于鼓膜上，c 为接地电板，置于鼻根部；C. 鼓膜电极使用转接线的接法

3）耳道电极：银箔电极至外耳道鼓环处（或插入式耳机），外耳道先用 95% 乙醇脱脂。

3. 波的辨别与标记　　最易分辨的波是 CAP 波，潜伏期与 ABR 的波 I 接近。AP 波前的波是－SP 波，一般认为在 1 ms 附近无固定潜伏期，也可无明显分化，需观察曲线的分化程度与重复性，双耳对比需在同刺激强度下，结果需与其他听力学报告相互结合诊断。振幅的标记与量取，一般可分为两种：① 一点法，从峰顶到前一个或下一个波谷；② 基线法，从峰顶到 BL。潜伏期的测量一般是从电脉冲给予转换器的时间算起，大部分以波峰为参考点。BL 一般标记于起始点（时间轴 0 处）之后的平坦处或最低处。SP 一般标记于 BL 到 AP 之间的切迹或 AP 之前的最高峰值处。

4. 耳蜗电图结果判读　　耳蜗电图结果主要可从这几个方面判读：－SP/AP 的幅值比、－SP/AP 的面积比及波形形态。

（1）－SP/AP 的幅值比：在 1974 年，Gibson 团队描述了梅尼埃病同耳蜗电图的关系，发现在梅尼埃病患者中－SP/AP 的幅值比增加。一般认为由于膜迷路积水，内淋巴增加使基膜振动不对称是 SP 产生的基础。AP 和 SP 的绝对振幅有很大的个体差异，－SP/AP 的幅值比则比较恒定。梅尼埃病患者，－SP/AP 的幅值比明显增高。此外，由于－SP/AP 的幅值比增大不仅可以由 SP 增大也可由 AP 相对减小引起，如听神经病表现为 AP 减小，提示在其他疾病中也会导致－SP/AP 的幅值比增大，其特异性相对较差。

（2）－SP/AP 的面积比：由于梅尼埃病的临床表现复杂多样，其早期诊断至今仍然是一个难题，在早期梅尼埃病的患者中－SP/AP 的幅值比可能出现阴性指标，所以需要提高耳蜗电图的敏感度。在 1998 年，Ferraro 等以测量 SP 和 AP 面积的方法来进行研究。结果表明，内耳积水患者除了－SP/AP 的幅值比增大外，面积比也增大，但在一些可疑为梅尼埃病的患者，尽管幅值比在正常范围内，但其面积比却增大，这些发现说明面积可能会提高耳蜗电图的敏感度。SP 面积定义为从反应起始处（定义为基线电压）到第一个负向波 N1 后波形首次回到基线水平时的点为止。AP 面积定义为从 AP 的起始点到 N1 后的第一个正向波峰为止。分别计算每个患者的比值,国内外研究测定的-SP/AP 的面积比正常值上限为 1. 78~1. 92,建议各听力中心做出自己的正常值上限。SP 和 AP 面积的计算是指曲线积分面积,计量方法参考 Ferraro 方法(图 3 - 22)。

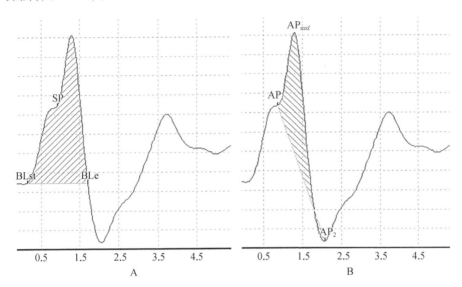

图 3 - 22 SP 和 AP 面积的计算

A. BLst 表示基线开始,BLe 表示基线结束,阴影区为 SP 的面积;B. 阴影区为 AP 的面积

(3)波形形态:一般情况下,正常人会出现明显的 AP 波和较小的 SP 波(图 3 - 19),而异常的耳蜗电图的 AP 波和 SP 波会出现多种形态(图 3 - 23),主要表现为 SP 振幅异常增高、AP 振幅异常降低、SP 无法识别、AP-SP 融合、AP 双峰等。

5. 耳蜗电图在临床中的应用 耳蜗电图从发现到现在已不只对诊断梅尼埃病有着重要意义,在其他许多疾病中均有一定的应用价值。

(1)耳蜗电图对内淋巴水肿的临床意义:梅尼埃病的病因学尚不完全清楚,目前研究认为其可能为多种因素所致。1938 年,日本人 Yamakawa 和 Hallpike 及 Cairns 同时在梅尼埃病患者的颞骨切片上发现了本病的主要基本病理改变。其主要表现为膜迷路积水膨大,蜗管和球囊比椭圆囊及壶腹嵴明显,而内淋巴囊和半规管膨大不明显。临床上,用耳蜗电图检查梅尼埃病和监测膜迷路积水变化情况是现在常用的技术。一般认为由于膜迷路积水,内淋巴量的增加使基底膜的力学特性改变,基底膜振动的不对称是 SP 产生的基础。若膜迷路积水加强了这种不对称,就使 SP 增大。这种认识是在 Durrent 和 Dallos 有关基底膜向鼓阶偏移时在 SP 的振幅增大的观点基础上引申出来的。临床用甘油等脱水后 SP 随之减小,也支持上述看法。早期梅尼埃病患者 Click 刺激声耳蜗电图可能出现假阴性,可加做短纯音刺激声耳蜗电图以提高膜迷路积水检出率。晚期梅尼埃病患者存在重度或极重度听力损伤,难以获得检查结果。对于缓解期梅尼埃病患者不同刺激强度与不同刺激声的应用、结合-SP/AP 的面积比等手段可有效提高膜迷路积水检出率。发作期梅尼埃病最容易测得阳性结果。

(2)在听神经病诊断中的应用:听神经病患者的耳蜗电图会出现优势-SP(-SP/AP 的幅值比>0. 4)、SP 呈多峰形、SP-AP 复合波波形增宽、AP 振幅减小或消失等表现(图 3 - 24),

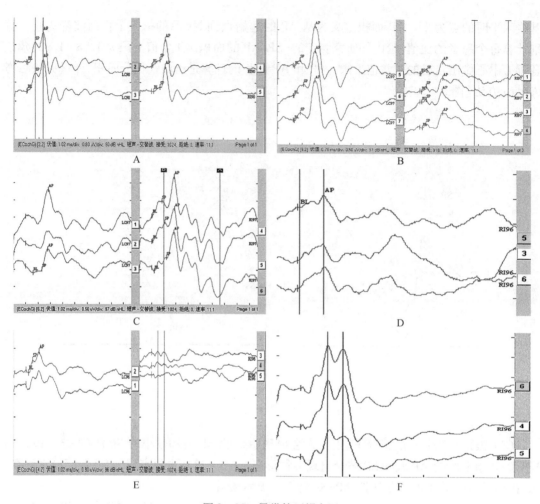

图 3-23　异常的耳蜗电图

　　A. 左侧 SP 增高；B. 右侧 AP 降低；C. 左侧 SP 消失,右侧 SP 增高；D. AP 与 SP 融合；E. 左侧 SP 与 AP 振幅均下降,右侧 SP 与 AP 均消失；F. AP 出现双峰

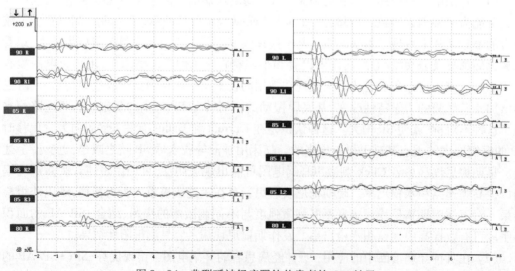

图 3-24　典型听神经病婴幼儿患者的 CM 结果

提示这些患者的病变部位可能在传入突触及传入神经纤维,从而引起耳蜗神经的非同步化放电。听神经病可能是耳蜗传入突触快速可释放池失控,提前释放大量的谷氨酸,引起突触后膜提前发放兴奋性突触后电位,导致神经非同步化放电,使 CAP 上升支变慢,SP-AP 复合波变宽。耳蜗电图在听神经病定位诊断中的应用见表 3-3。使用频率特异性的耳蜗电图来判断病变部位,SP 潜伏期延长但未记录到 DPOAE,可引出较好的 eABR 波形,提示突触前病变。而 SP 正常但 CAP 不正常或 DPOAE 明显,eABR 波形很差,提示可能为更靠近螺旋神经节部位的突触后病变或神经功能不良。

表 3-3　耳蜗电图在听神经病定位诊断中的应用

病变部位		DPOAE	耳蜗电图			ABR	
			CM	SP	CAP	cABR	eABR
突触前		正常	引出,但异常	引出,但异常	异常	异常	正常
突触		正常	正常	正常	异常	异常	正常
突触后	树突	正常	正常	正常	异常	异常	正常
	螺旋神经节细胞	正常	正常	正常	异常	异常	异常
	轴突	正常	正常	正常	异常	异常	异常

注:cABR,短声听性脑干反应;eABR,电刺激听性脑干反应。

(3) 在听神经瘤的应用:在听神经瘤和桥小脑角肿瘤的患者中,AP 的形态大小和肿瘤大小有关。Morrison 等报告小或中等大的肿瘤 AP 可正常或振幅稍增大;有的纯音听阈测试示重度听力损失者 CM 仍可检出。在较大的肿瘤,AP 振幅减小、波形变宽,见图 3-23B 中的右侧耳记录结果;进一步长大时,AP 不再能检出。

(4) 在隐性听力损失中的应用:纯音听力正常、言语识别率差的隐性听力损失,-SP/AP 的幅值比异常有助于诊断。耳蜗传入通路有三个重要环节:内毛细胞、内毛细胞与螺旋神经节细胞之间的突触、突触后传入通路。噪声性聋、老年性聋患者的这三个环节易受影响,致阈上声音时阈编码的退化及言语分辨力和言语理解力异常,特别是在嘈杂环境中言语分辨力更差。表现为耳蜗电图 CAP 阈上幅值降低,-SP/AP 的幅值比改变。

(5) 在突发性耳聋中的应用:在突发性聋的患者中,对比双耳 CM、AP 的振幅,可以判断患侧毛细胞损伤程度、范围或者螺旋神经元的损伤、蜗神经缺血坏死与否。出现 CAP 高反应或出现优势 SP,可用优势 SP 作为指标了解突发性耳聋的预后,有报道提出治疗前出现优势 SP 的病例,预后较好。

(6) AP 波加强波 Ⅰ:CAP 的波可以代替 ABR 的波 Ⅰ,诊断蜗后病变或在耳科手术中监测耳蜗功能。在一些听力较差的患者中,往往在 ABR 的测试中,无法引出波 Ⅰ,导致波 Ⅰ~Ⅲ和Ⅰ~Ⅴ的潜伏期数据缺失,给临床诊断带来困难。

(7) CM 在婴幼儿听神经病诊断中的应用:CM 反映毛细胞的功能,当 ABR 波形严重异常或未引出时,CM 是否引出对听神经病的诊断极为关键,可以采用 ABR 记录电极,进行 CM 的测试。

图 3-24 为典型听神经病婴幼儿患者的表现,该患儿,女,6 个月,采用短声刺激,交替波同时记录,分开显示。该患儿双侧 ABR -100 dB nHL 无反应,图中显示 85 R 代表右耳 85 dB nHL 刺激声的记录结果,90 L 代表左耳 90 dB nHL 刺激声的记录结果,图中 90 R、85 R2、85 R3、90 L 及 85 L2 均为夹管状态下的记录结果。

耳蜗电图是一种近场记录的听觉电生理反应,-SP/AP 的幅值比及面积比对疾病诊断,特别是对膜迷路积水的诊断有重要意义,CM 对听神经病的诊断有特殊意义。耳蜗电图波形异常虽然对梅尼埃病、听神经病、听神经瘤等多种疾病的诊断、病情评估、指导治疗方面意义较大,但还应当结合诸多因素作出判断,以避免假阳性结果的误导。

第三节　耳鸣的听力学评估

耳鸣是一种脱离外界刺激源而存在的主观听觉体验。耳鸣的诊断及评估一直都是临床耳科医生及听力学家的研究热点。已知耳鸣患者多伴有听力损失,但是仍有一部分耳鸣患者的纯音听阈测试显示正常(125 ~ 8 000 Hz 倍频程听阈<25 dB HL)。这些耳鸣患者往往因为听力正常而未受到临床医生的重视。而随着各种听力学检测方法在临床上的推广与应用,人们逐渐认识到纯音听阈测试正常并不意味着听觉系统正常。在 2014 年《美国耳鸣临床实践指南》当中,将及时的听力学检查列为"推荐"等级,以进一步明确耳鸣患者的听觉系统功能。

一、耳鸣患者的纯音听阈测试要点

纯音听阈测试能帮助医生更好地了解耳鸣患者的听力水平,有助于临床诊断。然而,倍频程的纯音听阈测试在部分耳鸣患者中是正常的,此时我们可以通过增加半倍频程纯音听阈测试以进一步明确患者的听力状况。

(一)半倍频程纯音听阈测试

在常规倍频程(125 Hz、250 Hz、500 Hz、1 000 Hz、2 000 Hz、4 000 Hz 及 8 000 Hz)纯音听阈测试的基础上,加测 750 Hz、1 500 Hz、3 000 Hz、6 000 Hz 半倍频程频率的阈值。

有研究通过对常规倍频程纯音听阈测试正常的耳鸣患者,加测半倍频程频率的听阈,发现有 37.14% 患者确实存在听力下降,表明常规倍频程纯音听阈测试无异常的耳鸣患者,其中相当比例其实已经存在早期的、不被察觉的听力损害。这种听力损害有以下几个特征:① 大部分以高频损害为主,提示可能与耳蜗底回外毛细胞受损有关;② 听力损害多在 30 ~ 50 dB HL,以轻度异常居多,且多发生在单个频率上,所以常不易被患者察觉;③ 听力异常的频率与耳鸣频率有高度一致性,一般认为大部分耳鸣频率与最明显的听力损失频率相同。

因此,将半倍频程频率测试作为耳鸣患者尤其是常规倍频程纯音听阈测试无异常的耳鸣患者的常规测试手段,对于早期发现听力损害、确认耳鸣的原因有极好的参考价值,对临床早期发现潜在的耳蜗病变有积极意义。

(二)扩展高频纯音听阈测试

目前临床常用的纯音听阈测试频率为 125 ~ 8 000 Hz,在 8 000 Hz 以上各高频频率则称为扩展高频。由于基底膜感受高频声波刺激的部分位于耳蜗底回,而该处基底膜的外毛细胞对外界环境的敏感性又很高,很容易受到外界环境影响而受损,因此内耳损伤导致的听力下降通常是从高频开始。近年来,扩展高频纯音听阈测试已经作为噪声性聋、老年性聋、药物中毒性聋等疾病的早期诊断和动态监测方法。有研究表明,常规纯音听阈测试正常的耳鸣患者存在扩展高频听阈的提高,因此其可以作为耳鸣患者早期发现听力下降的重要补充。

（三）耳鸣的物理性质检查

除了增加半倍频程及扩展高频以增加纯音听阈测试对听力损失的敏感性外,我们也能通过物理的手段了解患者耳鸣的频率、响度。

1. 耳鸣频率匹配　　是在纯音听阈测试的基础上(如常规倍频程纯音听阈测试正常,增加半倍频程及扩展高频测试),给予非耳鸣耳各频率的纯音信号或窄带噪声信号,要求患者将其与患耳的耳鸣音进行比较,直至患者认为检查信号和耳鸣音相近。每次匹配至少复查 2 次以上,最终获得的频率即为耳鸣匹配频率。

2. 耳鸣强度匹配　　在找到耳鸣匹配频率的基础上,通过调整声信号的输出强度,要求患者将其与耳鸣音的强度进行比较,直至患者认为检查信号的强度和耳鸣音相近。每次匹配至少复查 2 次以上。然后将声信号的输出强度减去患者健耳在该频率的阈值,即为耳鸣匹配响度。

（四）最小掩蔽级测试及 Feldmann 曲线

依据纯音听阈测试结果,也能为开展耳鸣声治疗提供参考。在纯音听阈基础上,在每个频率给予以 2 dB 为一档递增的纯音或窄带噪声,直至刚好使耳鸣消失,此时即为该频率的耳鸣最小掩蔽阈。将各个频率获得的耳鸣最小掩蔽级连接,形成耳鸣掩蔽曲线。按Feldmann 曲线分类,分为汇聚型、分离型、重叠型、间距型、拮抗型 5 型(图 3 - 25)。汇聚型、重叠型的耳鸣患者适合行耳鸣声治疗,分离型、间距型及拮抗型的耳鸣患者不适合行耳鸣声治疗。

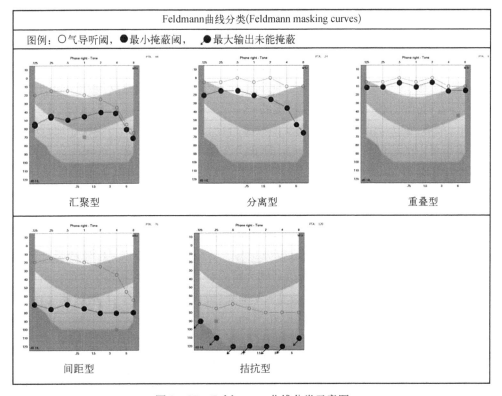

图 3 - 25　Feldmann 曲线分类示意图

（五）残余抑制试验

以耳鸣最小掩蔽级为基础,通过纯音听力计给予耳鸣耳最小掩蔽级阈上 5~10 dB 的最佳掩蔽音(通常选择根据音调匹配得到的耳鸣主调的窄带噪声),持续 1 min 后停止,观察并记录耳鸣被掩蔽的时程和掩蔽性(如完全掩蔽、部分掩蔽、无掩蔽或加重等)。残余抑制测试对耳鸣患者治疗方案的选择具有指导意义,残余抑制时间长,且能掩蔽完全的耳鸣患者可能适合采用掩蔽疗法,而且治疗效果较好。否则,要考虑采取其他疗法或与其他疗法结合使用,尤其是对于残余抑制试验完成后耳鸣响度加重的患者,选择掩蔽治疗时要慎重。

二、耳鸣患者的耳声发射检查

耳声发射主要探查耳蜗外毛细胞功能。耳蜗外毛细胞具有强大的代偿能力,只有当外毛细胞损伤超过 2/3 才会表现出听力下降。由于耳声发射对毛细胞的损伤非常敏感,因此对于纯音听阈测试正常的耳鸣患者,耳声发射能更早地发现听觉系统的损伤。

Bartnik 等对 48 例纯音听阈测试正常的耳鸣患者行 DPOAE 测试,发现 DPOAE 的反应幅值在 1 000~4 000 Hz 有明显下降,且对应频率的 DPOAE 函数曲线的斜率变大、阈值提高,推断听力正常患者的耳鸣很可能是外毛细胞发生早期病理改变的信号,耳声发射能发现耳蜗的早期病变。Job 等对 316 名主诉耳鸣但纯音听阈测试显示正常的飞行员进行了 DPOAE 测试,发现 DPOAE 在 1 500~2 800 Hz 的反应幅值降低。国内学者进行的听力正常耳鸣与 EOAE 关系的研究也得出了与国外报道类似的结果,并认为 TEOAE 对早期耳蜗损害的诊断比 DPOAE 更敏感和直观,而 DPOAE 在分析耳鸣频率方面更具优势,因此两者结合对耳蜗性耳鸣的诊断更具有客观意义。

三、耳鸣患者的 ABR 价值

ABR 能客观地反映外周听觉传导通路及脑干的功能,是鉴别蜗性病变和蜗后病变敏感的方法,其波 Ⅰ、Ⅲ、Ⅴ 分别来源于听神经颅外段、上橄榄核、下丘的电反应。峰间期则反映各神经核团之间的传导时值,为评定脑干功能的一项重要指标。

理论上,ABR 可以帮助对耳鸣的病变部位进行定位。但目前对于 ABR 在纯音听阈测试正常的耳鸣患者中的诊断价值仍存在一定的争议。有学者对一组纯音听阈测试正常的耳鸣患者行 ABR,发现 51.6% 的患者波 Ⅰ 潜伏期延长,可能标志着耳蜗及听神经纤维的早期变化,即患侧的蜗性病变。Kehrle 的研究也同样发现纯音听阈测试正常的耳鸣患者的 ABR 测试结果与纯音听阈测试正常且无耳鸣的健康对照存在差异,包括波 Ⅰ、Ⅲ、Ⅴ 的潜伏期延长,波 Ⅲ~Ⅴ 的间期延长,提示耳鸣患者中枢传导通路存在某些改变。

ABR 在听神经瘤患者诊断中的价值更为显著。有研究显示,60%~80% 的听神经瘤患者有耳鸣的症状,且 10% 的听神经瘤患者以耳鸣为首发症状。听神经瘤患者常常会出现异常的 ABR 表现,包括病侧波 Ⅰ 正常或延迟,波 Ⅱ~Ⅴ 消失;或仅表现为波 Ⅲ、Ⅴ 潜伏期延迟,两耳波 Ⅴ 潜伏期差>0.4 ms,双侧波 Ⅰ~Ⅴ 间期差>0.4 ms,波 Ⅴ 与 Ⅰ 幅值比<0.5 的蜗后病变的特点。Valente 报道了 4 例仅仅有单侧耳鸣症状的患者,纯音听阈测试示听阈正常,ABR 表现为患侧波 Ⅲ、Ⅴ 潜伏期及波 Ⅰ~Ⅲ、Ⅰ~Ⅴ 波间期延长,两耳波 Ⅴ 潜伏期差>0.4 ms 等提示蜗后病变的改变,诊断为听神经瘤。有研究表明,ABR 作为一种临床筛选的方法对直径<1 cm 的听神经瘤诊断的灵敏度为 75%~95%,因此,对于单侧耳鸣患者,ABR 检测是必要的。

　　由此,通过增加纯音听阈测试的半倍频程及扩展高频,再结合耳声发射、ABR 等检测方法,综合分析将更有利于早期发现潜在的听觉神经系统病变,防止耳蜗遭受进一步的损害。耳鸣的心理声学特征测试则有助于帮助选择干预方案。

(刁明芳 刘玉和 曾祥丽 田 颖)

▌本章参考文献▐

别旭,李旭敬,吕宏光,等,2004.畸变产物耳声发射甘油试验在内淋巴积水早期诊断中的价值.听力学及言语疾病杂志,12(5):303－305.

黄选兆,汪吉宝,孔维佳,2008.实用耳鼻咽喉头颈外科学.2 版.北京:人民卫生出版社:746－754.

孔维佳,2010.耳鼻咽喉头颈外科学.2 版.北京:人民卫生出版社:63－68.

李明,张剑宁,2015.2014 年《美国耳鸣临床实践指南》解毒.听力学及言语疾病杂志,23(2):112－115.

李擎天,钟乃川,1999.瞬态诱发耳声发射对梅尼埃病的诊断意义.临床耳鼻咽喉头颈外科杂志,13(10):435－437.

李旭敬,别旭,苏美娥,等,2002.甘油试验和 DPOAE 在迷路性眩晕早期诊断中的价值.大连医科大学学报,24(2):125,135.

曾祥丽,钟乃川,李擎天,2006.瞬态诱发耳声发射甘油试验对初次发作眩晕的诊断价值.临床耳鼻咽喉头颈外科杂志,20(1):16－18,25.

中华人民共和国国家质量监督检验检疫总局,中国国家标准化管理委员会,2010.电声学测听设备 第 1 部分:纯音听力计:GB/T 7341.1—2010/IEC 60645－1:2001.北京:中国标准出版社.

中华人民共和国国家质量监督检验检疫总局,中国国家标准化管理委员会,2018.声学测听方法 第 1 部分:纯音气导和骨导测听法:GB/T 16296.1—2018/ISO 8253－1:2010.北京:中国标准出版社.

Bartnik G, Rogowski M, Fabijańska A, et al. , 2004. Analysis of the distortion product otoacoustic emission (DPOAE) and input/output function (I/O) in tinnitus patient with normal hearing. Otolaryngol pol, 58(6):1127－1132.

Davis H, Feranandez C, Mcauliffe D R, 1950. The excitatory process in the cochlea. Proc Natl Acad USA, 36(10):580－587.

Ferraro J A, Tibbils R P, 1999. SP/AP area ratio in the diagnosis of Ménière's disease. Am J Audiol, 8(1):21－28.

Harris F P, Probst R, 1992. Transiently evoked otoacoustic emissions in patients with meniere's disease. Acta Otolaryngol, 112(1):36－44.

Inoue Y, Kanzaki J, O-Uchi T, et al. , 1997. Clinical application of transiently evoked otoacoustic emissions after glycerol administration for diagnosis of sensorineural hearing loss. Auris Nasus Larynx, 24(2):143－149.

Job A, Raynal M, Kossowski M, 2007. Susceptibility to tinnitus revealed at 2 kHz range by bilateral lower DPOAEs in normal hearing subjects with noise exposure. Audiology & Neuro-Otology, 12(3):137－144.

Kehrle H M, Granjeiro R C, Sampaio A L L, et al. , 2008. Comparison of auditory brainstem response results in normal-hearing patients with and without tinnitus. Arch Otolaryngol Head Neck Surg, 134(6):647－651.

Magliulo G, Cianfrone G, Triches L, et al. , 2001. Distortion-product otoacoustic emissions and glycerol testing in endolymphatic hydrops. The Laryngoscope, 111(1): 102 - 109.

Morrison A W, Gibson W P, Beagley H A, 1976. Transtympanic electrocochleography in the diagnosis of retrocochlear tumours. Clin Otolaryngol Allied Sci, 1(2): 153 - 167.

Sakashita T, Kubo T, Kyunai K, et al., 2001. Changes in otoacoustic emission during the glycerol test in the ears of patients with Meniere's disease. Nihon Jibiinkoka Gakkai Kaiho, 104(6): 682 - 693.

Valente M, Peterein J, Goebel J, et al., 1995. Four cases of acoustic neuromas with normal hearing[J]. J Am Acad Audiol, 6(3): 203 - 210.

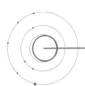

第四章
平衡功能检查

眩晕疾病的体格检查除了常规的神经系统体格检查如肌力、肌张力、感觉、共济运动和病理征,以及耳科检查如外耳道、鼓膜、音叉试验等以外,特别应对 VOR 和前庭脊髓反射进行详细的检查。

第一节　床　旁　检　查

一、眼震检查

(一) 自发性眼震

自发性眼震指患者坐位头直立,眼睛平视前方(原位),在没有外界刺激时(包括视觉、头动等)双眼出现的、有节律的眼球运动,眼震常由快、慢相组成。眼球先以较慢速度向一个方向偏移,称为眼震慢相;当眼球偏移到眼眶极限时,中枢纠正使眼球快速返回到起始位,称为眼震快相。临床上眼震快相较易观察,习惯将眼震的快相描述为眼震方向,但引起眼球较慢偏移的慢相才是眼震的潜在本质。前庭病变引起的自发性眼震,是由两侧前庭神经核静息张力失衡引起,其眼震慢相偏向前庭张力相对降低侧,眼震快相偏向前庭张力相对增高侧,其慢相偏移速度稳定呈恒速型。

1. 检查方法　　检查自发性眼震前先检查患者头位有无偏斜,检查患者的眼睛在眼眶中的位置,特别注意患者眼球有无垂直方向的反向偏斜(相关内容见本章 HINTS 相关部分),同时检查患者是否存在视力下降。有光亮情况下,眼球运动总是受视觉影响,即使头不动,观察到的眼震总是自发眼震和视觉固视的综合结果,因此检查自发性眼震最好在去除视觉影响的情况下进行。

在床旁检查时可以采取以下三种方法去除视觉影响:① Frenzel 眼镜,检查时最好在暗室,如果在有光亮的环境下或多或少会存在视觉影响,Frenzel 眼镜为+20D 凸透镜内置光源,内置光源离眼睛很近,与凸透镜一起可使患者双眼无法聚焦而起到消除固视作用,同时有放大作用,便于观察自发性眼震,有些轻微的自发性眼震只有在去除固视抑制后才出现(视频4-1)。② 眼底镜检查,可在有光亮的环境下进行,检查时嘱患者注视前方一靶点,检查者以眼底镜观察患者一侧眼底,观察到视盘后让患者遮盖另一侧眼睛,但嘱患者仍然看着前方的靶点(虽然看不见)。检查时请注意:由于眼底在眼球旋转轴后方,其运动与眼球前方运动相反,所以如果眼底镜下看到视盘快相向左,实际的眼震快相是向右,垂直方向的眼震方向亦如此,但扭转方向的眼震方向不变。③ 手电筒法,嘱患者向前看,检查者近距离以手电筒亮光照着患者一侧眼睛使该眼睛去固视,间断遮盖另一侧眼睛观察眼震;④ 其他,仅以一张白纸挡在患者眼前,同时要求患者向前看,此时检查者从侧方观察患者眼震。

2. 结果判定

(1) 自发性眼震的类型与临床价值:如果观察到自发性眼震,需描述眼震的类型(水平、扭转、垂直)及方向(向左、向右、向上、向下),前庭外周受损引起的自发性眼震类型常常是水平略扭转,而垂直、扭转眼震则提示中枢疾病。其中自发垂直下跳眼震多见于双侧小脑绒球损害、延髓扁桃体下疝畸形,自发垂直上跳眼震多见于脑桥和延髓病变,自发扭转眼震多见于脑桥延髓交界处的脑干病变,常累及前庭神经核,其他一些少见的眼震如跷跷板眼震(seesaw nystagmus)、周期性交替性眼震(periodic alternating nystagmus,PAN)等均提示中枢性损害。

(2) 自发性眼震的固视抑制:观察到自发性眼震后,接着让患者盯住一个固定的靶点看(固视),观察此时的眼震频率和振幅有无变化。如固视后眼震频率和振幅明显降低,称为固视抑制成功,提示视觉固视通路完整,这从另一个角度提示病变可能没影响到中枢,故提示可能是外周性损害引起的自发性眼震;而如果固视后自发性眼震频率、振幅不出现降低,甚至出现频率、振幅增强,称为固视抑制失败,提示视觉调节通路受损,故应该是中枢性损害导致的自发性眼震。

(3) 自发性眼震的凝视检测:自发性眼震在凝视时出现眼震振幅改变,表现为向眼震快相侧凝视时眼震振幅增大,向眼震慢相侧凝视时眼震振幅减小,此即为亚历山大定律,临床根据凝视时眼震振幅的变化情况将自发性眼震分为Ⅰ、Ⅱ、Ⅲ度:仅在快相侧凝视出现眼震,而慢相侧凝视和直视时无眼震为Ⅰ度自发性眼震;快相侧凝视和直视时有眼震,而慢相侧凝视无眼震为Ⅱ度自发性眼震;快、慢相凝视和直视均见眼震为Ⅲ度自发性眼震(视频4-1)。

※ 自发性眼震视频

视频4-1

(二) 位置性眼震

位置性眼震指头位维持在某一位置时出现的眼震,位置性眼震产生机制主要与中枢对耳石器传导的重力信息整合异常有关。

1. 检查方法　检查时应在暗室,最好在消除固视作用的 Frenzel 眼镜下检查,检查时改变头位速度一定要慢(一般要>1 s),每个头位至少观察20 s,位置性眼震检查时一般采取以下头位改变顺序:坐位、仰卧位、左侧卧位、右侧卧位和悬头位,必要时加做俯卧位。

2. 结果判读　目前尚无公认的位置性眼震分类方法,其判断的临床意义也值得商榷。早期 Nylen 将位置性眼震分为三型:Ⅰ型眼震方向随头位改变而改变,多提示中枢性损害;Ⅱ型眼震无论某个头位或多个头位,如果出现眼震,眼震方向不变,多提示外周性损害;Ⅲ型眼震定义不是很明确,泛指不能归为前两型的眼震,眼震方向有时改变有时固定,或者在某一头位不同时间出现方向不同的眼震。后来 Aschan 在 Nylen 分型的基础上加以修改,同样将位置性眼震分为三型:Ⅰ型眼震呈持续性,眼震方向随头位改变而改变,多为中枢性损害;Ⅱ型眼震持续时间短暂,不论某个头位或多个头位,出现眼震时其方向恒定不变,多见于外周性损害;Ⅲ型眼震定义依然不明确,眼震变异较大,中枢性损害和外周性损害均可出现。

(三)变位性眼震

变位性眼震指头位快速改变后诱发的眼震,强调从一个头位快速变换到另一个头位后产生的眼震,这与维持在某个头位时出现的位置性眼震有着明显的区别。变位性眼震产生机制主要与头部快速运动时,异位在半规管中的耳石碎片在重力作用下,从原先的重力最低点移动到新的重力最低点的过程中,耳石移动引起半规管壶腹帽异常位移有关。变位性眼震与位置性眼震检查最大的区别在于要快速改变头位,从这个角度看临床常见的耳石症称为"良性阵发性变位性眩晕"更适合。变位性眼震检查主要包括 Dix-Hallpike 试验和翻滚试验(roll test),在一些不能进行以上两种方法操作的患者,或者以上方法尚不能明确诊断时可采用其他诱发试验,如侧躺试验、俯屈仰头试验和躺下试验等来诱发变位性眼震。

1. Dix-Hallpike 试验

(1)检查方法:患者坐在检查床上,头向一边转 45°,快速将患者由坐位变成平卧位,头向下垂与检查床大约成 30°,观察患者是否出现眩晕及眼震(图 4-1);患者眩晕和眼震停止后再快速使患者由平卧位坐起,再次观察眩晕和眼震发作情况(视频 4-2)。

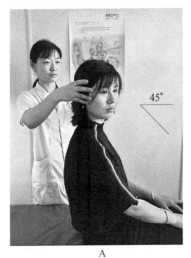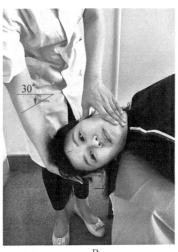

图 4-1 右侧 Dix-Hallpike 试验

A. 患者坐位,头向右转 45°;B. 患者快速躺下,头下垂与检查床大约成 30°

(2)判断标准:躺下时如出现短暂眩晕和扭转、向上、向地性眼震,坐起时眼震反向(更多表现为下跳眼震,扭转成分常不明显,如有扭转成分其扭转方向指向对侧),判断为转头侧后半规管良性阵发性位置性眩晕;如出现以下跳为主的眼震,更多提示中枢性损害,极少为罕见的上半规管良性阵发性位置性眩晕,如眼震有扭转成分,其扭转方向指向患侧。后半规管良性阵发性位置性眩晕在诱发试验时出现的眼震常有 1~5 s 的潜伏期;眼震类型在向患侧凝视时以扭转为主,而向健侧凝视时以垂直为主;眼震持续时间短暂,一般持续10~20 s,很少会超过 1 min,眼震速度有渐强渐弱特点;多次重复诱发试验后眼震明显减弱,表现为疲劳性,但多次重复检查明显增加患者不适,严重时出现呕吐,故临床不应过分强调此特点。虽然国内外的良性阵发性位置性眩晕诊疗指南将眼震持续时间划分为小于、大于 1 min,并认为前者病因为游离耳石,而后者是黏附耳石,但这样区分的临床意义值得商榷。上半规管良性阵发性位置性眩晕与后半规管良性阵发性位置性眩晕除了诱发的眼震类型不同以外,后半规管耳石常常只能在患侧诱发试验时引出眼震,而上半规管耳石可在双侧引出眼震。

(3)注意事项:检查前应与患者充分沟通,消除患者的紧张、害怕心理,以取得患者的配合。诱发试验前常规检查患者有无自发性眼震,以免与随后的变位性眼震混淆;同时应检查并了解患者的颈椎活动度,以便在随后的诱发试验中,在做转颈、悬头等动作时不超出患者的颈椎活动限度;还应嘱咐患者一定要睁眼以利于眼震观察。检查室也应常规准备垃圾袋,以应对敏感患者出现呕吐情况。虽然文献提及对严重颈椎病、不稳定性心脏病和严重颈动脉狭窄的患者应慎行,但以上情况均属于相对禁忌证。对不适合行 Dix-Hallpike 试验患者,可选择侧躺试验,该诱发试验类似 Semont 复位第一步。检查方法:患者坐位,头向对侧转 45°(如左侧),然后快速侧躺(右侧),观察患者眼震。结果判断同 Dix-Hallpike 试验。

2. 翻滚试验

(1)检查方法:患者坐于检查床上,检查者双手持患者头部;迅速将患者由坐位变成平卧位,抬高头位 30°使外半规管与重力垂直线方向平行,头向一侧(如右侧)转 90°,观察患者眼震情况;头回到正中位,头向另一侧(左侧)转 90°,再次观察患者眼震情况(图 4-2,视频 4-3)。

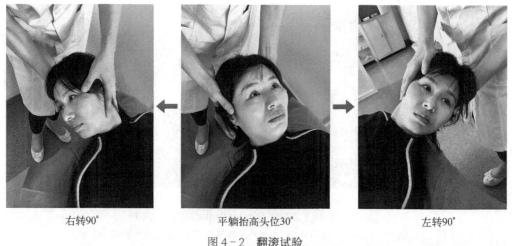

右转90° 　　平躺抬高头位30° 　　左转90°

图 4-2　翻滚试验

(2)结果判读:通过翻滚试验比较两次转头时患者眩晕的程度和水平性眼震的强度,判断受累的外半规管侧别和耳石类型。如果翻滚试验时出现明显眩晕和与转头方向一致的水平向地性眼震,则眩晕和眼震明显侧外半规管受累,病因为游离的半规管耳石症;而如果出现与转头方向相反的水平背地性眼震,则眩晕和眼震较弱侧外半规管受累,病因多为黏附的壶腹嵴帽耳石症,少数为位于外半规管前臂的游离耳石。有时在诱发的水平向地性眼震消失后可出现与原眼震方向相反的水平背地性眼震,其眼震强度常弱于原先的水平向地性眼震,目前多认为该反向眼震与中枢适应机制有关,判断时应依据先出现的水平向地性眼震而不是随后出现的反向眼震。

(3)注意事项:做翻滚试验时注意事项同 Dix-Hallpike 试验,除此以外应理解出现水平背地性眼震时对头位改变的速度要求甚小,此时更多与头部所处的位置相关,因此此时用位置性眼震来理解比用变位性眼震更适合。诱发的水平眼震类型常常是水平略带向上扭转成分,而不是单纯的水平成分。检查时如在判断两侧变位性眼震强弱有困难的时候,可在操作时增加患者头部旋转角度,如将从中间位向一侧转 90°的方法,改变为从一侧向另一侧转 180°,此时耳石移动距离变长可增加两侧诱发眼震的强弱差别而有利于判断,加快转头速度,耳石移动速度也相应变快,有时也能增加眼震的强弱判别。对有转颈困难的患者,可使其颈部不动,采用将患者躯干与头部一起转动的方法达到转头的目的。诱发试验时强调诱发的眼震类型远比诱发方式重要,判断受累的半规管主要依据的是眼震类型,而不是诱发方式,所以在 Dix-Hallpike 试验时观察到水平眼震,患者如果是耳石症也应该判断是外半规管受累而不是后半规管受累,此时应改做翻滚试验。最后应注意中枢性位置性眼震患者,特别是病变累及小脑小结时,也可在翻滚试验时出现水平眼震,其中多数为水平背地性眼震,偶见水平向地性眼震,在两侧转头时也会有眼震强弱差别,此时与外半规管良性阵发性位置性眩晕鉴别甚难,但此类患者对手法复位无效,因此对复位无效的患者应常规检查头颅 MRI,少数此类患者在俯卧位时可出现下跳眼震,如出现则有利于鉴别。

（4）补充说明:有时翻滚试验虽然诱发水平向地或背地性眼震,但两侧眼震强弱难以明确,致使判断受累侧别困难,此时可选择做俯屈仰头试验,方法如下。受试者坐于检查床上,于坐位时先快速向前屈曲头部约 90°,观察眼震方向(俯屈位眼震);然后头部再快速后仰约 40°,再次观察眼震方向(仰头位眼震)。结果判断:如果翻滚试验时出现水平向地性眼震,考虑游离耳石,俯屈位时耳石向壶腹方向运动,受累外半规管兴奋,眼震方向指向患侧;仰头位时,耳石远离壶腹,受累外半规管抑制,眼震向健侧。而翻滚试验时出现背地性眼震时,俯屈位眼震向健侧,仰头位眼震向患侧。但该方法诱发眼震的概率低于翻滚试验,仅建议在翻滚试验不能判断侧别时检查。有严重颈椎病、腰椎病患者不适合此检查。有文献报道,在翻滚试验不能明确判断时还可以尝试躺下试验来加以明确,检查方法:患者坐位,头先向前倾约 1 min,然后快速躺平,观察患者眼震。该方法的判断和意义等同于俯屈仰头试验中的仰头位。

※ 变位性眼震视频

 视频 4 - 2

 视频 4 - 3

（四）床旁头脉冲试验

床旁头脉冲试验在国外称甩头试验,1988 年 Halmagyi 和 Curthoys 教授首次报道"甩头试验"后,其检查方法的可操作性、结果的可靠性和中枢外周鉴别的重要性方面不断得到公认,现已成为临床最重要的床旁检查之一。床旁头脉冲试验可以评价 VOR 直接通路的完整性,该反射通路包括感受器(前庭末梢)、传入神经(前庭神经和 Scarpa 神经节)、反射中枢(前庭神经核)、传出神经(内侧纵束、展神经核、动眼神经核及眼动神经)和效应器(眼外肌),从中可以看出该反射只涉及三个神经突触,不涉及其他中枢对该反射调整的间接通路,反应潜伏期只有 5~7 ms。研究表明,视觉引起的眼球运动潜伏期在 100 ms 左右,因此在低频、低速头动时视觉可以调节眼球运动以维持视网膜物像清晰、稳定。但在日常运动如行走、跑步时,头部处于高频、高速运动,此时潜伏期较长的视觉调节作用无法满足头动需要,只能依靠潜伏期极短的 VOR 来发挥调节作用以维持物像稳定。

1. 检查方法　　检查者与患者面对面,让患者双眼盯着检查者的鼻尖,检查者双手扶在患者太阳穴处,然后将患者头部快速向一侧甩,振幅约 20°,注意患者双眼是否能够始终盯着检查者的鼻尖(图 4-3,视频 4-4、视频 4-5)。

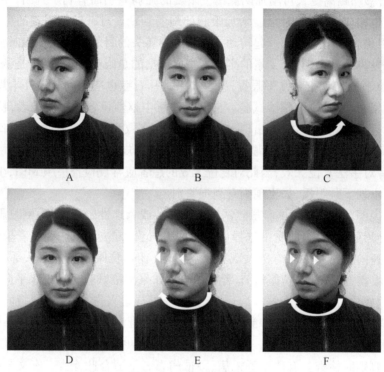

图 4-3　床旁头脉冲试验

A~C. 将患者头部向左甩时,患者双眼始终注视靶点,提示左侧正常;D~F. 快速将患者头部向右甩,患者双眼不能注视靶点,患者为了注视靶点出现纠正性扫视动作(小箭头),提示右侧阳性

图 4-3
彩图

2. 结果判读　　正常人在甩头时能始终盯着检查者鼻尖,保持眼球空间位置稳定而不出现纠正性扫视。如果患者双眼不能始终盯着检查者鼻尖会出现眼球随头部一起被甩到一侧,随后出现纠正的扫视动作。例如,头向右甩时患者眼睛也被甩到右边,随后患者为了盯住检查者鼻尖而出现向左的纠正性扫视动作,提示右侧 VOR 通路受损,因此床旁头脉冲试验阳性常提示外周性损害如前庭神经炎。大部分中枢性孤立性眩晕患者,其损害部位为小脑小结,此时该反射通路依然完整,因此床旁头脉冲试验多正常。中枢性眩晕患者出现床旁头脉冲试验阳性时,提示反射中枢前庭神经核和传出神经内侧纵束等部位受累,此时患者常常会出现其他脑干症状和体征,而不是孤立性前庭症状。

3. 注意事项　　床旁头脉冲试验检查时强调被动甩头,因此检查时甩头方向应随机,不能有规律地甩头,以防止患者提前预判。其次甩头速度要快,峰速度要达到 150~250 (°)/s,此时可有效消除视觉和本体觉影响。将头甩到一侧时注意要骤停,然后停顿片刻,不要急于将头返回到正中位,这样检查有利于观察头动停止后出现的眼球纠正性扫视动作。最后注意检查时甩头动作应保持在水平面,避免同时引起头部垂直方向移动,初学者在水平甩头时,易同时将患者头部向下甩,此时出现的纠正性扫视动作会出现垂直成分。有自发性眼震的患者,由于自发性眼震角速度常不超过 20~30(°)/s,而甩头峰速度可达 150~250(°)/s,故不影响床旁头脉冲试验检查及判断。

※ 床旁头脉冲试验视频

视频 4-4

视频 4-5

(五)摇头性眼震

摇头性眼震(head shaking nystagmus)指的是摇头后出现的眼震,而不是摇头过程中,因此称为摇头后眼震更适合,在两侧前庭张力失衡或者中枢速度储存异常时可出现摇头性眼震。研究表明,半规管壶腹毛细胞受刺激后(如使壶腹帽发生位移偏斜),引起毛细胞放电频率改变,随后毛细胞在壶腹帽弹性作用下回归原位,毛细胞放电频率恢复至基础水平,该过程在人类的时间常数为 5~7 s,而此时引起的眼震持续时间常数约为 20 s,也就是在毛细胞放电频率已经恢复至基础水平时眼震依然存在,此时的眼震不可能是外周前庭引起,只可能是中枢作用结果。临床将这种中枢具有的延长和保存外周原始前庭信息的能力称为速度储存(velocity storage)。在头部低频低速运动、旋转后眼震及摇头性眼震中,速度储存机制都发挥重要作用。

1. 检查方法　　最好在暗室,患者戴 Frenzel 眼镜检查,检查时患者坐位,头前倾 30°,使外半规管平面与实际水平面平行,闭眼,检查者双手扶住患者头部,以每秒 2 次左右的速度于水平面摇动患者头部,10~15 s 后即摇头 20~30 次后停止,然后嘱患者睁眼,观察患者眼震发生情况(视频 4-6)。

2. 结果判读　　摇头性眼震尚无公认的分类方法,一般分为三型：Ⅰ型,摇头后睁眼立刻出现的多为水平眼震,眼震速度先快后慢,逐渐消失,在暗室下一般持续 30 s 左右,多在前庭功能受损的急性期出现,摇头性眼震方向指向健侧,如果患者原有自发性眼震,摇头后可见自发性眼震增强;Ⅱ型,摇头后眼震不立即出现,10~20 s 后出现慢速眼震,眼震方向指向患侧,可能与前庭受损后前庭功能代偿恢复有关;Ⅲ型,为双相型眼震,摇头后睁眼先出现快速的Ⅰ型水平眼震,随后出现反方向的Ⅱ型眼震,可能与前庭受损后的代偿恢复过程有关。如果在水平摇头后出现垂直眼震,多为垂直下跳眼震,此时称为反常性摇头后眼震(perverted shaking nystagmus),则强烈提示中枢整合紊乱,应判断为中枢疾病,多见于颅后窝病变。

3. 注意事项　　注意严重颈椎病等转颈受限患者应慎行此检查,患者配合差时可让患者自己主动摇头来替代被动摇头,可以达到同样的效果。在有光亮裸眼检查时,有时即使存在摇头性眼震,由于固视抑制作用影响而使眼震速度减弱,持续时间缩短或引不出眼震。

※ 摇头性眼震视频

视频 4-6

(六)HINTS

1. HINTS 的含义　　HINTS 是三个床旁检查方法的合称,即床旁头脉冲试验、凝视性眼震和垂直反向偏斜的合称。2009 年 Kattah 首次提出并认为在鉴别中枢和外周性眩晕疾病时,HINTS床旁三步法优于早期弥散加权磁共振检查,随后的综述也证实了该方法的可靠性。理解每个床旁检查的意义有助于正确理解HINTS的临床价值。

床旁头脉冲试验和凝视性眼震,这两个检查的操作方法、临床意义及判读,床旁头脉冲试验已经述明,凝视性眼震是指自发性眼震的眼震方向随眼球注视方向改变而改变。其产生机制是由于中枢整合功能障碍,导致眼球无法固定在凝视眼位,而发生眼球漂移与纠正,因此凝视性眼震是中枢神经系统损害的重要体征之一。如果患者又出现摇头垂直眼震,即使头颅影像学检查没有发现异常,也要密切观察,必要时重复检查,以防漏诊中枢系统疾病而引发不良后果。检查凝视性眼震是注意避免因眼球注视偏移角度过大引发的终末性眼震。而垂直反向偏斜是OTR中的一个体征。OTR体征由椭圆囊信息改变后引起,属于耳石器引起的VOR,是双眼位于头部额面或冠状位、眼睛视网膜有黄斑中央凹的物种(如人类)所特有的,而眼睛位于头部两侧、视网膜无黄斑中央凹的物种则无OTR体征。正常人如果头部向一侧倾斜,如头部向左倾斜(头部向左肩部倾斜),此时左侧椭圆囊兴奋,右侧椭圆囊抑制,出现左眼内旋,右眼外旋,以保持正确的主观垂直视觉,同时出现左眼向上运动,右眼向下运动,双眼

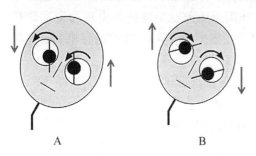

图4-4 生理情况头左倾斜与左侧椭圆囊受损后眼球运动差异对照

A. 生理情况头左倾斜,左眼内旋右眼外旋,左眼向上右眼向下;B. 病理情况头左倾斜,左眼外旋右眼内旋,左眼向下右眼向上

在垂直方向相向运动,尽量使双眼在水平方向上保持同一平面。前庭损害累及椭圆囊时,如左侧椭圆囊受损,此时出现头向左侧倾斜,左眼外旋,右眼内旋,主观垂直视觉向左侧偏,同时出现左眼向下运动,右眼向上运动,双眼在垂直方向呈相反方向运动即垂直反向偏斜,头倾斜、反向旋转、垂直反向偏斜、主观垂直视觉偏移这四个体征合称OTR。正常人头主动向左倾斜反应与左侧椭圆囊受损后的不自主头向左倾斜,同样都表现为头向左倾斜,但双眼在扭转方向和垂直方向的运动是相反的,同时病理情况下会出现主观垂直偏斜。两者眼球运动差别见图4-4。

2. OTR的检查方法　　检查时患者头部倾斜常常是判断有无OTR的第一个体征,判断时应向患者家属询问患者既往有无头部倾斜,或者查看患者以往照片或身份证,以确定患者头部倾斜是否为新发体征。眼球共轭反向扭转可根据眼底摄片中视盘和黄斑位置加以明确,而垂直反向偏斜可采取交替遮盖试验,打破双眼的融合功能进行检查,检查方法如下:检查者与患者面对面,检查者先遮盖患者一侧眼睛,让患者盯着检查者鼻尖,然后去遮盖并迅速遮盖另一侧眼睛,观察去遮盖眼在垂直方向有无出现上、下移动,出现上、下移动即代表患者双眼在垂直方向不在同一平面,即存在垂直反向偏斜,临床中头倾斜侧眼睛去遮盖后出现上移更多见。

3. OTR的意义　　椭圆囊信息的传导通路从前庭上神经到前庭神经核,然后在前庭神经核和展神经核之间交叉到对侧,与内侧纵束一起上行至中脑Cajal间质核和内侧纵束嘴侧核,再向上至丘脑和前庭皮质。此通路特别是中脑以下受损时,均可出现OTR体征,在交叉之前损害头倾斜向患侧,而交叉以后损害则头倾斜向健侧,中脑Cajal间质核和内侧纵束嘴侧核以上损害头倾斜方向不确定。由此可见只要累及到椭圆囊通路,无论是中枢还是外周疾病,均可出现包括垂直反向偏斜在内的OTR体征。临床绝大部分前庭上神经炎和前庭神经切除患者几乎都出现OTR体征,也说明前庭外周损害也出现包括垂直反向偏斜在内的OTR体征。

回顾相关 HINTS 文献,作者认为垂直反向偏斜出现率虽然低,但特异性很高,出现强烈提示为中枢病变,即使在床旁头脉冲试验阳性时,如果出现垂直反向偏斜也应判断为中枢性损害。由此可见作者极度夸大了垂直反向偏斜的中枢、外周鉴别作用。对临床表现为孤立性眩晕患者,如果是外周性损害,床旁头脉冲试验常常为阳性,而中枢疾病常不累及 VOR 通路,因此床旁头脉冲试验正常,根据床旁头脉冲试验结果判断是中枢还是外周性损害,其可靠性高;方向或类型改变的凝视性眼震一旦引出则基本锁定为中枢性损害,特异性很高,但很多中枢性眩晕疾病并不出现凝视性眼震,其极低的敏感性限制了其鉴别价值;而垂直反向偏斜在中枢和外周性损害时均可出现,其鉴别作用其实很小。综上所述,笔者认为 HINTS 在鉴别中枢还是外周性损害时,其最重要的依据还是床旁头脉冲试验结果。

(七)瘘管试验

瘘管试验(fistular sign)是检查迷路瘘管(第三窗)的手段之一,常见的迷路瘘管包括中耳胆脂瘤引发的局限性迷路炎、上半规管裂等,其简便易行,省时,建议临床广泛使用。

1. 检查方法　　将鼓气耳镜置于外耳道内,不留缝隙,用橡皮球向外耳道内交替加压、减压,同时观察受试者的眼球运动及自主神经系统症状,询问患者有无眩晕感,观察有无眼震出现,重复检查 2~3 次。也可以用手指稍用力向外耳道按压耳屏,持续按压 10~20 s,再松开手指,如此反复 2~3 次,同样询问患者有无眩晕感,观察有无眼震出现(视频 4-7)。

2. 结果判读

(1)迷路瘘管:当骨迷路由于各种病变而形成瘘管时,向外耳道行加压、减压操作,这种压力变化可以通过骨迷路瘘管,引起内淋巴的异常流动,从而出现 OTR 或眼震,伴眩晕感,为瘘管试验阳性。其眼震特点:加减压均可出现,无潜伏期,多为水平或水平旋转性,典型者正压快相向同侧,负压向对侧,正压时眼震更为明显;眼震强度强弱不一,重复试验可连续出现。瘘管试验阳性提示迷路存在瘘管。

(2)迷路瘘管眼震特性:根据 Ewald 定律,不同部位骨迷路发生瘘管,通过瘘管试验可以诱发不同的 VOR 反应,从而我们可以对迷路瘘管或骨裂所在的部位做出初步判断。例如,患者右侧外半规管存在瘘管时,向外耳道加减压,这个压力的改变可通过迷路瘘管这一异常途径进行传导释放,引起右侧外半规管的内淋巴异常流动。加压时,瘘管处的膜迷路向外突出,引起内淋巴向壶腹流动,刺激壶腹嵴的前庭感受器引发兴奋,出现向右的水平眼震;减压时,瘘管处的膜迷路向内陷,引起内淋巴背离壶腹流动,引发右侧外半规管前庭感受器的抑制,这时左侧相对的兴奋性较高,出现向左的水平眼震。

(3)安纳贝尔征:表现为瘘管试验阳性体征,是产生机制,不是迷路瘘管,是由于膜迷路积水导致膜迷路与镫骨足板之间形成粘连带。在向外耳道加减压时,镫骨足板运动可引发膜迷路压力变化,这种压力变化引发内淋巴异常流动,进而产生眩晕及眼震。其眼震特点:加减压均可出现,但多见于减压时,一般无潜伏期,方向不一,可为水平、旋转、水平旋转或垂直性,眼震程度强弱不一,重复试验可多次出现,但有疲劳现象。

3. 瘘管试验的病理生理学基础　　正常情况下,镫骨足板所附着的前庭窗负责内耳传入声音的调节,而蜗窗则负责声及声能由内耳鼓阶的释放。当迷路瘘管成为前庭窗、蜗窗之外的"第三窗"时,在前庭窗和蜗窗之外则出现了所谓的"第三个活动窗",从而扰乱了内淋巴的正常流动力学模式,这就是瘘管试验的病理学基础。向外耳道的加压、减压,将导致中耳压力发生改变,这种压力变化加上"第三窗"的存在,使得内淋巴发生异常流动,这种异常的内淋巴流动对膜迷路的前庭感受器形成了有效的刺激,从而诱发眩晕,而且还会造成 VOR 的异常,发生特征性的眼震。另外,这种迷路瘘管或者骨裂,使得正常的声能传导路径发生改变,声能由正常的耳蜗路径改变为经迷路瘘管这条低阻抗传导路径进行传导,患者可能会表现为患侧骨导增强。

4. 注意事项　　检查过程要保持耳镜严密堵塞外耳道,以防漏气。另外,在某些特殊情况下,瘘管可被肉芽、胆脂瘤等病变组织堵塞,而不与外淋巴隙相通;或者患侧迷路功能完全丧失时,瘘管虽然存在却不激发阳性反应,故瘘管试验阴性者不能排除瘘管存在之可能,应结合病史及临床检查结果判断。

※ 瘘管试验视频

视频 4-7

二、前庭脊髓反射检查

在视觉和深感觉正常时,正常人头部处于静止直立状态,两侧前庭静息张力一致,不出现平衡障碍,当一侧前庭受损导致两侧前庭张力失衡,通过前庭脊髓内外侧束,使损害同侧伸肌和外展肌力减弱,屈肌肌力增强,患者出现向患侧易倾倒等平衡障碍。在床旁检查时虽然无特殊仪器如动态平衡仪,但也可以通过一些体格检查进行初步评估,床旁前庭脊髓反射检查在一定程度上可以评判前庭受累侧别和损害严重程度,但这些体格检查只是定性检查,常无法做到定量分析。同时应注意到,前庭脊髓反射检查受到很多因素影响,如患者的主观人为因素、深感觉和本体觉的反馈调节等,致使前庭脊髓反射检查结果变异性很大,检查结果的可靠性远小于 VOR 检查。临床切忌单凭前庭脊髓反射检查结果来评判,一定要结合其他检查结果来综合评价。前庭脊髓反射检查包括 Romberg 试验、强化 Romberg 试验、行走试验、星迹步态试验及 Fukuda 原地踏步试验和过指试验。

(一)Romberg 试验

Romberg 试验,又称闭目直立试验。早在 19 世纪,欧洲一些医师如 Hall、Brach、Romberg就已发现本体觉障碍患者在黑暗环境下丧失姿势控制能力(Romberg 征)。人体静态直立时,足底与站立平面的接触形成了站立支持面(base of support,BOS)。人体在维持平衡过程中,重心不停地围绕自己的平衡点晃动。这种晃动应始终在站立 BOS 范围内,如超过其范围,则会发生倾倒或需要跨步以形成新的站立 BOS 而达到重新平衡。最早用于临床的静态直立姿势平衡检查是 Romberg 医师采用的"闭目直立试验法"。

1. 检查方法　　检查时,受试者直立,双脚并拢,双手手指互握于胸前(或交叉抱臂),并向两侧轻拉。先睁眼,后闭眼站立,观察身体晃动程度、倾倒方向。

2. 结果判定　　睁眼时,正常者可出现轻微摇晃,为生理性姿势摇摆。闭眼时,人体晃动程度增加。如出现向某一方向大振幅摆动者,为可疑阳性,出现倾倒则为阳性。内耳病变患者,倾倒方向多朝向眼震慢相侧;小脑病变患者,则向患侧或向后倾倒。除了观察身体的倾倒偏向外,评价该试验的方法还包括定量记录受试者维持平衡的时间,用秒表分别记录睁眼和闭眼直立时,身体不倾倒保持平衡的时间;此外,Romberg 试验也是静态和动态姿势图测试的基础。

（二）强化 Romberg 试验

强化 Romberg 试验也称为强化闭目直立试验,又称 Mann 试验。由于正常人和平衡功能障碍患者进行 Romberg 试验时,两者的差异并不显现,为提高测试的敏感性,故提出了强化 Romberg 试验。

1. 检查方法　检查时,受试者一脚在前、一脚在后,排成一条直线,后脚的脚趾与前脚的脚跟相抵(踵趾脚位),其他同 Romberg 试验。在该测试中,人体直立时的足底 BOS 变窄,类似于降低了平衡测试中的本体觉信息传入,使得身体晃动增加。相似的测试还包括"单脚直立试验",即分为优势脚(踢球时踢出的那一只脚)和非优势脚分别单脚直立,此时 BOS 进一步减少。此外,踵趾脚位还可用于步态行走试验,称为"踵趾行走"。

2. 结果判定　如阴性,则可能提示不存在平衡功能障碍。但正常人有时亦难以站立,进行该检查时,分为优势脚在前,以及优势脚在后分别测试。观察身体晃动及倾倒,或用秒表记录维持平衡的时间。"单脚直立试验"中,如果闭眼测试时发生睁眼、两只脚接触、倾倒等,均视为"跌倒"。

3. 注意事项　由于该检查难度增加,检查者应在受试者身边做好防护工作,以防跌倒受伤。"单脚直立试验"中,另一只脚不能与直立脚接触。

（三）星迹步态试验和 Fukuda 原地踏步试验

1. 检查方法　星迹步态试验时让患者闭眼,先向前走 5 步,再向后退 5 步,连续 5 次后看患者是否向一个方向出现恒定的偏移(视频 4-8)。Fukuda 原地踏步试验时,在地上画三个半径分别为 0.5 m、1.0 m 和 1.5 m 的同心圆,并以 30°等分,让患者闭眼以消除视觉影响站立于圆心,双手向前平举,原地踏步(60~100 步),踏步时要求尽量抬平大腿,一般 60~70 s 内完成,停止后观察患者身体偏移角度、自身旋转角度和移行距离(视频 4-9)。

2. 结果判定　星迹步态试验,正常人仍能停留在原地,或仅出现很小的偏差。前庭功能受损者向前走时向患侧偏,而后退时向健侧偏,多次往返形成星迹步迹,如果出现身体向一个方向偏移角度>45°,提示偏移方向为前庭功能减弱侧。但星迹步态试验常常受场地限制而无法检测,此时可用 Fukuda 原地踏步试验来替代。Fukuda 原地踏步试验在正常人原地偏移角度<45°,自身旋转角度<90°,移行距离<1.5 m,其中偏移角度意义最大,偏移侧常为前庭功能减弱侧。

3. 注意事项　重点注意预防患者跌倒,检查时患者应穿平底舒适鞋。

　※ 星迹步态试验和Fukuda原地踏步试验视频

 视频 4-8　　 视频 4-9

（四）过指试验

过指试验的机制是肢体肌张力和运动的精确性不仅有赖于小脑的精确协调,也受前庭张力调节,双侧前庭张力失衡后可导致两侧肢体肌张力不等,在消除视觉影响时可出现过指偏向。

1. 检查方法　检查时,检查者先在患者正前方伸出食指,位置处于患者手臂伸直可触及为宜,患者先睁眼,抬高手臂,然后以一手食指触碰检查者伸出的食指,再让患者闭眼重复抬臂以食指触碰检查者食指的动作,观察闭眼时患者食指接近检查者食指时偏斜的方向。有条件者可在患者面前放一有刻度的弧形尺,用来测量患者示指偏斜的程度(视频4-10)。

2. 结果判定　正常人一般无过指征,前庭功能下降时睁眼无过指,闭眼时过指偏向前庭功能减弱侧,即偏向恒定,但不会出现手指震颤。而小脑受损时无论睁眼还是闭眼,过指均不稳,并出现越接近检查者手指越明显的意向性震颤,且偏向不恒定。

> ※ 过指试验视频
>
>
> 视频4-10

(五)行走试验

行走试验在步态明显异常时很容易观察,但症状较轻时却很容易忽视。

1. 检查方法　检查时,更多应让患者在限定的狭小范围内行走和转身,如在地上画两条长约10 m、间距约0.5 m的直线,或者要求患者在同一直线的瓷砖上行走,观察患者行走时有无向一侧倾斜或者在转身时有无摇晃不稳,甚至跌倒,同时观察患者行走时步幅大小、行走速度、步基宽度及上肢联带运动等体征(视频4-11)。

2. 临床判定　行走时倾斜侧或转身时出现明显摇晃侧常常为前庭功能减弱侧,而步幅减小、步速减慢、上肢联带运动减少或消失,更多反映前庭损害严重,但对判断前庭受损侧别基本无帮助。

3. 注意事项　一些患者存在跌倒风险,检查时注重防跌倒措施,患者应穿平底舒适鞋。

> ※ 行走试验视频
>
>
> 视频4-11

三、其他检查

(一)立卧位血压测定

比较患者卧位与站立位的血压差值与心率变化,如果卧位与站立位时收缩压相差>20 mmHg,或者舒张压相差>10 mmHg,或者血压虽然无明显变化,但心率增快,超过30次/分,则提示血管自主神经功能下降。立卧位血压测定是临床诊断血管反射性晕厥或直立性低血压时必须进行的体格检查。

(二)过度换气试验

让患者以每秒深呼吸一次的速度,过度换气30 s,如果患者出现与平时相似的症状或比平时更明显的症状,临床常提示为与抑郁、焦虑及恐惧等相关的精神源性头晕,也可以让患者做2 min的过度换气试验,如果此时患者出现眩晕和眼震发作,临床最常见于四种疾病:前庭阵发症、听神经瘤、小脑疾病和多发性硬化。过度换气时诱发的临床症状主要与过度换气后出现呼吸性碱中毒、氧离曲线左移、血液中 Ca^{2+} 浓度降低、神经兴奋性增高和血管收缩相关（视频 4 - 12）。

※ 过度换气试验视频

视频 4 - 12

第二节　实验室检查

一、视眼动系统检查

视眼动系统检查包括扫视、平稳跟踪、凝视和视动性眼震试验，出现异常均提示中枢性损害的可能。视眼动系统检查对患者的配合程度要求高，正常人随年龄增长异常率也不断增高，而且涉及的是视觉引起的眼球运动通路，而不是与眩晕症状密切相关的前庭反射通路，因此根据视眼动系统检查结果来判断眩晕患者是由中枢还是外周性损害引起，也需要慎重，需要结合其他检查结果来进行综合判断。

（一）扫视试验

扫视试验，或称定标试验，主要用于评定视眼动系统快速捕捉新靶点的能力。

1. 检查方法　　受试者取坐位，头部固定于正中位，双眼距离视靶 1.0~1.2 m，双眼捕捉视靶之光点，其角速度为 350~600（°）/s，角度为左右 10°，同时记录眼动情况。每次测试时需记录 40~60 s。测试时，请受试者不要预计靶点的运动轨迹。

2. 结果判定　　正常人表现为眼动迅速、准确，扫视试验正常值是用扫视速度/准确度曲线范围表示。运用计算机技术记录患者扫视的潜伏期、精确度（%）及慢相速度。在精确度的记录中，将受试者双眼扫视先越过记录点，然后出现返回的补偿扫视称为过冲；将受试者双眼扫视未达记录点，在短暂停顿后补偿扫视至记录点称为欠冲。在数据统计将过冲和欠冲均视为扫视试验异常，出现欠冲或过冲提示脑干、小脑病变，多见于小脑蚓部第 6、7 叶和小脑顶核及其传入、传出通路，值得注意的是，偶有过冲或欠冲亦可视为正常（建议复查）。异常扫视眼动波还包括慢扫视眼动，出现慢扫视眼动提示病变定位于基底节、脑干和小脑等中枢部位及动眼神经与眼肌。

（二）平稳跟踪试验

平稳跟踪试验主要评价眼球将慢速移动的小靶点物像维持在黄斑中央凹的能力。

1. 检查方法　　受试者头部固定于正中位，双眼同时注视并跟踪连续运动的视靶光点，该光点保持水平向匀速的正弦波摆动，其移动范围为 ±10°，角速度为 40~60（°）/s，计算机记录眼动曲线、眼动相位滞后及增益，记录时间多为两个完整的正弦波摆动周期。

2. 结果判定　　正常情况下，平稳跟踪试验应该得到平滑而准确的视动轨迹。如果出现断续性停顿样视动轨迹（即插入性扫视），致使视动轨迹不再平滑则为异常。临床上眼动曲线定性评定可分为四型：Ⅰ型，正常型，为光滑正弦曲线；Ⅱ型，正常型，为光滑正弦曲线上附加少量阶梯状扫视波;Ⅲ型,异常型,曲线不光滑,呈阶梯状,为较多扫视波叠加于其上所致,50%为外周性病变,30%为中枢性病变,20%见于正常老年受试者;Ⅳ型,异常型,曲线波形完全紊乱,多见于中枢性病变。

(三) 凝视试验

凝视试验用于评价受试者眼位维持系统的功能,主要反应中枢神经对眼球偏移位置的维持能力。

1. 检查方法　　受试者佩戴视频眼罩,注视前方 1.0~1.2 m 距离的视靶,分别注视上、下、左、右各 30° 角位置的靶点(注意,角度过大可能诱发生理性终末眼震),每个位置注视 10~20 s,记录有无眼震出现。

2. 结果判定　　任何凝视位均无凝视性眼震,记为凝视试验阴性。凝视试验阳性多提示中枢性前庭病变,如小脑绒球、小脑蚓部、基底部及颅后窝病变。

(四) 视动性眼震试验

视动性眼震试验主要评价和检查移动视觉诱发眼球运动的能力。

1. 检查方法　　受试者头部固定于正中位,注视眼前方 1.0~1.2 m 距离的视靶,视靶可以是做向左或向右等速运动的黑白条纹相间的转鼓与光条屏幕,也可以是水平光条屏幕上一连串向左或向右连续移动的靶点。记录 10 s 内视靶向不同方向移动时出现的眼震,通过计算机自动分析眼震的平均慢相速度、最大慢相速度及增益。

2. 结果判定　　正常人可引出水平视动性眼震,其方向与视靶运动方向相反。视动性眼震两侧对称,速度随视靶移动速度而改变。眼震不对称、眼震减弱或消失,或方向逆反,主要提示中枢性病变。

二、半规管功能检查

(一) 温度试验

温度试验是目前前庭功能检查中最为重要且应用最为广泛的方法。临床医生普遍认可温度试验在外半规管功能损伤定侧方面的诊断价值。人类半规管是角加速度的感受器,因此通常用特定方向的旋转对半规管进行刺激并观察反应情况,旋转刺激所引发的 VOR 反应,可激发一侧半规管感受器且同时抑制对侧半规管感受器。Bárány 于 1907 年首次描述了温度试验,提供了一种能够对外半规管的单独侧别进行检测的方法,因此于 1914 年获得诺贝尔奖。Bárány 描述的温度试验方法主要是患者采取仰卧位,头部置于一个 30° 斜枕上,使外半规管垂直于地平面,此时的外半规管平面能最大限度感受内淋巴移动的加速度,分别向患者的右耳、左耳依次灌注比体温高、低 7℃ 的水进行刺激,注水时间约 30 s。

1. 检查方法　　温度试验是评价外周单侧外半规管功能低下(unilateral vestibular hypofunction,UVH)的经典检查方法(图 4-5)。水是温度改变的媒介,通过把冷水或者热水注入外耳道,在颞骨内产生温度梯度。由于重力的作用,温度梯度引起内淋巴对流,产生的推拉力量使得外半规管内壶腹嵴发生位移,诱发眼震。出现的眼震特点符合 Ewald 第一、二定律,即外半规管内淋巴流向壶腹侧时为兴奋,背离壶腹侧时为抑制,眼震方向向兴奋侧。由于该方法分别刺激每侧半规管,通过分析数据参数,能够判断半规管受损侧别及程度。观察眼震时间从眼震开始到眼震强度最强时,持续 30~45 s。图 4-5 是以右耳注入 44℃ 热水为例,

将头置于固定位置使外半规管内淋巴能够在重力感受平面内移动。向患者右耳注入温度为
44℃的热水,持续时间为30 s,注水后中耳产生温度梯度,引起右外半规管内淋巴流动,使得壶
腹嵴发生偏移,产生慢相向左、快相向右的右向眼震。

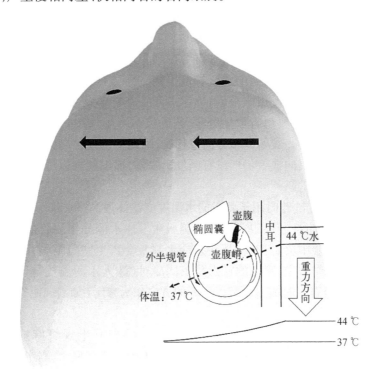

图 4-5　温度试验原理图

2. 注意事项

(1) 鼓膜穿孔:目前温度试验具体实施有很多不同的方法,包括冷热水试验、冷热气试
验、冰水试验等,最常用的还是冷热水试验。尽管冷热气试验能够用于鼓膜穿孔的患者,但
是需要注意鼓膜穿孔大小对结果的影响。如果穿孔足够大,气体可以通过中耳直接产生反
应,但是如果穿孔足够小,其对结果的影响可能很小,对于结果的判断不应仅由操作者通过
穿孔大小进行判断。这种情况下,可以通过摇头性眼震检查、转椅检查、vHIT 等进行综合
评估。

(2) 受试者觉醒状态:理想情况下,患者进行温度试验前24 h 不可以服用任何镇静类
药物。除了解服药情况外,还需要在温度试验中密切关注患者的精神状态,避免由于太过
紧张产生对眼震的不自主抑制,在注水刺激后应该对患者进行一些“清醒能力”测试,如计
算数字(任意数的加减运算,或者任意值连续+7、-7 等),回答问题(年龄、姓名、籍贯、工
作)等。

(3) 不良反应:温度试验会引起患者强烈的不适感,严重时可诱发呕吐、心悸、胸闷、四肢
麻木等症状,需要在检查前向患者详细介绍具体流程及可能出现的不良反应,询问有无癫痫
病史、心血管疾病、高血压疾病及近期手术史等,试验前了解患者有无鼓膜穿孔、有无耳流脓
水、有无耵聍栓塞情况;在检查时需要做好定标记录,首先观察有无自发性眼震或其他特殊眼
震,灌注后眼震会出现一种“潜伏”状态,需要观察潜伏期后的眼震由强到弱的过程,记录眼震

最强时候的眼震振幅,密切关注患者的身体状态和主观感觉,必要时做好呕吐的应急准备工作,在双耳双温的试验记录间隔需要让患者休息直至前一个刺激诱发的眼震消失(一般需要3 min 左右);检查过后,需要让患者静息,轻拭耳内残余水分,直至眩晕感觉消失再离开检查室。

(4) 误诊与漏诊问题:偶尔出现双温注水(或打气)刺激未诱发出眼震,提示单耳或双耳前庭功能严重受损。对于某些病例(如检查者考虑结果可能是由温度刺激不足引起)需要从外耳道引入冰水刺激,冰水刺激产生的温度梯度更高,通常情况下会引起更剧烈的内淋巴流动。当常规的双温刺激不能诱发出眼震时,冰水刺激往往能够诱发出眼震。另外,为了判断眼震是否由外半规管引起,需要患者取俯卧位,俯卧位时半规管相对于重力的矢量与仰卧时相反,内淋巴流动方向相反,壶腹嵴偏移方向也相反,因此将诱发出与常规仰卧位相反方向的眼震。如果眼震方向不能反向或者仍然没有诱发出眼震,那么就可以考虑该侧外半规管功能完全丧失。

3. 结果判读　　温度试验时用于刺激的水温度应比体温高、低7℃。冷水刺激抑制注水侧外半规管传入神经,产生抑制性眼震。热水刺激激发注水侧外半规管前庭传入神经,产生兴奋性眼震。在温度试验中会看到,右耳注入冷水刺激会产生左向眼震,而右耳注入热水刺激会产生右向眼震。总结来说,眼震的特点是热同冷对(注入水的温度与诱发眼震的快相方向之间的对应关系),眼震方向描述通常以患者的方向作为参考(如右向眼震是指眼震快相向患者的右侧)。

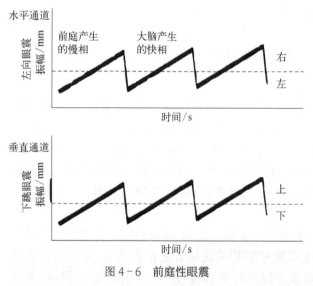

图4-6　前庭性眼震

(1) 半规管麻痹(canal paralysis, CP):或者说单侧半规管功能减低值(unilateralweakness, UW),是评价外半规管功能对称性的最常用指标,通过右耳注水产生的慢相角速度峰值与左耳注水产生的慢相角速度峰值进行比较。这些参数通过 Jongkees 公式计算,比较左右侧外半规管应对刺激产生的对称性,通常认为 CP 在 25% 以上提示半规管功能异常(前庭性眼震示意图见图4-6):CP(较弱侧)= |(LC + LW)-(RC + RW)|/ (LC + LW + RC + RW)×100 (LC 为左耳冷水,LW 为左耳热水,RC 为右耳冷水,RW 为右耳热水)。

(2) 方向优势(directional preponderance, DP):是评价眼震偏向的参数,通过测试注水导致右向眼震和导致左向眼震的振幅进行比较,用如下公式比较诱发右向眼震(RW 和 LC)和诱发左向眼震(LW 和 RC)的峰值慢相角速度:DP(较强侧)= |(RW + LC)-(LW + RC)|/ (RW + LC + LW + RC)×100。

(3) 固视抑制:是温度试验中随着眼震反应达到峰值后,让患者凝视某定点从而达到抑制眼震效果的检查,凝视时间约为 10 s。就目前临床观察来说,固视抑制的临床意义并不显著,患者间的差异性很明显,也高度依赖于他们的眼震强度、恶心程度,以及是否近视与配合程度,诱发眼震剧烈的患者往往抑制结果不如诱发眼震轻微的患者,眼睛近视的患者往往摘掉眼镜后由于动态视敏度降低,也难以在固定点上有很好的凝视稳定性反应。总之,固视抑制受诸多因素影响。

(4)注意事项:很多前庭功能检查实验室都把高于25%作为CP和DP的显著异常参考值,前庭双温反应的最大慢相角速度与对外半规管的温度刺激呈显著正相关,温度刺激受很多因素影响,如灌注液体和内耳之间的温度差、灌注介质之间的热传导(如水比气体的热传导快)、耳塞与外耳道之间的贴合程度、耵聍作为绝缘体可能阻隔热传导等。

4. 温度试验的临床意义　温度试验是临床上通过向外耳道内灌注冷热水(气)刺激检查VOR的一项检查手段,主要提供外半规管VOR功能的量化评估,试验结果反映左右外半规管的对称性及外半规管的功能状态。温度试验对临床上判定前庭外周单/双侧半规管功能损伤、中枢性损伤及前庭代偿情况提供依据。考虑到只有外半规管和前庭上神经在温度试验中受到刺激,该检查在病理诊断上也有一定的局限性,即没有关于上、后半规管功能的评价。此外,温度试验提供的是前庭系统低频信息,其刺激频率为0.003~0.025 Hz,远远低于人类头动的自然频率(1~20 Hz),检查的结果差异性很大,受多种因素的影响,需要结合其他检查综合评估外半规管功能情况。

(二)视频头脉冲试验

vHIT是指利用红外摄像技术,分别在每侧3个不同半规管(上、外、后半规管)平面,通过高频、快速甩头动作刺激相应半规管,根据甩头引发的眼动与头动的匹配性,评估VOR系统的功能状态。

1. 概述　维持身体平衡主要依靠前庭觉、视觉和本体觉,前庭觉的末梢感觉器官包括半规管、椭圆囊、球囊。经典的温度试验主要检查外半规管壶腹嵴的功能状态。VEMP检查方法的研发及在临床上的广泛应用,使得椭圆囊及球囊的耳石器功能状态得以评估。上、后半规管功能状态的检测手段以vHIT最为简便实用。

(1)头脉冲试验的起源:1988年Halmagyi和Curthoys发明了"床旁甩头试验"(床旁头脉冲试验),通过裸眼观察受试者受到被动、快速、左右、水平方向的甩头后是否出现扫视性眼动,以了解外半规管受损情况,评估相应VOR反射通路的功能状态(图4-7、图4-8)。该方法由于是裸眼观察,存在假阴性问题。1996年Aw等采用头动传感器和巩膜探测线圈技术(scleral search

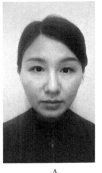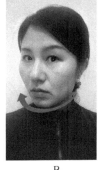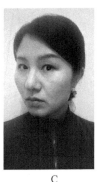

图4-7　床旁头脉冲试验检查正常示意图

A. 起始头位;B. 向右甩头;C. 甩动后头位,无扫视性眼动

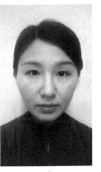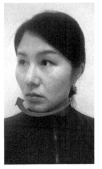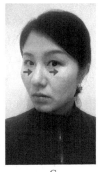

图4-8　床旁头脉冲试验检查异常示意图

A. 起始头位;B. 向右甩头;C. 甩动后头位,向左侧的扫视性眼动

图4-7
彩图

图4-8
彩图

coil technique），同步记录在双侧 6 个半规管对应平面进行快速甩头刺激时头动和眼动状况，被认为是评估相应半规管及 VOR 系统功能状态的金标准。但是，这种方法的问题在于，检查需要使用搜索线圈在 2 m×2 m×2 m 立方体磁场内记录头部和眼球的位移，受试者需佩戴角膜接触镜，利用特殊的巩膜线圈探测技术记录眼球位移，利用一个类似的探测线圈记录头部位移，可见这种检查方法设备复杂、昂贵，检查耗时，不利于临床推广应用。

（2）vHIT 的问世：2004 年在巴黎的 Bárány 会议上 vHIT 技术首次被报道。2005 年 Ulmer 和 Chays 改进了头脉冲试验的检测方法，他们将一台具有高分辨率和高感光度的摄像机放置于受试者前方 80 cm 的位置，记录高速头动中的瞳孔图像，利用计算机进行图像分析，定量评估每个半规管的功能状态。2009 年 Weber 等研究设计了一种带有摄像头和速度传感器的新型视频眼镜，与巩膜探测线圈技术的数据金标准相比差别不大。

（3）HIMP 与 SHIMP：2016 年以来，MacDougall 等提出 Head Impulse Protocol（简称 HIMP）和 Suppression Head Impulse Protocol（简称 SHIMP）两个概念，HIMP 即为传统的 vHIT 检测试验，也称为头脉冲试验；而 SHIMP 称为头脉冲抑制试验。在 SHIMP 检查中，要求受试者在甩头过程中持续注视与头部移动同步的移动光点，正常人 VOR 反射存在，头部运动时引发眼球向相反方向移动，在光点移动后，眼睛在人为控制下向光点移动，产生了与眼球原来移动方向相反的运动，即反代偿性扫视（图 4-9）。

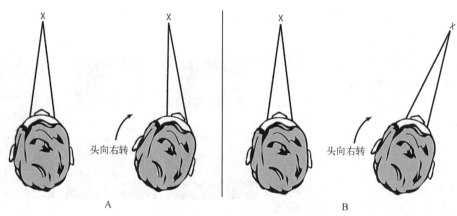

图 4-9　HIMP 及 SHIMP 基本操作原理示意图
A. HIMP；B. SHIMP
资料来源：尔听美医疗器械（上海）有限公司

2. 基本原理

（1）VOR 的基础：人体正常的 VOR 功能，可以维持运动中的视野清晰。运动中，头向一个方向转动时，眼球以相同的速度向相反的方向移动，也就是说，头动与眼动的移动方向相反、速度相等。VOR 反射的末梢感受器是半规管，头部移动时由于惯性原理，半规管中的内淋巴向相反的方向流动，这种内淋巴的流动引起壶腹嵴毛细胞兴奋或者抑制（图 4-10）。人体双侧 6 个半规管，双侧外半规管、左侧上半规管与右侧后半规管、右侧上半规管与左侧后半规管，分别为共轭半规管（图 4-11），处于相同平面。任何一个头部运动，至少刺激 2 个半规管（处于相同共轭平面）的兴奋性发生变化。在向左侧水平转头时，左侧外半规管中的内淋巴向相反方向流动（也就是向壶腹流动），引发左侧壶腹嵴毛细胞兴奋；同时右侧外半规管的内淋巴产生离壶腹流动，引发右侧壶腹嵴毛细胞抑制；尽管两侧外半规管的兴奋状态相反，但是这种兴奋与抑制的程度是不对称的,兴奋远远高于抑制,通过 VOR 的整合,感知到头部的左侧转动,眼球向右侧转动,使得保持清晰的视野。

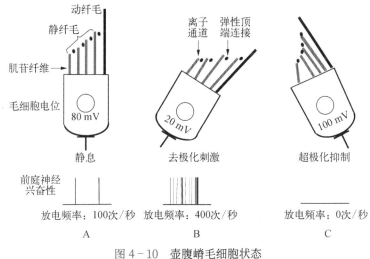

图 4-10 壶腹嵴毛细胞状态

A. 静息状态;B. 兴奋状态;C. 抑制放电状态

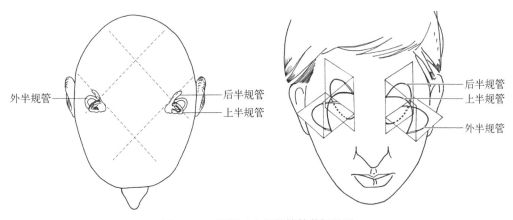

图 4-11 双侧 6 个半规管的共轭关系

(2) VOR 的直接通路:HIMP 主要检测 VOR 的直接通路,VOR 的直接通路是由 3 个神经元构成的,从内耳终末感受器官至眼球运动效应器之间的初级反射弧(图 4-12)。

3. 检查方法

(1) 房间要求:需要在一个完全明亮的房间进行操作,其目的一是确保受试者能看清靶点;二是缩小瞳孔,可减少瞳孔侦测的伪迹。HIMP 检测时,在与眼睛同一高度距离至少 1 m 的地方贴注视靶点,可以选择多个靶点在一条垂直线上,以适应不同身高的受试者(图 4-13)。SHIMP 测试时,受试者将盯着从视频眼罩投射出的激光点(图 4-9)。

(2) 受试者要求:取坐位,座椅稳固不易晃动,头直立,双眼注视前方靶点。眼罩的佩戴要合适,具体注意事项如下:眼罩下缘要贴近睁开眼睛的眼睑,收紧头带使眼罩与受试者的脸部轮廓匹配并固定稳妥,眼罩与设备连线要固定在受试者的衣服上(使得头动过程中不会牵拉连线)(图 4-14)。

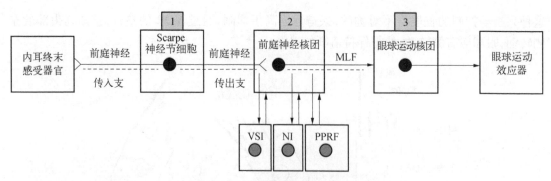

图 4-12　VOR 直接通路和间接通路

MLF,内侧纵束;VSI,速度储存整合中枢;NI,闰核;PPRF,桥脑旁正中网状结构

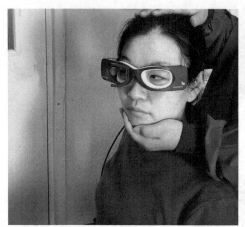
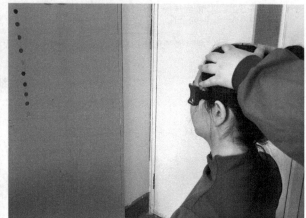

图 4-13　vHIT 的手法

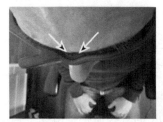
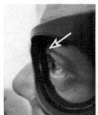
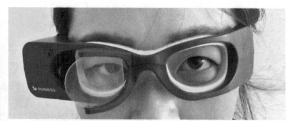

图 4-14　vHIT 的眼罩佩戴方式

资料来源:尔听美医疗器械(上海)有限公司(左图、中图)

（3）操作手法及注意事项：检查者站立于受试者身后,嘱咐受试者始终注视视靶。

1）外半规管检查：受试者取坐位、正面对着视靶,检查者双手抱住受试者头顶部(手应避免触碰眼罩的任何部位)（图 4-13）,以小振幅(甩动角度为 10°~20°)、高角速度[100~250 (°)/s]、高角加速度[2 000~6 000 (°)/s²]在水平方向上给予向左或者向右不可预估的脉冲甩头动作。对于 HIMP 测试,患者将盯着固定的靶点;而对于 SHIMP 测试,患者将盯着从视频眼罩投射出的激光点。检查时左右手用力要保持一致,并尽可能使受试者无法预测头部甩动方向。需注意调整每次甩头的速率,以保证向左和向右的头动角速度均匀覆盖 100~250 (°)/s,分别向左、右水平方向各甩头 20 次,每次甩头结束无须回到原点。

2）上、后半规管检查：受试者的头部（和身体）向左/右侧转动40°~45°,检查左侧上半规管和右侧后半规管时,向右侧转动头部（和身体）;检查右侧上半规管和左侧后半规管时,向左侧转动头部（和身体）,双眼注视左/右侧前方的视靶,注意视线的方位。检查者可双手抱住受试者头顶部,或者一手固定于受试者头顶部,另一只手固定于受试者颏下（笔者建议用此方法,图4-13）,沿着共轭半规管平面甩动头部,角速度为100~200（°）/s,分别向左前、左后、右前及右后方向各甩头20次,每次甩头结束无须回到原点。值得注意的是,外半规管的检查为左右侧同时完成,而上、后半规管的检查左右侧不在相同时间点进行,要尽量保持甩头力度、速度和角度,以及患者头部转动角度的一致性。

4. 测试参数　　分析测试结果之前,首先需要判定头动与眼动波形。HIMP检测一个甩头动作引发的头动波形,为光滑、平稳的弧形波,如果VOR正常,眼动波形与头动波形应该相匹配（图4-15）。应注意分辨自发性眼震及其他干扰波。SHIMP检测时,一个甩头动作引发的反应略有不同,VOR正常时眼动波形与头动波形应该相匹配,同时可见与头动方向相同的扫视波（图4-16）。vHIT的主要测试参数包括如下。

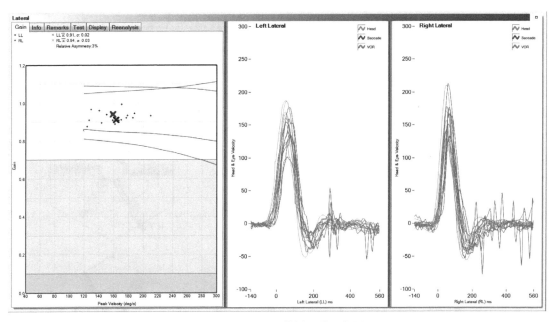

图4-15　HIMP检测正常示意图

资料来源：尔听美医疗器械（上海）有限公司

（1）VOR增益：反映的是VOR眼动与头动的比值关系,其计算方法为：眼动速度曲线面积与头动速度曲线面积之比,理想的增益值为1.00。不同设备VOR增益正常值略有不同,有的设备vHIT系统认为正常情况VOR增益大于0.79;还有的设备vHIT系统认为VOR增益正常范围在0.83~1.21（这里笔者建议不同实验室要进行正常人测试,以确定自己实验室的正常值是否与参考值相同）（图4-17）。双侧VOR增益非对称性（%）=[1-（低增益值/高增益值）]×100%,95%置信度正常值范围为0~13.3%,两侧差异大于13.3%视为超出正常范围（该参数的临床意义有待于进一步研究）。

（2）补偿性扫视：是指VOR受损后,眼动不能与头动相匹配,从而出现代偿性扫视波,可

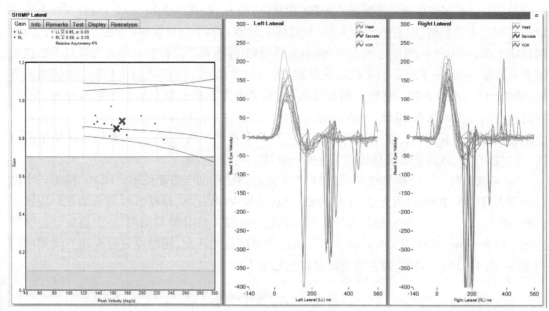

图 4-16　SHIMP 检测正常示意图

资料来源：尔听美医疗器械(上海)有限公司

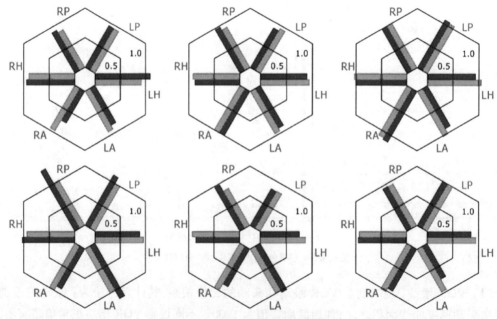

图 4-17　HIMP 检测正常增益值

资料来源：尔听美医疗器械(上海)有限公司

以分为显性扫视波(catch-up overt saccades)和隐性扫视波(catch-up covert saccades)。显性扫视指在头动结束之后出现的与 VOR 慢相方向一致的扫视；隐性扫视则是在头动过程中出现的与 VOR 慢相方向一致的扫视(图 4-18)。反代偿性扫视则指扫视方向与头动方向一致，与 VOR 慢相方向相反的扫视。

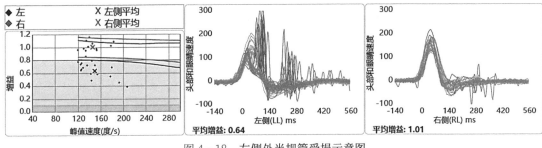

图 4 - 18　左侧外半规管受损示意图

增益值为 0.64,并可见隐性、显性补偿性扫视

资料来源:尔听美医疗器械(上海)有限公司

1) 扫视波的振幅:一般认为应大于前面眼动曲线振幅。隐性扫视波出现后,可以再出现振幅变小的显性扫视波。正常人也可以出现振幅较小的假性扫视波。一侧前庭功能受损的患者,向健侧甩头可以出现假性扫视波。

2) 扫视波的潜伏期:补偿性扫视的潜伏期最短可以到 70 ms,潜伏期越短,凝视视靶方向的偏离误差就越小。

5. 结果判读　由于当头部运动角速度低于 50 (°)/s 时,眼球的运动来自动眼神经系统;当角速度在 50~100 (°)/s 时, 眼球的运动来自动眼神经系统和 VOR 系统;只有当角速度高于 100 (°)/s 时,眼球的运动来自 VOR 系统。因此,为了更好地评估 VOR 系统的功能状况,在进行 HIMP 与 SHIMP 检查时,被动甩头的角速度不能低于 100 (°)/s,否则将难以评估测试半规管的功能状态。

(1) 增益值:需逐一判断双侧 6 个半规管的增益值。外半规管 VOR 正常增益值在 0.8~1.2,上、后半规管 VOR 正常增益值在 0.7~1.2(图 4 - 17)。增益值降低提示半规管功能受损(图 4 - 18),同时要观察是否有补偿性扫视出现。增益高于正常值也要考虑以下情况:① 视频眼罩是否滑脱;② 患者距固定点是否过近;③ 重新校准重复测试。目前关于增益增高的临床意义还有待于进一步研究,在严格质控基础上需除外中枢疾病。

(2) 补偿性扫视与增益非对称:增益降低多可同时出现补偿性扫视,部分患者会出现补偿性扫视而增益值正常(向健侧甩头可以出现假性扫视波),此时需要判断补偿性扫视的强度、出现的次数是否为病理性扫视。另外,注意双侧的增益非对称,两侧差异大于 13.3% 视为超出正常范围,有补偿性扫视并且增益小的一侧视为病变侧。

6. 临床应用　目前公认的观点认为半规管功能与耳蜗功能一样具有频率特征,只是半规管功能的频率特征尚有不明确之处。在评估半规管功能的手段中,温度试验属于低频功能检测,旋转试验(非高频转椅)属于中频功能检测,HIMP 与 SHIMP 属于高频功能检测。因此,对于半规管功能评估建议结合多重手段,以达到完整评估的目的。对于 vHIT,不同疾病推荐所联合的检测方法及诊断价值不同。

(1) 前庭神经炎:前庭神经分为上、下神经,vHIT 结合 VEMP 可以明确前庭神经炎的定位诊断。前庭上神经炎,vHIT 多表现为外半规管、上半规管功能下降,后半规管功能正常;前庭下神经炎,vHIT 仅有后半规管功能下降。该方法的敏感性与特异性均在 90%~100%。

(2) 儿童眩晕:由于温度试验、旋转试验的强刺激和 VAT 的检测要求,儿童往往不能很

图 4 - 18
彩图

好地配合完成检查,难以准确评估儿童眩晕患者前庭功能状况。相对来说,vHIT 是一种无创的、更适合于儿童的前庭功能检查手段,4~5 岁儿童即可完成检测。外半规管正常增益值与成年人无区别,上、后半规管正常值略低于成年人。值得注意的是,在儿童实施 vHIT 时,甩头速度可略低于成年人,防止副损伤。

(3)梅尼埃病:vHIT 的特异性不高,敏感性亦不及温度试验,单侧梅尼埃病患者温度试验显示患侧半规管功能低下而 vHIT 结果可正常。由于 vHIT 具有简便、快速、无创的特性,可用于评价梅尼埃病患者鼓室内注射庆大霉素的疗效及治疗终点的预测,研究发现经过鼓室内庆大霉素注射治疗后,患耳的 3 对半规管 VOR 的增益值都有下降,并且双侧半规管增益值的不对称性明显增加。

(4)中枢性急性前庭综合征:最常见的是后循环卒中(posterior circulation stroke,PCS)。对于没有发现中枢神经系统损害症状和体征的急性眩晕患者,当床旁头脉冲试验及 vHIT 检测阴性(或者增益轻度降低与微弱的补偿性扫视)时,提示 PCS 存在高风险。

(5)慢性前庭综合征:持续性姿势-知觉性头晕的诊断,需要完整评估前庭功能状态,vHIT 检测多为阴性。慢性双侧前庭病则多数情况下 vHIT 检测为阳性。一种特殊情况为上半规管豁免,氨基糖苷类药物中毒时,vHIT 检测为双侧外半规管、后半规管结果异常,上半规管结果正常。

(6)特异性与敏感性不高的疾病:对于良性阵发性位置性眩晕、前庭阵发症、前庭性偏头痛患者,vHIT 可以发现异常,但特异性及敏感性都不高。

(三)旋转试验

1. 概述　　旋转试验是通过旋转椅给予受试者相应的旋转刺激,根据旋转诱发的眼球运动情况,测评受试者半规管及耳石器功能状态的前庭试验技术,属于 VOR 被动旋转检测的技术序列。

在疾病的诊疗康复过程中,各项临床检查既属于诊断学范畴,又贯穿了疾病治疗康复的全过程,如影像形态学、电生理、生化免疫检查等。电生理检查属于功能性客观检测技术,根据施加的输入刺激与用于测评的输出效应之间的关系,可分为一般的客观检测和标准化的客观检测。旋转试验是前庭功能相关的电生理技术,主要检测 VOR 的功能状况,其测评模式是对前庭施加的单位旋转输入刺激与单位眼动输出效应之间的比较分析。人体的感受器有内外之别,对于外感受器(眼、耳、鼻等)的检查可以直接进行。内耳前庭则是感受机体空间位置及变化的内感受器,其功能状态需要通过对前庭施加适宜刺激及其相关的不同病理生理效应来间接反映,且对能够模拟前庭运动刺激的各种医疗设备高度依赖。随着临床需求提升和研究深入,对医疗设备的要求更加高精。前庭医学发展促进了旋转试验设备的发展和进一步提升,但又限制了它的应用推广,尤其是旋转试验技术。因此,高端的旋转试验设备只能在大型医学中心发挥它主要的技术引领和研究作用,并成为同类便携技术衍生的母版、发展的标尺。而 VAT 与头脉冲试验就是旋转试验的便携应用技术。

旋转试验由两套伺服系统组成,即施加旋转刺激的转椅系统和记录诱发眼球运动的眼震图系统。1907 年,Bárány 首次描述了旋转试验,并通过肉眼观测眼震的手摇转椅来评估前庭功能。随着科学技术进步,转椅系统性能几经发展,从绕垂直轴旋转的初始手动转椅→电动转椅→计算机程序化电动转椅,逐渐发展到目前涵盖高中低频的宽频带、多轴向的多功能旋转椅。对旋转刺激诱发眼球运动的观测也从初始的肉眼目测→眼震电图→目前广泛应用的视频眼震图技术,使旋转试验的临床价值得到进一步完善和提升(图4-19)。

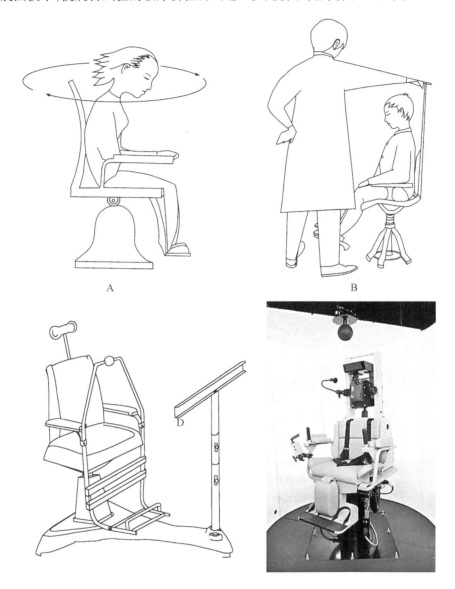

图4-19　转椅系统的发展过程

A. 转椅试验模式;B. Bárány 手摇转椅;C. 电动转椅;D. 现代多功能旋转椅

　　探伤和功能测评是各项前庭检查的两个主要目的,两者相对独立,又互相关联、相辅相成。旋转试验是眩晕平衡障碍类疾病的常用检查方法之一,具有探伤和功能测评的双重属性。随着大家对前庭疾病认知的提高和前庭功能检测技术的进步,旋转试验的临床价值也由单纯的前庭疾病检测,逐步完善提升到双侧前庭病变界定、前庭代偿评估及前庭中枢与外周疾病的鉴别等,检测靶点也从最初单一外半规管逐步发展到 3 个半规管及耳石器的分别测评,检测频率由低频窄带拓展到高频宽带。

　　2. 原理　　受试者坐于旋转椅上,使人体绕身体(头部)某一旋转轴以不同的模式旋转,刺激前庭感受器诱发 VOR,根据所诱发 VOR 情况(眼震或眼动)评估受试者的前庭功能状态。旋转试验引起和保持眼震或眼动的最小角加速度值为前庭反应阈值,外半规管的反应阈值为 0.05~1.25 (°)/s²,平均阈值 0.50 (°)/s²,耳石器的反应阈值为 0.001~0.050 g/s² 或 0.2~0.3 m/s²。

　　传统旋转试验属于低速、低频旋转,两侧前庭感受器(同平面的半规管)同时受刺激。根据 Flouren 定律和 Ewald 定律,当转椅使受试者向左或向右旋转时,一侧前庭兴奋而另一侧抑制,呈现综合性"推拉效应"。急性单侧前庭功能受损时,前庭神经核接受了两侧前庭外周的非对称信息,可以通过两个方向的旋转试验识别受损的侧别(图 4 - 20 A);但是当损伤后建立了前庭代偿,两侧前庭外周的非对称信息将得以纠正。在此期间,向两个方向的旋转试验显示出无差异的综合效应,不能辨别原有的受损侧别(图 4 - 20 C)。经过治疗,如果患侧前庭功能得到恢复,将打破已经建立的两侧前庭代偿平衡,使患侧前庭张力升高,此刻的旋转试验将呈现健侧眼震减弱、患侧眼震增强(图 4 - 20 B)。此外,由于传统旋转试验同时作用于两侧前庭系统,长期以来还一直将其作为唯一能够定义双侧前庭外周病变的技术项目。

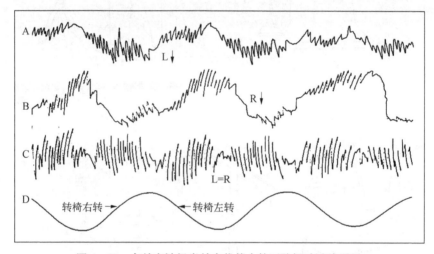

图 4 - 20　左前庭神经炎前庭代偿中的正弦摆动试验眼震

　　A. 急性期,向左侧(患侧)旋转诱发眼震减弱;B. 左前庭神经炎恢复代偿过程中,向右侧(健侧)旋转诱发眼震减弱;C. 前庭代偿建立后,向左右旋转诱发眼震恢复对称性;D. 转椅左右旋转曲线

　　因此,基于低频旋转试验对前庭病变定侧作用弱的特点和临床查找病变侧别的一般需求,近年来旋转试验的临床价值未引起足够的重视,甚至存在严重分歧。其实,剖析传统旋转试验的本质与临床眩晕诊疗的关系,旋转试验的这些特点恰恰是它的优势所在,更符合前庭疾病患者的诊疗需求,即在单侧前庭疾病急性期,旋转试验辨别病变侧别;疾病进入缓解期,则评估前庭代偿进程和前庭功能恢复情况。因为源于前庭疾病的眩晕患者,其症状体征的减轻缓解主要依靠自身的前庭代偿,或是代偿+功能恢复的结果。在临床眩晕诊疗中,前庭代偿评估应是前庭疾病定位基础上的另一个重要目的。近年来,在传统低频转椅的基础上,诞生了高频高速多轴向的旋转椅,根据临床要求,不但可以完成包括半规管和耳石器更复杂的旋转试验测试,而且高频高速的旋转刺激还产生了对侧抑制性中断,仅显示兴奋侧的刺激效应,实现了前庭代偿期的病变侧别鉴别。旋转试验的这种定侧别作用与 VAT 及头脉冲试验技术具有类似的作用机制。因此,旋转试验在测评前庭病变侧别、前庭代偿、前庭病变频率与定性

分析,以及双侧前庭病变的评估等方面均具有重要价值。

3. 试验方法及结果判读　针对不同的检测目的,旋转试验有多种模式,包括传统的绕垂直轴旋转试验,后来以绕垂直轴旋转为基础发展起来的动态单侧离心(dynamic unilateral centrifugation,DUC)试验、偏垂直轴旋转(off vertical axis rotation,OVAR)试验等。绕垂直轴旋转试验主要用于外半规管系统测评,包括早期的 Bárány 旋转、旋转急停、正弦摆动、正弦谐波加速度(检测频率 0.01~0.64 Hz)、宽频正弦谐波加速度(检测频率 0.01~3.00 Hz)、脉冲旋转及脉冲正弦(pulse-step-sine,PSS)等。DUC 和 OVAR 主要用于耳石器功能测评,属于比较前沿的旋转试验技术。目前临床最常用的几种试验模式包括 Bárány 旋转、旋转急停、正弦摆动、正弦谐波加速度等。受条件限制,脉冲旋转、DUC 等高端旋转试验技术仅在部分中心城市的医学中心内得到推广。

(1)外半规管功能检测的绕垂直轴旋转试验

1)Bárány 旋转:1907 年 Bárány 应用手摇转椅首次在临床实施了旋转试验,该方法是最早的绕垂直轴旋转试验,目前也常被用于床边检查。受试者端坐在手摇转椅上,低头 30°,分别以顺时针和逆时针方向在 20 s 内摇转椅 10 圈,然后立即停动,用肉眼观察比较顺时针、逆时针旋转后诱发眼震的方向、振幅和持续时间,以此判断两侧前庭(外半规管)功能状态。该试验早已实现了计算机自动化的调控分析。

2)旋转急停:临床常用有慢加速和快加速两种模式,前者以 1~2 (°)/s² 的角加速度,首先向一个方向加速旋转至 60~90 (°)/s²,再恒速旋转 1 min 消除壶腹嵴的惯性偏斜,使内淋巴与壶腹嵴达到同步运动后突然停止。然后做同样的相反方向的旋转,比较两次旋转急停(旋转后)诱发眼震的强度、持续时间或时间常数(time constant,Tc)(图 4 - 21)。快加速又称阶跃刺激(或称脉冲刺激),是在<1 s 内使转椅驱动达到设置的角速度值,通常设置的角速度为 60~240 (°)/s(图 4 - 22),以设置的角速度进入恒速度运行 1 min,再在 1 s 内迅速(或立即)让转椅停止,记录旋转后眼震。再以同样相反方向的阶跃刺激,比较两次急停后诱发眼震的强度、持续时间或时间常数。

3)正弦摆动:早期的正弦摆动旋转试验是由某一频率的一组正弦摆动刺激组成(图 4 - 22),刺激模式是角速度按正弦规律增加,达到峰值后降低至零换相位(换旋转方向)。在正弦旋转模式下角速度逐渐增加或降低生成角加速度与角减速度,引发前庭性眼震。正弦旋

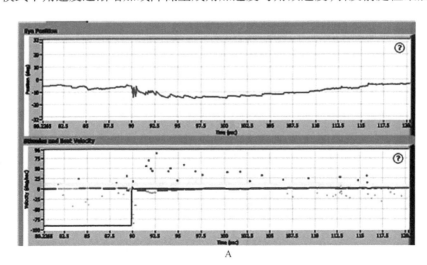

A

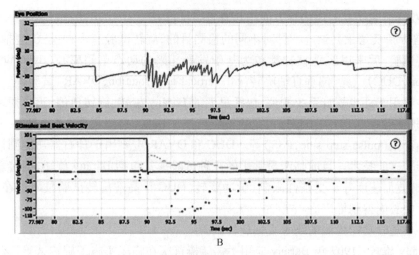

B

图4-21　右侧前庭外周疾病非代偿期旋转急停试验

A. 诱发较弱的右向眼震,上半图为眼震曲线,向左旋转后表现为右向眼震,下半图为转椅速度曲线,向左旋转后急停;B. 诱发较强的左向眼震,上半图为眼震曲线,向右旋转后表现为左向眼震,下半图为转椅速度曲线,向右旋转后急停

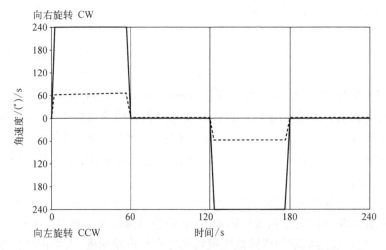

图4-22　阶跃旋转刺激模式

虚线表示转椅以角速度为60 (°)/s 旋转运行;实线表示转椅以角速度240 (°)/s 旋转运行;达到60 (°)/s 的时间为0.3 s,达到240 (°)/s 的时间为1.2 s,达到两种角速度的角加速度值都是200 (°)/s^2

转诱发眼震慢相速度的强度呈正弦式变化,只是与正弦旋转刺激模式在相位上差180°和在时间轴上有延迟。通常采用0.1 Hz 或0.05 Hz 频率和60 (°)/s 峰速度做4~6个周期的正弦摆动,比较左右摆动诱发眼震的强度,计算机化可以进一步比较该频率下摆动刺激的 VOR 增益、相位和非对称(图4-23)。在此基础上还可以施加视觉的作用,如视觉加强、前庭视觉抑制等(图4-24)。不但能测定特定频率下两侧 VOR 效应,还能反映特定频率下两侧 VOR 效应,反映视觉眼动反射与 VOR 的相互关系。

4)正弦谐波加速度:在正弦摆动模式基础上派生出一种正弦谐波加速度试验(sinusoidal harmonic acceleration test, SHAT),它是一组频率倍增的正弦摆动,摆动频率为

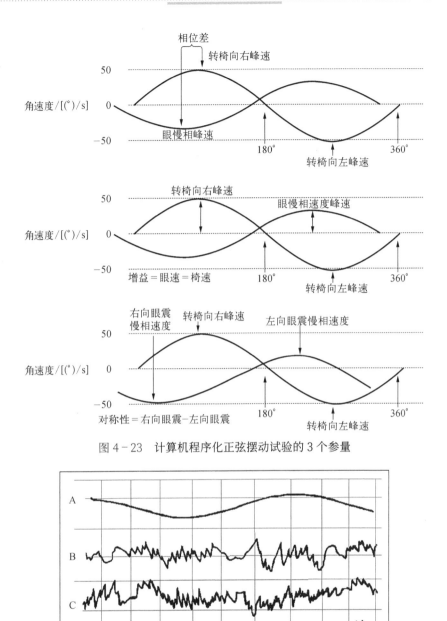

图 4-23　计算机程序化正弦摆动试验的 3 个参量

图 4-24　施加视觉作用的正弦摆动旋转试验

A. 转椅速度曲线;B. VOR;C. VOR 视觉增强;D. 视动眼震;E. VOR 视觉抑制

0.01 Hz、0.02 Hz、0.04 Hz、0.08 Hz、0.16 Hz、0.32 Hz 和 0.64 Hz(图 4-25),各频率采用的峰速度为 50 (°)/s 或 60 (°)/s。其诱发的眼震特性与正弦摆动试验诱发的眼震一样,其特点是可以观察不同频率正弦刺激的眼震反应。SHAT 目前采用的频率范围最高可以达到 3 Hz(图 4-26),检测频带更加广泛。

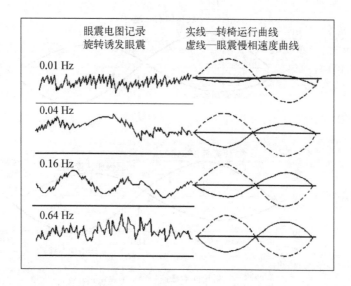

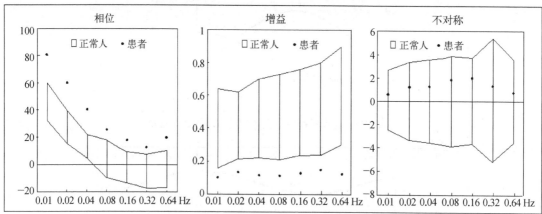

图 4-25　正弦谐波加速度旋转试验（0.01~0.64 Hz）诱发眼震及参数图

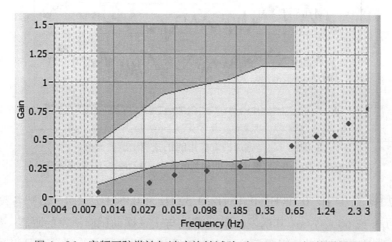

图 4-26　宽频正弦谐波加速度旋转试验（0.01~3 Hz）的增益图

SHAT 是前庭频率理论在临床的具体实践,尽管测评的频带谱很有限且尚在低频区,但是很大程度上已经呈现出前庭损伤的频率选择性。同一患者在 0.1 Hz 与 0.2 Hz 的诱发眼震的增益与非对称存在明显区别,在 0.1 Hz 时诱发眼震增益正常,从 0.2 Hz 开始眼震增益减弱(图 4 - 27 A),非对称值超过正常范围(图 4 - 27 B),0.1 Hz 时左右向眼震非对称基本正常(图 4 - 27 C),0.2 Hz 时右向眼震强度减退(图 4 - 27 D)。

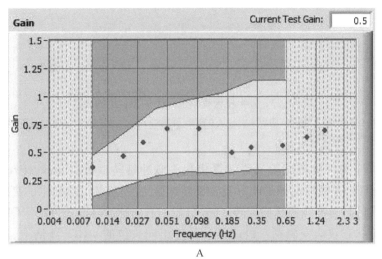

A

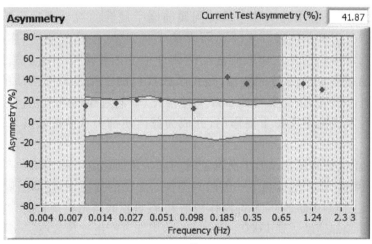

B

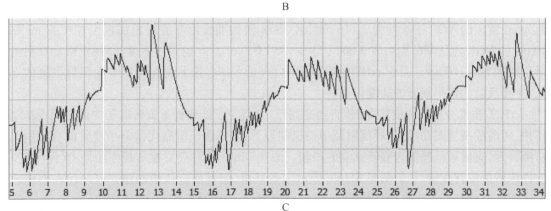

C

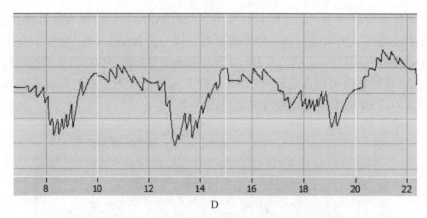

图 4-27　外半规管频率选择性在 SHAT 的表达

A. 眼震增益 0.1 Hz>0.2 Hz；B. 眼震非对称从 0.2 Hz 开始>20%；C. 0.1 Hz 时左右向眼震非对称基本正常；
D. 0.2 Hz 时右向眼震强度减退

5）脉冲旋转：脉冲旋转试验又称计算机化头脉冲旋转试验（computerized rotation head impulse test，crHIT），是瞬时高速的绕垂直轴旋转试验，也是旋转试验技术的高级阶段。crHIT 分别通过向左右的瞬时高加速脉冲旋转，比较分析左右向脉冲时段诱发的 VOR 增益，评估双耳外半规管功能状态及病变侧别。最近已有通过不同头位的 crHIT 评估上、后半规管 VOR 增益的研究。

crHIT 与临床广泛应用的头脉冲试验同属前庭半规管的被动高频检测技术，尽管头脉冲试验存在颈反射和不同操作者手法习惯的干扰误差，但是其便捷、实用及其 6 个半规管分别测评的优势仍使其在临床前庭功能测评中发挥着重要作用。相比较，crHIT 是转椅驱动受试者进行的全身脉冲转动，避免了颈反射的干扰及颈部活动的限制，检测靶点仍然主要是外半规管，但是其检测程序的标准化、检测过程的规范化，使其在临床前庭半规管功能测评及研究中发挥重要作用，并成为任何便携头脉冲试验技术性能对照评估的标准模板。

不同于低频低速旋转试验，crHIT 脉冲旋转的起始角加速度可达 3 000（°）/s²，对两侧外半规管形成超强刺激，极大地提高了一侧的兴奋性与对侧的抑制性，使抑制侧半规管的抑制性放电超负荷产生抑制中断，协同性抑制作用消失，仅显示兴奋侧半规管的兴奋性刺激作用。资料显示，当起始角加速度达到 1 000（°）/s² 时，人类即可产生这种效应。crHIT 采用的瞬时脉冲旋转角度为 20°~30°，不诱发眼震，无眼震快相的中枢机制干扰，是 VOR 直接通路反应。此外，正常人的 VOR 潜伏期为 7~10 ms，且 VOR 潜伏期长短与旋转角加速度相关，7 ms 和 10 ms 的 VOR 潜伏期分别对应 3 000（°）/s² 和 1 000（°）/s² 的角加速度，而视觉眼动反射的潜伏期需 80~100 ms。因此 crHIT 在 80~100 ms 的 VOR，几乎没有视觉眼动反射信息的介入，主要反映前庭半规管的功能。

crHIT 技术分析脉冲旋转 VOR 直接通路反应，避免了低频低速旋转试验中的协同性抑制作用、可能的视觉眼动反射、颈反射及中枢机制等干扰，实现了前庭代偿期半规管病变侧别的检测评定，突破了低频低速旋转试验的限制。图 4-28 为左耳突发性耳聋伴眩晕 15 天、53 岁女性患者的旋转试验，尽管低频 SHAT 提示增益减退，但是前庭代偿的建立已经使左右向诱发眼震的对称性恢复正常，难以区别前庭的病变侧别，而通过高频 crHIT 可以明确。

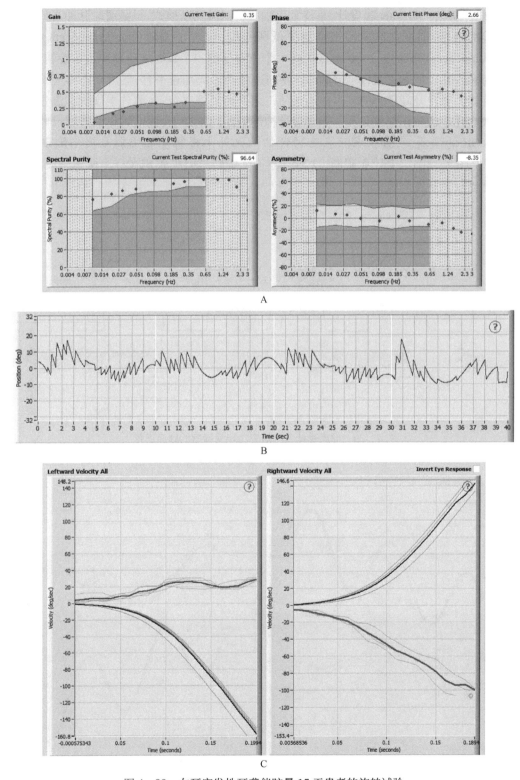

图 4-28　左耳突发性耳聋伴眩晕 15 天患者的旋转试验

　　A. SHAT 增益减退,非对称正常;B. 正弦谐波角加速度为 60 (°)/s², 0.1 Hz 时左右摆动诱发左右向眼震对称正常;C. crHIT 测试,1 000 (°)/s² 角加速度时 L-VOR 减退,R-VOR 正常

6）脉冲正弦：由 Peterka 设计，是绕垂直轴旋转试验的新模式，也是瞬时脉冲与低频正弦两种试验的融合，即在高频脉冲上搭载了低频正弦，包含了偏转（bias component）和探查（probe component）两部分。该试验首先向一个方向施加一个瞬时加速脉冲正弦旋转，达到预定速度时融入几个低频正弦（约 1 Hz），并使加速脉冲形成加速平台，然后以同样模式实施相反方向旋转。脉冲及其平台的基本作用是使一侧外半规管兴奋，对侧外半规管抑制中断。而叠加融入的几个低频正弦就是在一侧半规管抑制中断的基础上，使低频正弦能够反映两侧外半规管 VOR 的强弱，实现低频正弦旋转评估两侧外半规管功能强弱及损伤侧别的功能（图 4-29、图 4-30）。受设备限制，这种脉冲正弦旋转试验模式仍在应用探索阶段，其临床价值尚待进一步开发和验证。

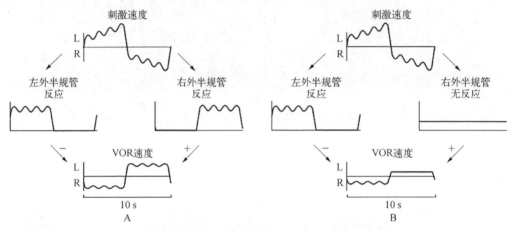

图 4-29　健康受试者与前庭功能受损者的脉冲正弦

A. 健康受试者左右外半规管反应；B. 右侧前庭功能受损者右外半规管反应未引出

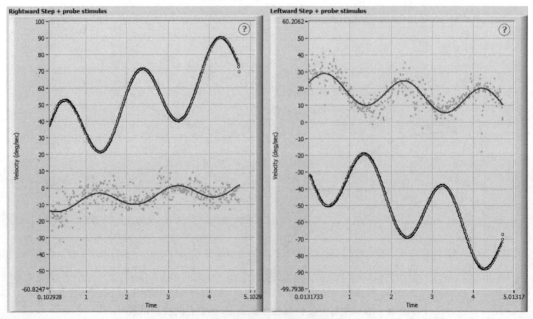

图 4-30　右耳梅尼埃病者脉冲正弦

粗线：转椅曲线；细线：VOR 眼动曲线；左图示右耳外半规管反应减退

（2）耳石器功能检测的旋转试验：耳石器的功能阈值为 $0.001 \sim 0.050$ g/s² 或 $0.2 \sim$ 0.3 m/s²，用于耳石器功能检测的适宜刺激是线加速度，但现有前庭试验设备还难以模拟。尽管声刺激诱导的 VEMP 技术异军突起，在耳石器功能评估中了扮演着重要角色，并在临床眩晕诊疗中发挥着作用。但是耳石器主要是运动感受器，VEMP 属非生理性技术，耳石器功能评估仍有待真正的生理性运动测评技术。目前主要以旋转产生的离心加速度来替代线加速度，通过 DUC（转椅垂直轴分别向左右水平偏移、绕中心垂直轴旋转）或 OVAR 对耳石器形成刺激，测评耳石器（主要是椭圆囊）的功能状态。现代旋转试验技术是通过动态 SVV 及眼旋转指标对椭圆囊功能进行评定。

1）DUC：DUC 试验又称偏轴心旋转试验，是指通过转椅绕中心垂直轴旋转、垂直轴向左和右水平偏移旋转产生的离心力与重力的合力，即重力惯性加速度（gravity inertial acceleration, GIA）刺激椭圆囊，并通过客观的眼旋转和主观的动态 SVV 两种测评指标反映耳石眼动反射（otolith ocular response, OOR）功能状态。

DUC 检查时，受试者坐于高频高速旋转椅上，首先从绕中心垂直轴旋转开始，加速至设定时速［如 300（°）/s］改为恒速旋转，及至双侧半规管的刺激效应停止，仅对两侧椭圆囊构成 GIA 刺激。由于两侧椭圆囊距离头中心 $3.5 \sim 4.0$ cm，绕中心垂直轴旋转时两侧椭圆囊接受同等刺激。继续以 300（°）/s 恒速旋转，且垂直轴由中心向左/右水平偏移 3.85 cm 时，右/左侧椭圆囊则分别为旋转轴心，分别检测左/右侧椭圆囊的 GIA 刺激反应（图 4-31）。

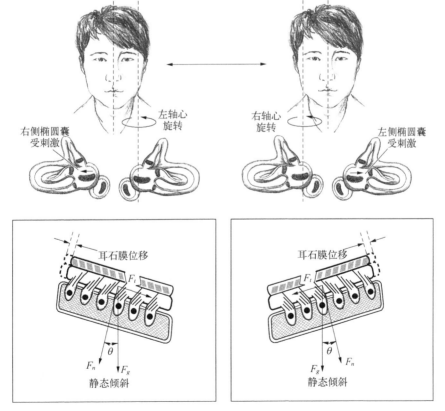

图 4-31　DUC 试验

转椅在绕中心垂直轴旋转模式时,正常人两侧椭圆囊受到强度等同、方向相反的离心力刺激,OOR 作用相互抵消,没有倾斜知觉。当一侧椭圆囊功能降低,眼球就会斜向患侧,并能够以 OTR 及 SVV 形式呈现。在垂直轴由中心向左/右水平偏移 3.85 cm 的旋转模式时,使 SVV 分别偏向对侧(图 4 - 32),而眼球旋转客观指标亦发生改变(图 4 - 33)。

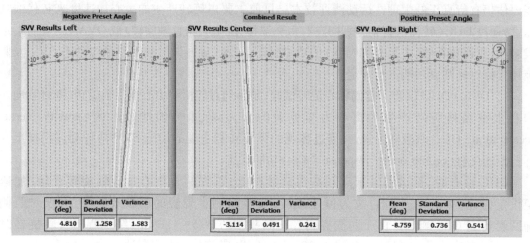

图 4 - 32　左侧耳石器损伤者 DUC 试验的动态 SVV 检查

中图绕中心垂直轴旋转;左图垂直轴向左移以右侧椭圆囊为轴心;右图垂直轴向右移以左侧椭圆囊为轴心

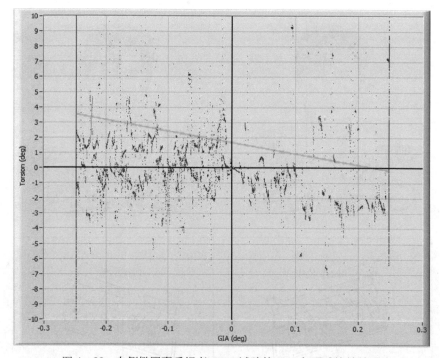

图 4 - 33　右侧椭圆囊受损者 DUC 试验的 GIA 与眼球旋转结果

2) OVAR：OVAR 试验也是绕垂直轴旋转试验的新模式。受试者坐于高频高速旋转椅上,当绕垂直轴旋转达到预定速度后转为恒速,外半规管嵴顶无加速度刺激,半规管 VOR 及其水平方向眼震消失。随后恒速旋转中的转椅向后倾斜 15°,以偏垂直轴继续旋转(图

4-34)。此时由于重力向量发生了变化,对耳石器产生了新的刺激,所引起的眼动反应主要来自耳石器,可通过视频眼震图旋转导联上的旋转眼动评估分析 OOR 的功能状态。

偏垂直轴心旋转可引起 Coriolis 加速度效应,常导致受试者,尤其是眩晕患者发生自主神经反应,从而限制了它的广泛应用。作为耳石器椭圆囊功能的检测技术,新模式 DUC 与 OVAR 试验在临床的应用仍处于尝试阶段,其潜在的临床价值及其实用性的提升极具研究发展空间。

旋转眼动与 OVAR 的倾斜角度成比例,健康者 OVAR 的旋转增益在顺时针及逆时针旋转时对称,而两侧 OOR 失衡时,旋转增益不对称(图4-35)。

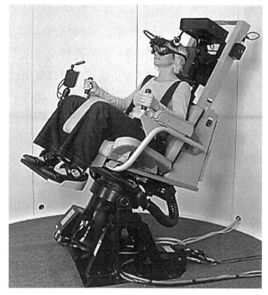

图4-34 OVAR 试验模式

资料来源:北京曼泰里生物技术有限公司

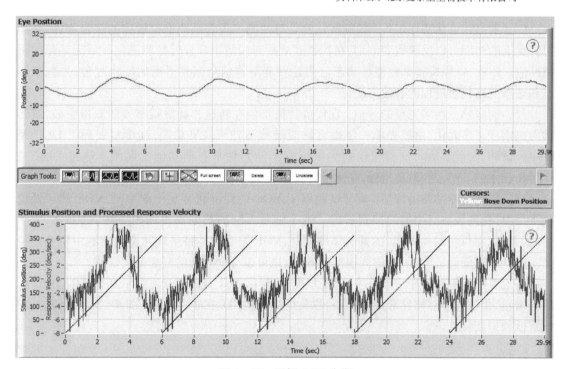

图4-35 两侧 OOR 失衡

患者,梅尼埃病4.5年,OVAR 显示右侧增益减弱,提示右侧椭圆囊功能减退

4. 临床意义　　随着科学技术发展,旋转椅由既往单纯绕垂直轴的低速、低频旋转,实现了高速、宽频及多轴向旋转的突破。因此,现代旋转试验不但能够客观鉴别半规管病变的侧别与程度,也能够对半规管病变后的代偿状态、耳石器功能进行有效评估,彰显探查损伤和功能测评的双重属性。在临床应用中不再局限于回答前庭半规管功能是否有病变,更广泛的

探查损伤和功能测评应是现代旋转试验的两个主要目的。

（1）前庭病变侧别判定：单侧前庭病变后前庭代偿建立之前，传统低频旋转试验模式即可进行前庭病变的侧别鉴别，更是高频高速旋转试验的优势。前庭代偿建立之后，crHIT 融合了低频正弦和脉冲旋转的脉冲正弦试验可以突破代偿作用，有效评估两侧前庭病变的程度及侧别。

（2）双侧前庭损伤的评估：既往观点一直将低频旋转试验（0.01～0.64 Hz）作为评估双侧前庭损伤的试验方法，基于前庭频率理论，这种传统认知存在严重缺陷。前庭感受器具有感知不同运动频率的能力和功能区，而前庭损伤也与听力损伤类似，具有不同频率的选择性。前庭响应人体日常活动的频率在 0.05～5.00 Hz，低频旋转试验并未测评到 0.64 Hz 以上频率的前庭功能状态，因此应用传统低频旋转试验评估双侧前庭损伤的方法有待改进。现代的宽频、高速、多轴向旋转椅使旋转试验对前庭损伤频率、损伤靶点的探查有一定拓展，系列多种旋转模式的实施，使现代旋转试验对双侧前庭损伤的评估更加趋于合理完善。

（3）前庭半规管损伤的频率特征评估：现代的宽频旋转椅拓展了旋转试验的检测频率，使旋转试验对前庭损伤频率特征的测评功能进一步提高，通过宽频 SHAT 和 crHIT，几乎涵盖了半规管全部高中低频的功能测评，有效避免了既往传统旋转试验技术的频段缺陷。对于不同眩晕类疾病单病种的前庭损伤频率特征研究，联合应用冷热试验（低频）、摇头试验（中频）及头脉冲试验（高频）已经取得一定突破，宽频旋转椅将为之提供更加客观的技术支持。

（4）前庭代偿状态评定：低频旋转试验是对两侧半规管系统推拉效应的综合测评，在半规管受损的初期可以反映病变侧别，在代偿建立后对两侧半规管低频刺激则显示无差异的眼震反应。因此，低频旋转试验能够动态监测这种非对称信息恢复平衡的变化过程，是判断静态和动态前庭代偿进程的有效方法。

（5）前庭感受器多靶点的评估：现代旋转椅不但在转速和刺激频率方面取得突破，旋转轴向也实现了多元化，由过去单一绕垂直轴旋转检测外半规管功能，逐步发展到了 DUC 及 OVAR 试验，突破了旋转试验仅仅检测半规管不能测评耳石器功能的局限。通过 DUC 与 OVAR 技术的 SVV 及 OTR 指标，临床已经开始对椭圆囊功能的检测进行尝试。

（6）前庭病变性质的评估：旋转试验属于 VOR 的标准化客观检测手段，VOR 属于低位脑干反射，受高级前庭中枢的抑制制约。当小脑及大脑的前庭皮质功能受到（脑外伤、脑卒中）影响时，对低位脑干 VOR 的抑制作用减弱，VOR 眼动增益将呈现亢进的前庭中枢病变特征。此外通过旋转试验 VOR 的固视抑制效应，也可以帮助判断前庭病变的性质。

梅尼埃病病例：患者，男，53 岁，梅尼埃病 4.5 年，NKI 宽频 SHAT 显示 0.01～0.20 Hz 低频区增益、相位和非对称异常，而高频区各项指标及 crHIT 在正常范围（图 4 - 36），呈现外半规管低频损伤特点。

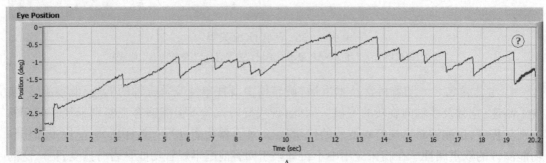

A

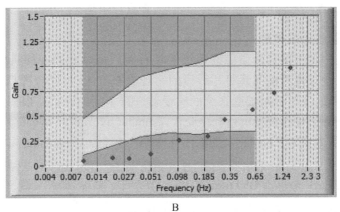

B

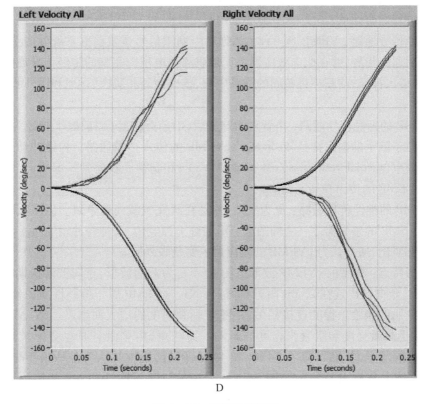

图 4 - 36　梅尼埃病病例

A. 左向自发性眼震,消除固视后眼震增强;B. SHAT 显示 0.01~3.00 Hz 的眼震增益;C. 正弦谐波加速度旋转试验 0.1 Hz 诱发眼震,右向眼震减弱;D. crHIT[1 000(°)/s²],左右脉冲旋转诱发眼动增益正常

三、耳石器功能检查

(一)前庭肌源性诱发电位

VEMP 是由高强度声信号刺激前庭系统的耳石器后记录到的一种肌源性电位。VEMP 是一种评价前庭系统球囊和椭圆囊等耳石器的客观检查方法,可联合视频眼震图、HIT 等评估半规管的检查手段,完整地对前庭系统的感受器进行全面的评价。根据记录部位的不同,VEMP 可分为颈前庭肌源性诱发电位(cervical vestibular evoked myogenic potential, cVEMP)和眼前庭肌源性诱发电位(ocular vestibular evoked myogenic potential, oVEMP)两种主要类型。

1. 概述　　VEMP 最早由 Bickford 在 1964 年进行了描述,研究发现,气导声刺激可在颈部记录到短潜伏期电位,由于该电位振幅与肌紧张程度相关,推测其属于肌源性电位。直到 1992 年,Colebatch 等的研究证实,单侧前庭神经切断后,同侧的 cVEMP 消失,进而证实了 VEMP 的来源是前庭系统。同期的研究表明,在极重度感音神经性聋患者中,也可记录到 cVEMP,进一步证实 cVEMP 的来源是前庭,而不是耳蜗。1994 年,Colebatch 等进一步完善了 cVEMP 的记录方式,将表面电极置于胸锁乳突肌,采用了高质量的肌电记录技术,获取了稳定的反应,自此,cVEMP 的研究和临床应用才大规模推广。

早期针对 VEMP 的研究都是将胸锁乳突肌作为记录部位,2005 年,Jombic 和 Bahýl 研究发现,在眼部肌肉也可由强刺激声记录到类似的短潜伏期电位,被称为 oVEMP。初步研究证实,骨导振动记录到的 oVEMP 与前庭的椭圆囊功能相关,因此结合 cVEMP 和 oVEMP 可对耳石器功能进行综合评估。

(1) 神经传导通路:VEMP 是一种由高强度声刺激信号诱发前庭系统外周感受器,通过前庭神经反射通路传导,并在肌肉效应器上记录肌源性电位。完整的神经传导通路包括前庭外周感受器、传入神经、前庭神经核间的联系中枢、传出神经和肌肉(颈肌和眼外肌)效应器等结构。

1) cVEMP 的神经传导通路:声音刺激球囊后,沿前庭神经(以前庭下神经为主)和螺旋神经节到达位于脑干的前庭神经核,形成了 cVEMP 的传入神经通路。神经冲动进一步通过内侧前庭脊髓束(medial vestibulospinal track, MVST)和副神经投射到颈部肌肉,即胸锁乳突肌,构成了 cVEMP 的传出神经通路。

2) oVEMP 的神经传导通路:更为复杂,并且在研究领域尚存争议。但多项动物实验的证据表明,oVEMP 的感受器之一为椭圆囊。沿前庭上神经传入,神经冲动通过 VOR 通路,投射到对侧眼部肌肉,通常认为 oVEMP 的效应器主要是眼外肌。

(2) 波形特点:典型的 cVEMP 波形见图 4-37,为双向波形,正向波潜伏期在 13 ms 附近,标记为 P1,负向波出现在 23 ms 附近,标记为 N1。cVEMP 属于抑制性肌源性电位,其振幅与胸锁乳突肌的肌紧张程度直接相关,并随着刺激强度的增大而增高。cVEMP 的潜伏期比较稳定,不受刺激强度和肌紧张程度的影响。需注意,声刺激有时也会记录到另一个潜伏期稍长的双向复合波,潜伏期在 34 ms 和 44 ms 附近,通常被认为是耳蜗参与了反应,因此 cVEMP 的波形分析主要是针对 P1 和 N1。与 cVEMP 不同,oVEMP 的第一个波形为负向波,潜伏期约 10 ms,标记为 N1,后续跟随有一个正向波,潜伏期通常在 15 ms 附近,标记为 P1(图 4-38)。两者区别在于,cVEMP 是同侧、抑制性反应,而 oVEMP 是交叉、兴奋性反应。

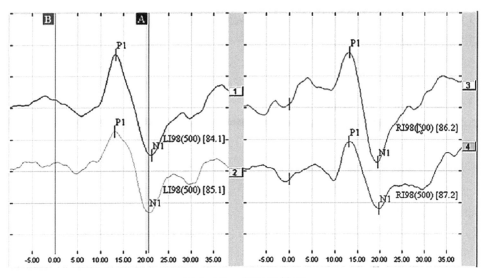

图4-37　cVEMP波形

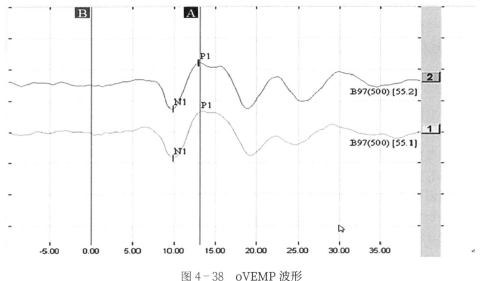

图4-38　oVEMP波形

2. 记录方式　　关于VEMP的记录方式经历了很长时间的摸索,目前cVEMP和oVEMP记录方式已经比较统一。理论上,临床使用的听觉诱发电位设备均可用于记录VEMP,由于反应振幅与肌紧张程度相关,推荐对胸锁乳突肌进行肌电监测,可对双侧cVEMP振幅进行比较,并确保有足够的肌紧张程度,可有效地引出肌源性电位。

(1) 刺激参数

1)换能器类型:气导或骨导振动甚至敲击头部均可诱发VEMP,因此理论上VEMP换能器可选择插入式耳机、压耳式耳机、骨导振子等,由于插入式耳机的特殊设置可降低记录系统中电极对刺激伪迹的拾取,建议常规采用。

2)刺激声类型:刺激声可选择短声或短纯音,研究发现500~1 000 Hz的频率信号可引出更高的振幅,推荐临床采用500 Hz短纯音作为刺激声,上升、平台和下降期分别为1 ms—

2 ms—1 ms。同时为了获得更好的波形反应,临床和科研测试中也可增加 1 000 Hz 短纯音作为刺激声进行对比测试。

3）刺激声极性:目前对刺激声极性不做统一强制要求,但要注意在同一家测试机构应在开展临床应用之前进行前庭功能正常者测试;同时要注意使用统一的疏波或者密波极性,其后续工作需要与准备时期的电极极性保持一致。

4）刺激声强度:推荐临床检查使用 100 dB nHL 的刺激声强度,并以 10 dB 为步距寻找阈值。

5）刺激速率:推荐采用的刺激速率为 4.9~5.1 次/秒。

6）叠加次数:由于 VEMP 属于肌源性电位,振幅可达数十微伏,因此进行 100~200 次叠加即可记录到稳定的波形。

（2）记录参数:记录设置包括电极导联方式、滤波器设置、开窗时间等。

1）电极导联方式

A. cVEMP 的电极导联方式

a. 记录电极:置于胸锁乳突肌中点或稍微靠上的位置。

b. 参考电极:置于胸骨柄。

c. 共用电极:置于前额正中。

按照上述电极导联方式,需在软件中设置波形反转,这样记录到的 cVEMP 波形为 P1 向上。

B. oVEMP 推荐的电极导联方式

a. 记录电极:置于眼部下方,注意需要进行左右电极交叉,即左侧电极置于右眼处,右侧电极置于左眼处。

b. 参考电极:置于记录电极下方 1~2 cm 处。

c. 共用电极:置于前额正中。

2）滤波器设置:高通和低通截止频率可分别设置为 10 Hz 和 1 000 Hz。

3）开窗时间:由于需要对胸锁乳突肌的肌紧张程度进行监测,除刺激声给出后的 50~60 ms 外,还需对刺激前的 20 ms 进行记录,因此推荐的开窗时间范围是-20~60 ms。

综合上述 VEMP 的刺激和记录参数描述,推荐临床开展的 VEMP 参数设置明细见表 4-1。

表 4-1 VEMP 参数设置

参 数 设 置	0.5 kHz 短纯音
刺激声极性	疏波或密波
刺激声参数	短纯音:1 ms—2 ms—1 ms 或 5 周期 Blackman
刺激速率	4.9~5.1 次/秒
滤波器设置	高通:10 Hz;低通:1 000 Hz
开窗时间范围	-20~60 ms
叠加次数	100~200 次
波形方向	P1 波向上

（3）受试者测试体位：VEMP 作为一种肌源性电位，与 ABR 不同，需要保持一定的肌紧张程度，临床测试中可选用不同的方式保持肌紧张。以下是两种 cVEMP 记录中保持胸锁乳突肌肌紧张的方法。

1）坐位转颈：患者处于坐位，头部转向两侧至少 45°，采用这种方式时，通常进行单侧刺激，其优点是容易保持测试体位，尤其是针对老人或儿童进行测试时，其缺点是难以保证双侧转头时肌紧张程度相同。电极导联和患者测试体位见图 4-39。

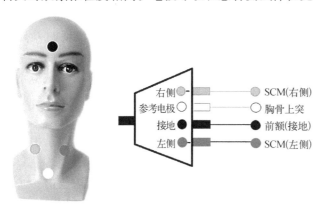
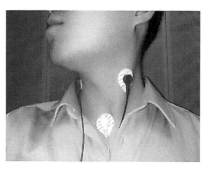

图 4-39 cVEMP 电极导联与坐位测试

SCM，胸锁乳突肌

2）仰卧位抬头：另一种方式是患者处于冷热试验体位（头部与水平面成 30°），并保持头部抬起，采用这种方式时，通常进行双侧刺激，其优点是双侧肌紧张程度一致，其缺点是容易引起过度疲劳，部分患者无法保持足够的记录时间。

目前临床推荐采用坐位转颈记录方式，同时一定注意对肌电图进行监测和记录，确保双侧转颈位时肌紧张程度尽量一致。

在进行 oVEMP 测试时，要求患者处于坐位，眼睛向上凝视，约 30°即可。电极导联和患者测试体位见图 4-40。

（4）VEMP 振幅校正：由于 cVEMP 反应振幅直接受胸锁乳突肌的肌紧张程度影响，在测试过程中有必要对其进行校正，可消除因为双侧肌紧张程度不同而导致的 cVEMP 振幅不对称的误差。

校正方法：在波形记录完成后，通过设备自带的软件对肌紧张程度进行校正。在报告 VEMP 振幅比和双侧不对称度时，使用此校正值。

（5）检查流程

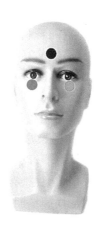
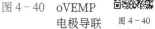

图 4-40 oVEMP 电极导联

1）向受试者讲解检查要求和注意事项。

2）准确进行电极导联并佩戴耳机。

3）选择标准的给声条件和记录条件。

4）示范并指导患者，检查受试者的胸锁乳突肌肌紧张程度。

5）开始检查并记录波形：① 起始刺激强度设置为 100 dB nHL；② 以 10 dB 为步距降低刺激强度，寻找阈值；③ 记录结果，分析图形；④ 撰写报告。

3. 分析和解释

（1）潜伏期和振幅分布范围：VEMP 的测试结果和刺激参数相关，如短声和短纯音诱发的 VEMP 潜伏期存在差异。建议测试机构根据自身设定的测试方案收集正常值范围。

1）潜伏期的测量：在 cVEMP 和 oVEMP 潜伏期的测量中，起点为刺激声的给声时刻，终点为对应波形峰值的出现时刻，即峰潜伏期。如果峰值难以确定，需要采用平均或延长线等方法进行处理。此外还可进行双耳各波潜伏期差值的计算，即潜伏期耳间差。

2）振幅的测量：在 cVEMP 和 oVEMP 振幅的测量中，一般选用各波的波峰到基线或波谷方式进行，双侧振幅分别表示为 A_L 和 A_S。相对潜伏期的测量而言，cVEMP 的振幅受胸锁乳突肌肌紧张程度影响，为了消除肌紧张程度的差异对不对称度造成的影响，除了在测试过程中尽量保持双侧肌紧张对称外，VEMP 系统还可针对肌紧张程度的差异进行校正。

（2）VEMP 振幅比和振幅不对称度：VEMP 的绝对振幅受肌紧张程度影响，临床应用更多的是其相对振幅，包括双侧振幅比和双侧不对称度。与温度试验中 CP 的概念类似，在 cVEMP 分析中，也可引出"球囊麻痹"的概念。

具体计算方式为，如双侧振幅分别表示为 A_L 和 A_S（A_L 表示振幅较高者，A_S 表示振幅较低者），振幅比为 A_L/A_S；双侧振幅不对称度为双侧振幅之差除以双侧振幅之和，即 $(A_L-A_S)/(A_L+A_S)$。上述两个指标的正常范围，在文献报道中存在差异，精确的数据还需要进一步的研究工作进行完善。

（3）VEMP 阈值：通常情况 VEMP 的引出都需要很高的刺激强度，其阈值分析主要应用于半规管裂综合征等第三窗开放疾病的评估。其他影响第三窗的疾病如上半规管裂或大前庭导水管综合征，也可能会记录到较低的 VEMP 阈值。但应注意，对这些疾病的确诊需要 CT 等影像学检查的证实。

（4）VEMP 潜伏期：cVEMP 的潜伏期一般出现在 13 ms 和 23 ms 附近，但潜伏期还会受到刺激声类型的影响，如短声和短纯音诱发的 cVEMP 潜伏期会有差异。不像 ABR 等听觉诱发电位，随着刺激强度的降低，潜伏期会逐渐延长，VEMP 的潜伏期几乎不受刺激强度影响。此外，多数前庭外周疾病都不会造成 VEMP 的潜伏期改变，只有少数中枢病变会造成潜伏期延长。

（5）调谐曲线：使用短纯音作为刺激声的研究发现，cVEMP 存在"频率调谐"特性，500 Hz 可引出最高强度的反应，使用更低或更高频率时，反应振幅都会降低。

4. 临床应用　　VEMP 经过数十年的发展，已经广泛应用于临床中，可针对球囊和椭圆囊等耳石器，以及前庭上神经和前庭下神经进行评估。

（1）梅尼埃病：通过梅尼埃病患者的颞骨尸检证实，其内淋巴存在积水症状。研究表明，在梅尼埃病早期，内淋巴积水在耳蜗导水管和球囊中形成。因此，可以利用 VEMP 对该类患者的球囊功能进行评估。针对梅尼埃病患者的 VEMP 研究表明，VEMP 异常在该患者群体中的发生率达 58%。这种波形异常主要表现为振幅降低或未记录到反应，很少出现潜伏期延迟。在针对梅尼埃病患者的 VEMP 频率调谐研究中发现，梅尼埃病患者的最佳调谐频率从正常受试者的 500 Hz 变为 1 000 Hz。这种频率的改变可能是由于球囊结构中的共振频率变化导致的。因此，比较梅尼埃病患者在 500 Hz 和 1 000 Hz 刺激声诱发的 VEMP，有助于提高疾病的诊断率。但目前没有证据表明，这种频率调谐的改变只在梅尼埃病或膜迷路积水的病理情况下发生。VEMP 在梅尼埃病疾病分期中也有应用，研究结果表明，梅尼埃病分型越高，其 VEMP 振幅降低或无反应的比例也越高。

（2）前庭神经炎：表现为一次急性眩晕发作后的持续性严重眩晕，不伴有耳蜗症状或其他神经科症状。对前庭神经炎患者进行温度试验和 cVEMP 测试，如患者的患侧无温度试验反应，说明外半规管功能受损。由于支配外半规管的是前庭上神经，而支配 cVEMP 的是前庭下神经，推测 cVEMP 正常的患者，属于前庭上神经炎；而 cVEMP 异常的患者，属于前庭下神经炎。因此可结合 VEMP 与温度试验，对前庭神经炎的病变部位进行评估。

（3）上半规管裂：患者的症状是压力或强声会造成眩晕或振动幻视，出现 Tullio 现象，即前庭系统对声音的敏感度病理性升高。在这种病变情况下，可记录到异常低的阈值，如 60～70 dB nHL。其他影响第三窗的疾病如后半规管裂或大前庭导水管综合征也可能会记录到较低的 VEMP 阈值。如图 4-41 所示，上半规管裂患者，右侧 cVEMP 阈值明显降低，60 dB nHL 的刺激强度可记录到；左侧阈值为 95 dB nHL。

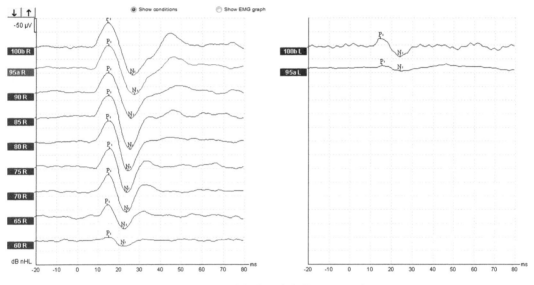

图 4-41　上半规管裂患者的 cVEMP 表现

（4）听神经瘤：MRI 是听神经瘤诊断的金标准，ABR 也经常被用于对其进行诊断。此外，多位学者的研究证实，听神经瘤会造成 VEMP 结果异常，包括振幅降低或反应消失。因此 VEMP 测试可以为听神经瘤的诊断提供有价值的信息，但并不适合单独使用来确认其病变部位。有研究表明，肿瘤大小与 VEMP 的异常情况无明显的相关性。

（5）中枢神经系统病变：除了上述提到的外周神经系统病变之外，由于 VEMP 的传导通路包括位于脑干的前庭脊髓束，因此 VEMP 还可对一些中枢神经系统的病变提供诊断依据，包括多发性硬化、脊髓小脑退行性改变、脑干梗死等。其中在多发性硬化中，VEMP 的潜伏期会延长，或者导致波形消失。不同类型疾病在 VEMP 中的表现不同。

5. 注意事项

（1）VEMP 受肌紧张程度影响：cVEMP 和 oVEMP 属于肌电成分，直接受肌紧张程度的影响，因此需在测试过程中对肌紧张程度进行监测，还需针对肌紧张程度的差异进行校正，保证双侧胸锁乳突肌的紧张程度相对一致。

（2）由于 VEMP 需要较高强度的声音才能记录到，如果受试者存在传导性聋，则传导至内耳的声强由于被衰减，可能会导致无法记录到波形。但应注意，如果气骨导差不是中耳源性的,而是内耳源性,典型病变为第三窗异常开放,这时可记录到 VEMP,如上半规管裂或大前庭导水管综合征。VEMP 的感受器是内耳的前庭器官,所以感音神经性聋不会影响其记录。

（3）其他:cVEMP 和 oVEMP 记录一般需要较高的刺激强度,注意如在测试过程中,患者存在严重不适,应停止测试。

（二）主观视觉垂直线

SVV 和 SVH 检测是在无视觉参照物环境下,用与地面垂直或者平行的暗光线,对患者感知的垂直线/水平线与实际的重力垂直线/水平线之间夹角的检测,检测结果被用于评估受试者的耳石器功能,进而作为平衡系统疾病的诊断依据。而国产基于虚拟现实技术（virtual reality,VR）的眼罩式 SVV 检测改变了既往 SVV 刺激模式,正逐步进入临床。其主要的检查方法有以下三种。

1. 静态试验

（1）简易 SVV 检测方法:最早期的静态 SVV 试验,采用一个水桶,在水桶底的内侧面画一条直线,水桶底的外侧面贴一个刻度并在中心点挂一个重锤,受试者直视水桶底内侧面,旋转水桶至主观认为桶内直线与地面垂直/水平,记录桶内直线与实际垂直线/水平线之间的偏差角度。

（2）暗室 SVV 检测方法:目前静态 SVV 试验常采用的方法是在暗室条件下屏蔽视野环境中各种垂直物体信息,受试者取直坐位,在暗室环境中处于静态位置时,前方置一荧光或发光二极管柱形杆,受试者将柱形杆调整到其认为垂直的方位,该方位与实际垂直位置之间的夹角即 SVV 偏差。SVH 检测时让受试者将柱形杆调整到其认为水平的方位,该方位与实际水平位置的夹角即 SVH 偏差。较早的研究表明,在静态直立位置,正常人的 SVV 偏差在±2°以内。而患有中枢及外周前庭疾病患者的 SVV 检测结果会出现较大偏差,在前庭疾病急性发作期,患者的 SVV 测试结果偏差可达 21°。

注意事项:将受试者的头部固定于头托上,以保持头部居于正中位。

2. 动态试验　与静态 SVV 检测不同的是,动态 SVV 检测是在离心旋转条件下即耳石器受到刺激的情况下进行,根据旋转的方式不同又分为绕垂直轴心旋转、OVAR 和偏轴心旋转或单侧离心力。

（1）绕垂直轴心旋转:由于双侧椭圆囊均受刺激,正常人两侧椭圆囊受到力量相等、方向相反的离心力刺激,结果两者相互抵消,受试者没有倾斜感觉,而如果受试者一侧椭圆囊病变,则两侧椭圆囊兴奋性不一致而出现偏斜,其 SVV 偏向患侧。

（2）OVAR:是指人体中心偏离旋转轴一定距离。此时在绕垂直旋转轴时,人体和头部中心不在旋转轴上,因患者易出现恶心、呕吐等自主神经反应,目前临床很少应用。

（3）偏轴心旋转:是在人体偏离轴心而旋转绕轴心时进行检测,结果可用于单侧椭圆囊功能评价。正常人受离心力作用,两侧的 SVV 偏斜值对称,其中向左偏轴心旋转时,左侧椭圆囊受刺激,SVV 向右侧偏斜,同理向右轴心旋转时,SVV 偏向左侧;而一侧前庭功能降低时两侧 SVV 偏斜不对称,其中患侧离心刺激时,由于椭圆囊功能受损而无反应,结果 SVV 无偏斜,而正常侧离心刺激时,椭圆囊可兴奋,SVV 偏向对侧。近年来的研究表明,动态 SVV 检测较静态 SVV 检测更为敏感,静态 SVV 正常者中大约有 18.3% 发现动态 SVV 异常,但由于配备偏心转椅的前庭功能检查室很少,临床运用较少。

3. 眼罩式 SVV 试验　　基于 VR 技术,设备简单、体积小、便携,该设备同时可以记录受试者头部偏斜角度。检查时受试者戴上 SVV 眼罩,这种虚拟影像眼罩设备可以屏蔽视野内可见物体,调整眼罩至患者能看到视野中清晰的彩色线条(图 4 - 42),且无眼罩外光线漏入眼罩内。先让检查者取头正中直坐位,此时两侧椭圆囊无重力偏斜刺激,将线条通过计算机模拟随机调整角度放置,让受试者调整 VR 眼镜中显示的线条至其认为的垂直或水平位置,通过计算机记录此时患者自主调整的线条位置与法线(实际线条)位置之间偏斜的角度,即头正中坐位 SVV、SVH 值,此时测试原理同静态试验。然后将受试者头部倾斜一定角度(图 4 - 43),此时两侧椭圆囊受到重力偏斜刺激,再让受试者调整线条至其认为的垂直或水平位置,通过计算机记录此时患者自主调整的线条位置与法线(实际线条)位置之间偏斜的角度,即头偏斜位 SVV、SVH 值。根据笔者粗浅的使用经验,一侧前庭功能受损的患者,其直坐位和偏斜位 SVV 均偏向患侧,即使直坐位 SVV 未见异常,在偏斜位时仍可出现异常,并且在中枢前庭疾病和外周前庭疾病中有一定的鉴别意义,但是由于该设备使用时间很短,正常值的建立尚需要一定时间积累,其临床意义有待于进一步阐明。

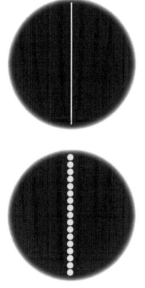

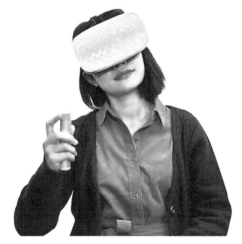

图 4 - 42　眼罩式 SVV 视野中的线条　　　　　图 4 - 43　眼罩式 SVV 检测:头位右侧倾 30°
　　资料来源:由庚医疗器械(上海)有限公司　　　　　　资料来源:由庚医疗器械(上海)有限公司

4. 病例介绍　　患者,女,44 岁,2 周前晨起突发视物旋转、恶心、呕吐,完全无法起床,头部活动时症状加重,持续 3 天。无头痛,神志清楚,双耳主观听力正常。发病前工作压力大、睡眠不好 1 周,否认感冒史,既往体健、否认慢性系统性疾病史。床旁查体:双耳外耳道、鼓膜未见异常,无自发性眼震,摇头性眼震检查见右侧水平眼震、床旁头脉冲试验见左侧补偿性扫视,无 OTR,肢体肌张力良好,过指试验阴性,Romberg 征阴性,强化 Romberg 征左侧倾倒。专科检查:头颅 CT、MRI 无阳性所见,双耳纯音听阈测试结果正常,温度试验左侧半规管功能低下(CP = 93%)及右侧半规管优势偏向(DP = 31%),SVV 检测结果双侧头倾斜 45°时结果异常(图 4-44),vHIT 检查左上、外半规管增益降低,初步诊断为左侧前庭神经炎。经过 2 个月的对症治疗,患者眩晕症状明显缓解,复查温度试验结果依然明显异常 CP(L)=88%,vHIT检查左上、外半规管增益仍然降低,而 SVV 检测结果恢复明显(图 4-45)。说明患者的半规管功能恢复不理想,而椭圆囊功能有一定的恢复,为临床诊治提供依据,同时对患者起到很好的心理安慰作用。

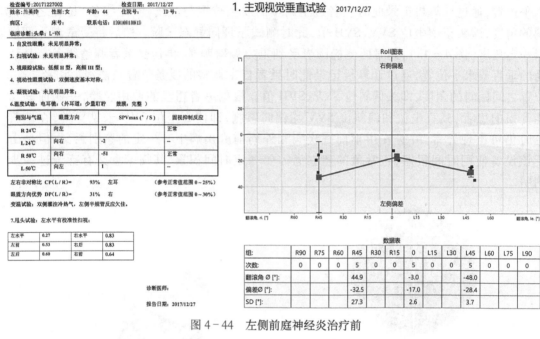

图 4-44　左侧前庭神经炎治疗前

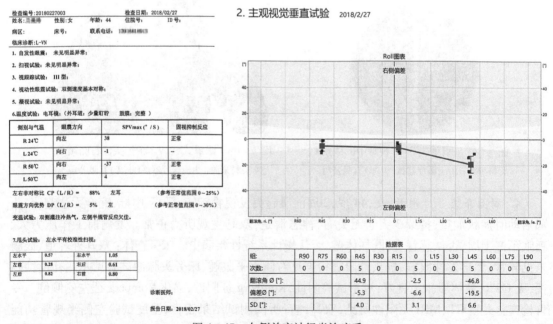

图 4-45　左侧前庭神经炎治疗后

四、姿势控制检查

（一）静态姿势图检查

1. 概述　　Romberg 试验出现以后,学者们即尝试进行 Romberg 试验的定量测量。19 世纪末期,美国神经病学家 Mitchell 等进行了较早的姿势晃动的定量描记和记录,他们用两把垂直的直尺同时观测静态站立时前后和左右方向的姿势晃动情况。随后,有学者在头顶放置记录板描记姿势晃动的曲线,此即姿势图的雏形。其后的研究者用天平的指针摆动表示人体中心移动情况。另外还有多种评价方法,如摆动磁力仪、共济失调仪等。静态姿势图(static posturography, SPG)技术源于 20 世纪 70 年代,由最初的简单固定平板设备,发展为压力平板法,SPG 技术逐渐发展完善,再以后又与计算机技术结合,使其可以定量记录人体足底压力中心(center of pressure, COP)在平板上连续晃动的参数,并迅速在临床广泛使用。

2. 定义　　SPG 是指受试者直立于静止不动的压力平板上,平板记录人体足底 COP 的晃动以评价姿势稳定性。SPG 的压力平板上有数目不等(3~4 个)的压力传感器,人体直立于平板上时,压力传感器可以记录瞬间的足底 COP 的变化,所获得的力矩与力的动态变化信号经计算机处理后可获得 COP 与平板中心的距离,从而得出 COP 移动图形轨迹及相关参数。

3. 检查前的准备　　无论进行 SPG 还是动态姿势图检查,检查前的准备均包括:① 检查前 48 h 不要食用乙醇或含咖啡因物品如咖啡、茶、咖啡因苏打水或巧克力等;② 检查前 2 天,停用对前庭系统有抑制作用的药物,如地西泮、抗组胺药物(如茶苯海明、苯海拉明)、抗焦虑药物(如三氟拉嗪)等;③ 穿宽松袜子或短裤;④ 不要穿裤袜;⑤ 检查前要脱鞋。另外,不要停用生命维持药物,如胰岛素或血压方面药物等。虽然商品化的仪器不同,各个 SPG 测试程序均相似,与 Romberg 试验一样,受试者分别于睁眼和闭眼条件下直立,测试过程中,检查者不与受试者讲话,受试者不要主动晃动身体,以尽力维持平衡。此外,为防止受试者跌倒受伤,检查者应站立于受试者身边,做好防护工作。

4. SPG 的测量参数及结果判读　　目前 SPG 的分析参数较多,大致分为定性和定量参数。定性参数包括人体姿势图、重心图,重心轨迹图形可直观地描述人体 COP 姿势动摇情况;定量参数又分为以时间为主和以频率为主的参数。

（1）重心轨迹图形:Tokita 将重心轨迹图形分为 5 种,分别是向心型、前后型、左右型、弥漫型和多中心型。国内有学者根据该分类方法研究发现中枢和外周性眩晕患者 SPG 重心轨迹图无统计学差异。王福田等在此分类基础上总结了另一种图形评估方法,首先根据轨迹图是否集中于一个中心区分为向心型、向心弥散型、弥散型及多中心型,再根据重心移动方向又分为四种形式,即左右、前后、斜向及方向不定,两种分类方法结合共有十六种组合。研究发现,单侧内耳损伤患者由于内耳受到病理刺激,肌张力改变具有"一致性规律",即躯干自发倒向前庭兴奋性较低下或功能丧失侧,即眼震的慢相侧,在图形上出现左右方向。双侧内耳损伤患者如双侧前庭功能均低下或丧失,图形表现为前后方向。中枢性病变患者身体晃动振幅大且方向不稳定而呈弥漫型。斜向图形可能与患者两侧内耳损伤程度不一致及前庭功能代偿有关。王福田等根据 SPG 图形判定患者是否存在单侧或双侧内耳病变的符合率分别为 84.8% 和 77.8%。

（2）以时间为主的参数:是指在测试时间(60 s 或 30 s)内,与足底 COP 晃动轨迹有关的参数。常见的以时间为主的参数包括外周面积、矩形面积、实效值面积、总轨迹长、单位轨迹长、单位面积轨迹长等。各厂家生产的 SPG 因为技术参数不同(如传感器的数量和精度、采样频率等),文献中报道的以时间为主的参数不尽相同。在诸多计量指标中,外周面积反映平衡障碍的程度,即摇动程度,是最能反映重心平衡功能大小的指标,数值越大表示平衡功能越差。张素珍等对 82 例中枢和外周性眩晕进行 SPG 检查,研究表明,眩晕患者较正常人身体重心晃动的轨迹长,速度大。但中枢性眩晕和外周性眩晕相比差异无统计学意义。而且发现 20 岁组正常人平衡功能最佳,50 岁以上组的重心晃动增加。Baloh 等报道就摇动速度而言,正常老年人较正常青年人增大,有平衡障碍老年人较正常老年人增大(特别是前后方向),但测试双侧前庭功能障碍与小脑萎缩患者的摇动速度及轨迹长度,结果缺乏鉴别意义。

以上参数睁眼与闭眼测试时的比值,称为"Romberg 率"(Romberg quito,RQ),其反映的是视觉在平衡维持中的作用。人体闭眼时晃动增加,因此 RQ 大于"1";内耳病变患者闭眼时晃动增加更为显著,因此,该参数较正常人更大。

(3)以频率为主的参数:SPG 对重心晃动频率的分析是计算晃动时功率波谱密度,不同的研究报道了许多不同的频率分析方法,包括定量特征、峰频率、平均频率、中间频率等。有的仪器对身体重心晃动功率在不同频率范围内的构成比进行分析,反映了频率特性的整体情况。Kapteyn 等提倡对 0.02~10.00 Hz 的重心晃动频率进行分类,分析各个频段(0.02~0.20 Hz、0.20~2.00 Hz、2.00~10.00 Hz)在功率频谱中的百分比。Baratto 等对众多 SPG 参数筛选进行研究发现,姿势图的频带分析是具有临床价值的整体频率参数。

静态直立时,很多因素影响测试结果。刘波等测试了不同足位对 SPG 测试的影响,发现无论睁眼或闭眼,双脚分开站立时,COP 晃动速度均较双脚并拢站立时降低。其原因是双脚分开站立形成的 BOS 增加,重心可在更大的范围内移动,姿势稳定性随之增加,平衡的维持较双脚并拢时容易。在日本平衡研究协会推荐的 SPG 测试程序中即要求双腿并拢站立。

(二)动态姿势图检查

1. 概述　　Nashner 于 1967~1970 年在美国麻省理工学院攻读博士学位时,受美国航空

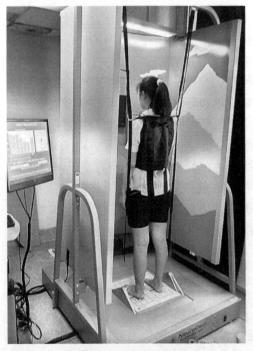

航天局资助,建立了动态平板姿势图(dynamic posturography,DPG)[又称计算机化动态姿势描记图(computerized dynamic posturography,CDP)]的方法学基础。其方法与压力平板技术完全不同。1971~1982 年,Nashner 建立了姿势晃动特征模型,并在 1978~1985 年与 Black 等对视觉、前庭觉和本体觉之间的相互作用进行量化研究,1996 年,美国医学会和美国耳鼻咽喉头颈外科协会通过了计算机姿势图测量流程。近年来,以此为模型的其他公司的产品也陆续上市。

2. 检查方法　　检查时受试者直立于测试平台上,该平台可在水平面方向上进行前后移动,也可以围绕患者踝关节轴前后方向进行旋转运动。平台前有一个环形视野,该视野可移动而影响视觉定位,只有背后是开放的。通过记录作用于平板上脚的力量而测量身体晃动(图 4-46)。有些平板还配有肌电图及与髋、肩、头连接

图 4-46　动态姿势描记仪

的运动感受器。患者穿着改进的降落伞背带固定于天花板以防跌倒时摔伤,检查时,身体摇动通过联接于髋部的电位仪记录。

(1)感觉统合试验(sensory organization test,SOT):在6种状态下进行,SOT1是睁眼站立于平板上,视野固定;SOT2是闭眼站立于平板上;SOT3是睁眼,平板固定,视野移动;SOT4是睁眼,平板随重心移动而移动,视野固定;SOT5是闭眼,平板随重心移动而移动;SOT6是视野和平板都随重心移动而移动。以上6种状态组成见表4-2和图4-47。

表4-2 SOT检查表

状 态	视 野	平 板	确切的感觉反馈	变化的感觉反馈
SOT1	固定	固定	视觉、前庭觉、本体觉	
SOT2	闭眼	固定	前庭觉、本体觉	
SOT3	晃动	固定	前庭觉、本体觉	视觉
SOT4	固定	移动	视觉、前庭觉	本体觉
SOT5	闭眼	移动	前庭觉	本体觉
SOT6	晃动	移动	前庭觉	视觉、本体觉

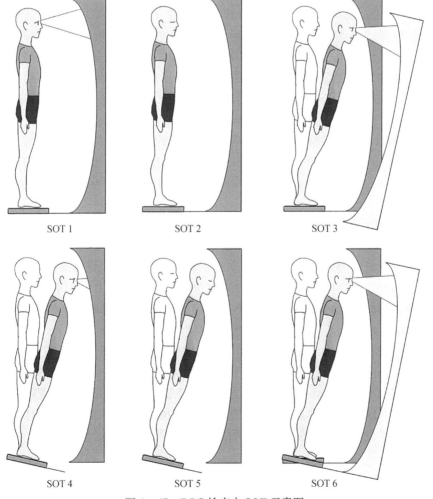

图4-47 DPG检查中SOT示意图

该检查可测试患者在冲突的感觉条件中应用视觉、前庭觉、本体觉维持平衡的能力。受试者的任务是在 6 种 SOT 测试中(每个 20 s)尽可能少地晃动。SOT1、SOT2 相当于标准 Romberg 测试。在其余 4 项检查中,视觉和(或)本体觉系统随视野和(或)平板而发生系统性地改变。在随动(sway-referenced)情况下,平板和(或)视野的旋转与患者的晃动具有相同的方向及确切的比例。例如,向前的晃动产生平板脚趾向下的旋转和(或)视野向前的旋转。在这种情况下,视穹隆影像在视网膜上的运动、踝关节的位置、COP 在足底的位置相对于重心的位置不再与正常直立情况下一致。SOT3 时只有视觉进行随动,SOT4 时只有平板随动,SOT5 时患者站在随动的平板上同时闭眼,SOT6 时视野和平板都进行随动。随动是指平板和(或)视野的自发移动,平板和(或)视野由矢状面上力量中心位置的瞬时变化驱动。一般情况下,增益设定为+1.0,即表示身体每晃动 1°,平板和(或)封闭视野旋转 1°。

(2)运动控制试验(motor control test,MCT):受试者站立在平板上,平板突然向前或向后移动,移动的速度和距离分为小、中、大 3 种,每种状态测 3 次。先检测向前移动,后检测向后移动。平板的快速移动通过本体觉产生快速的、不自主的自动反应。这种自动身体反应是由包括外周感受器、脊髓感觉传入神经、脑干和皮质运动区、脊髓运动神经的长潜伏期通路产生的。COP 指平板上下肢所产生的压力集中点。在自动身体反应中快速的运动导致两侧下肢 COP 的快速变化。在 MCT 测试中,两个平板分别独立计算两侧下肢 COP 的变化,包括反应潜伏期和反应强度。

1)反应潜伏期:指从平板开始移动到下肢出现主动压力反应的时间,以毫秒计。主动压力反应的起始点称为启动点。如果出现异常潜伏期要注意检查原始图像中启动点的位置,排除假象,确保结果准确。反应潜伏期延长可出现于任何影响潜伏期通路的外周神经和(或)肌肉骨骼系统疾病。

2)反应强度:反映患者对两个移动的平板所产生的相应压力水平的能力。反应强度双侧(左、右)、双方向(前、后)对称。当计算机或操作者无法辨别主动压力反应的启动点时,反应强度得分缺失。当反应强度异常时要检查原始数据可靠性,同时注意反应潜伏期原始数据。

3)重力对称性计算:是指计算全身重力在每侧下肢的分布。独立于反应强度和强度对称性计算。但是,重力分布可以影响反应潜伏期、反应强度、强度对称性得分。因此,在解释那些得分时必须考虑重力分布情况。当站立于平板上重力对称性得分接近 100 时表示双侧下肢承载了相同的重力。反之,当得分不在正常值范围时表示重力分布不对称,相应的偏向左侧或者右侧,此时要注意排除由于操作不当所导致的假象。例如,如果脚部摆放的位置不正确,双脚均偏向左侧,重心分布将偏向左侧。

(3)适应性试验(adaptation test,ADT):是评估患者忽略由于支撑面的突然改变所造成的混乱的本体觉输入的能力。人站立在平板上,平板沿横轴上旋或者下旋,致脚尖向上或向下。每次角速度相同,均为 50 (°)/s,每个方向测试 5 次。通过计算每次检查启动后 2 s 内的身体晃动力得到 ADT 得分。ADT 在评估患者于意外的路况下站立或行走的能力方面可能有作用。得分异常的患者常有在不平的路面上站立或行走困难的经历。

3. 结果判读

(1)平衡分(equilibrium score,ES):每 6 种 SOT 的 ES 以如下公式计算。$ES = [1 - (\theta_{max} - \theta_{min})/12.5] \times 100$。$\theta_{max}$ 是在 20 s 测试中向前的最大晃动角度,θ_{min} 是最大的向后晃动

角度,12.5 是正常站姿矢状面晃动角度的理论最大值。SOT 结果以一系列直方图形式给出,与同时给出的正常人测试结果直方图形式进行比较(图 4-48 A、C),可对每一项测试进行评分,分数在 0~100 分,平衡功能越好,ES 越高,跌倒为 0 分。综合 ES 是指 6 种 SOT 测试的加权平均分,最早用于判断患者平衡的整体模式是否正常,该数值加权后对随动的情况更加敏感,其分值等于或大于 70 分属正常范围,当综合 ES 低于 70 分时就要通过 6 种 SOT 了解缺陷模式。由于综合 ES 包括 18 个测试(每个 SOT 条件下测试 3 次)结果,其标准应该从异常种类排除那些低 ES 或在单次独立测试中跌倒的患者。

(2)感觉分析(sensory analysis):以 SOT 比率了解感觉系统损伤情况及对不同感觉输入的优势(图 4-48 B、D,表 4-3)。

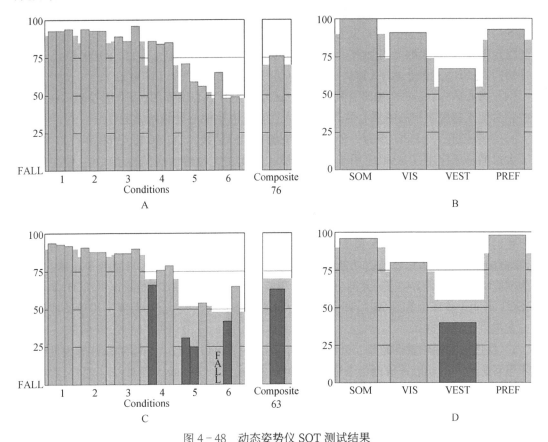

图 4-48　动态姿势仪 SOT 测试结果

A. SOT 1~6 得分正常;B. 感觉分析(正常);C. SOT 4~6 异常;D 感觉分析(前庭觉得分低于正常)
FALL 为跌倒;Conditions 为测试条件;Composite 为综合得

表 4-3　感 受 器 分 析

比率名称	试 验	状 态	配比比率	意　义
本体觉(SOM)	SOT2	SOT1	SOT2/SOT1	利用本体觉信息维持平衡
视觉(VIS)	SOT4	SOT1	SOT4/SOT1	利用视觉信息维持平衡
前庭觉(VEST)	SOT5	SOT1	SOT5/SOT1	利用前庭觉信息或不正确前庭觉信息维持平衡
视优势(PREF)	SOT3+ SOT6	SOT2+ SOT5	(SOT3+SOT6)/ (SOT2+SOT5)	依赖视觉信息,甚至当视觉信息不正确时维持平衡

（3）策略分析：姿势策略（strategy）是指身体运动模式，用于描述身体在某些力学条件下有目的的运动方式及动力学参数。人体站在一个比脚长的平面上，维持站姿主要通过扭动踝关节作弹性反转以调整足底重心压力，这种方式为踝策略。而站在一个比脚短的平面上，常通过髋关节水平剪切力运动维持平衡，称为髋策略。人体维持平衡的策略是以踝策略为主，以髋策略为主则容易摔倒。踝策略有体感依赖性，如果受试者以髋策略维持站姿，提示有本体觉障碍。测试姿势策略是通过水平板感受身体加速度产生的水平剪切力变化。SOT 条件下的平衡策略可以确定人体维持平衡的策略类型和重心排列，策略分（strategy score，SS）应与 SOT 得分相符，否则为技术障碍。策略分是由水平剪切力作用于 BOS 上前后方向而得来，剪切力由突然加速的躯体所致，通常伴有髋部的快速运动而导致 SS 低（髋策略），如有突然失衡，身体运动超过了稳定的极限，以及站在窄 BOS（如用脚尖站立）时，通常应用髋策略。相反高 SS 指的是通过垂直方向的重力（扭转力）绕踝关节的缓慢移动，当控制身体晃动而没有达到稳定极限时，踝策略是更加有效的方法。$SS = [1 - (SH_{max} - SH_{min})/25] \times 100$，$SH_{max}$ = 最大水平切向力，SH_{min} = 最小水平切向力，最大剪切力为 25 lb（相当于 11.34 kg）。

（4）重心队列：是一组患者在每次 SOT 试验开始时重心位置图，每个记号表示在每个试验中相对于支持底座中心的重心队列，正常人在接近底座中心处维持重心。

4. 临床应用　　DPG 作为一种有效的平衡功能评估技术，自 20 世纪 80 年代以来，已进行了大量的临床应用，广泛地应用于多种眩晕和平衡功能障碍疾病的检查评估、航空航天医学、法医鉴定及前庭康复治疗之中。

（1）外周性前庭疾病：DPG 可应用于外周性前庭疾病患者的平衡功能评估。前庭功能减退患者的 SOT5 和 SOT6 得分常低于正常值，而双侧前庭功能减退患者得分可能更低。对于严重的急性期患者除 SOT5 和 SOT6 得分低外还可能出现 SOT2 得分降低。一些研究表明，单侧前庭功能减退患者前庭功能代偿后，SOT5 和 SOT6 得分不再明显低于正常，通常在单侧前庭功能损伤后 2~3 周，大部分患者不再有明显的单侧前庭功能减退的 SOT 类型。因此，SOT 可用于临床上客观、定量评价前庭功能减退患者的代偿状态，为进一步设计或修正治疗方案提供客观依据。

1）良性阵发性位置性眩晕：患者常规可不需要行 DPG 检查。如需对良性阵发性位置性眩晕患者进行平衡功能评价则可考虑进行 DPG 检查。Di Girolamo 等对外半规管、后半规管良性阵发性位置性眩晕患者及正常志愿者进行分析发现，行 Lempert 手法复位前，后半规管良性阵发性位置性眩晕组和外半规管良性阵发性位置性眩晕组与正常组相比，没有肉眼观察的姿势不稳，DPG 检查发现后半规管良性阵发性位置性眩晕组 SOT 得分明显低于外半规管良性阵发性位置性眩晕组；手法复位成功后后半规管良性阵发性位置性眩晕组 SOT 得分仍低于外半规管良性阵发性位置性眩晕组。作者认为，外半规管良性阵发性位置性眩晕患者姿势稳定性没有降低，而后半规管良性阵发性位置性眩晕患者耳石复位前后均存在姿势稳定性降低，椭圆囊病变可能是后半规管良性阵发性位置性眩晕患者姿势不稳的一个原因。

2）梅尼埃病：是耳科较为常见的引起眩晕的疾病之一。梅尼埃病患者常有平衡障碍。由于梅尼埃病是波动性病变，其前庭功能及平衡功能处于动态变化中，DPG 检查距末次发病的时间对检查结果有影响。有学者将梅尼埃病患者按照检查时间分为 3 组：7 天之内、7~60 天、大于 60 天，结果发现时间越长 SOT 得分越高。也有学者研究发现，SOT 得分与梅尼埃病患者的听力水平有关，提示梅尼埃病患者平衡功能与疾病分级相关。DPG 检查联合听功能检查将有利于对梅尼埃病患者眩晕严重程度及对生活的影响做出全面评估。

（2）中枢神经系统疾病：中枢神经系统的部分病变可以造成眩晕和（或）姿势不稳,鉴别中枢性神经系统病变和外周前庭系统病变导致的眩晕或平衡功能障碍,是眩晕诊疗中的重要环节。Keim 报告中枢性前庭疾病患者 DPG 检查结果异常的发生率更高,表明 DPG 检查在检测脑部疾病的缺陷方面可能具有更高的敏感性。DPG 检查对于大部分引起眩晕和（或）姿势不稳的中枢神经系统疾病有重要意义。有学者应用 DPG 检查来监测脑卒中患者的姿势稳定性的恢复情况,发现许多脑卒中患者可能依赖视觉输入来维持平衡,脑卒中后患者的康复训练应当重视感觉系统的损伤可能。康复训练应包括感觉输入剥夺和感觉输入冲突等方面的内容。此外,平衡功能障碍是癫痫患者的亚临床症状,临床检测困难。利用 DPG 检查有助于评价成年癫痫患者的平衡障碍。头部外伤后出现平衡障碍在临床上不少见,利用 DPG 评价创伤后的平衡障碍是一个合适的检查方法。慢性中毒性脑病患者有平衡功能方面的损伤也可通过 DPG 评价。该技术也可用于鉴别早期原发性帕金森病和早期进行性核上瘫,并且可以用于评估前庭中枢平衡状况及原发性帕金森病的疗效。

（3）年龄相关平衡功能研究：DPG 可以评价包括老年人在内的各年龄组人群的平衡功能。多项有关正常人的 DPG 研究表明,老年人在感觉冲突状态项（SOT4~6）的测试晃动增加得分降低,且更多地利用髋策略来保持平衡,尤其是在 SOT5 和 SOT6 状态项的得分更低。老年人需要更长的反应时间并且在平衡的方向控制方面较差。儿童的 DPG 研究表明,12 岁儿童已具备正常成年人站立时的 SOT。随着年龄的增加,与年龄相关的疾病增多,如老年人跌倒风险增加。而由于跌倒所致的髋关节骨折等问题给社会造成巨大负担,给患者及家人带来巨大的经济和生活压力。Girardi 等报告大于 65 岁曾经在过去 1 年有摔倒病史的患者,其 DPG 检查敏感性高于转椅试验、位置试验、冷热试验等结果。另有研究发现,有跌倒病史和没跌倒病史的老年患者的 SOT 得分有显著性差异,有跌倒病史的患者经治疗后 SOT 得分发生改变。

（4）航空航天医学：航空航天方面的应用是 DPG 的重要应用范畴。太空飞行前后的 DPG 检查有助于证实重力加速度作用于耳石器导致人体姿势控制反应的改变和恢复。在地面上,前庭系统在人体姿势的感觉运动控制方面起主导地位。Paloski 等研究老年宇航员太空飞行前后 DPG 检查发现：因年龄改变导致平衡功能的生理性改变不一定损伤感觉运动控制的适应性过程。有关太空航天员的试验促使航天医生把 DPG 检查作为检测长期空间站工作后的航天员康复情况的重要标准。

（5）法医鉴定：Krempl 等对志愿者进行 DPG 检查,旨在检测出健康人、前庭功能异常患者及诈病的受试者,其研究发现,DPG 检查可有效识别诈病受试者。针对假装患有平衡障碍者进行 DPG 检查,结果发现 SOT 识别诈病的敏感性和特异性分别为 92.5% 和 98.2%,因此 DPG 检查可用于有效识别诈病的受试者。

（6）前庭康复治疗：在眩晕疾病的个体化综合治疗中,应针对眩晕疾病病因,以及前庭中枢代偿功能状态,制订个体化综合治疗方案,综合应用药物、手术及康复训练等手段治疗眩晕患者。DPG 检查可能有助于筛选适于康复训练的患者。康复训练有助于减轻前庭疾病患者姿势不稳的症状,提高其 DPG 检查得分和生活质量。DPG 检查可为康复训练提供可重复的、客观的指标,有助于评价康复训练的进程和效果。有学者把 DPG 检查用到儿童前庭疾病患者的疗效评估中,结果表明与传统的前庭症状的临床评估相比 DPG 检查可以提供更多重要的量化信息,尤其是儿童患者。

Black 等报告外周前庭疾病患者经康复治疗后 SOT 得分提高,摔倒次数减少。至于外周前庭疾病患者康复治疗后 SOT 得分与前庭损伤的变化情况不同研究的结论不一致。O'Neill 等的研究表明外周前庭疾病患者康复治疗后 SOT 得分提高,但是 SOT 得分提高的变化与患者功能变化之间没有关系。

(7) 其他:骨质疏松症是严重危害老年人健康的因素,一旦发生摔倒可能对患者的生活造成重大影响。正常人和骨质疏松症患者的 DPG 检查的对照研究发现:骨质疏松症患者具有与正常人不同的姿势控制策略,骨质疏松症患者更多应用髋策略来保持平衡。DPG 检查可以用来证实两者的不同,并可帮助患者制订合适的康复策略。然而,对于男性髋关节炎的病例对照研究发现:病例组和正常对照组的 DPG 检查并没有明显差异;听神经瘤诊断时机可直接关系手术的疗效,因此早期诊断非常重要。DPG 检查发现有前庭症状的听神经瘤患者和没有症状的听神经瘤患者 SOT5 和 SOT6 两项结果明显不同,有症状的患者 SOT5 和 SOT6 得分明显低于没有症状的患者。但是,DPG 检查无法鉴别肿瘤生发来源及肿瘤大小。

五、前庭自旋转试验

自 1907 年 Bárány 介绍旋转试验以来,该技术就一直应用于前庭功能的临床测评和试验研究。从初始的手动转椅→电动转椅→计算机多功能电动转椅等,旋转椅技术得到不断发展,临床价值进一步得到提升完善。但是旋转试验需要借助大型旋转椅才能进行,除了大型医院机构外,难以在临床广泛推广,不能惠及广大眩晕前庭疾病患者。基于临床需求,前庭医学领域的学者先后研究推出了新型实用型的旋转试验技术,如主动的 VAT、被动的头脉冲试验及 vHIT。

VAT 由美国南加利福尼亚大学临床平衡中心的 O'Leary 教授于 1988 年发明,2005 年陈太生率先在国内期刊报道该技术的临床应用。VAT 作为前庭功能测评方法的革新成果之一,填补了前庭高频检测技术的盲区,也突破了传统旋转试验仅限于外半规管测评,不能进行上、后半规管检测的技术瓶颈,开启了上、后半规管检测的新局面。VAT 具有简单、快捷而客观的特点,已经成为国内外眩晕疾病诊疗康复中前庭半规管功能评估的常规检查项目之一。

1. 定义　VAT 或称主动转头试验(active head rotation tests),是高频 VOR 检测技术,通过受试者主动左右摇头和上下点头所诱发的慢相眼球运动,分析评估两侧半规管系统功能状态。VAT 的测评模式也是对前庭半规管单位旋转输入刺激与单位眼动输出效应的比较分析,属于 VOR 标准量化的客观检测。

2. 技术原理　VOR 的基本功能是维持人体或头部快速运动中的正常视觉,当头部向某一方向运动时,前庭感受器通过 VOR 传递该信息使眼球做与头动方向相反、速度相等或相近的运动,使眼睛在头动过程中能够固视景物,以保证在视网膜的景物影像稳定而获得清晰视觉。VAT 就是通过 2~6 Hz 的水平和垂直方向头部运动诱发的 VOR 眼球运动情况评估两侧半规管功能。

VAT 是 VOR 直接反射通路的检测技术,其反射弧包括半规管壶腹嵴毛细胞→前庭神经→脑干前庭神经核→内侧纵束→动眼神经核→动眼神经→眼肌→眼球运动。因此,VAT

虽属于旋转试验技术范畴,但是只通过 VOR 直接通路诱发慢相眼球运动,不同于既往各种 VOR 直接-间接复合通路检测的眼震检测技术。

3. 技术简介　　VAT 系统主要包括计算机控制中心、前置信息处理器和蜂鸣节拍器、采集头动和眼动信息的头带套装三部分(图 4 - 49),后者带有眼电图(electro-oculographic, EOG)电极和位置传感器。

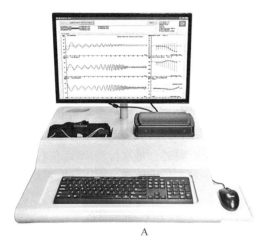
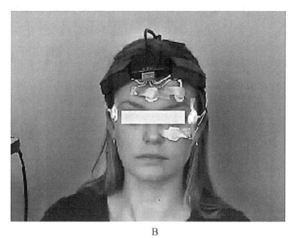

图 4 - 49　VAT 检测设备和戴在头上的式样

A. 全套设备;B. VAT 头套的头动速度传感器(前方正中)与记录眼动的电极粘贴位置
资料来源:北京曼泰里生物技术有限公司

VAT 系统运行可以概括为计算机系统发出规定指令、处理和分析各种数据信息,蜂鸣节拍器根据程序在 18 s 内由慢及快地发出 0.5 Hz→6.0 Hz 的声讯节拍指令;受试者依声讯节拍分别进行主动左右摇头和上下点头运动,左右摇头检测外半规管,上下点头检测上、后半规管;EOG 电极采集记录不同方向头动诱发的眼动信息,位置传感器同步记录各个方向的头部运动。通过受试者左右摇头和上下点头运动诱发的 VOR 慢相眼动的增益、相位及左右向眼动的速度比,分析判断前庭半规管 VOR 系统的功能状态。

在 VAT 检测初始的 0.5 Hz→2.0 Hz 时段,记录的是视觉和 VOR 共同作用下的低频眼动,不是单纯的 VOR 反应,主要用于眼动定标,不进行参数分析。因此,VAT 只分析检测前庭半规管 VOR 系统在 2.0~6.0 Hz 的功能状态,也是迄今各项前庭检测技术中检测频带最宽的高频试验技术,更接近人体日常活动频率范围,符合半规管生理刺激特点,并且可分别检测外、上、后半规管。

4. 检查步骤

(1) 受试者准备:检查受试者是否存在自发性眼震及视听情况,介绍检查流程与注意事项。必要时观看示范录像,练习随声讯节拍进行左右摇头及上下点头的动作。受试者取端坐位,视靶为直径约 1 cm 的单色圆点,位于正前方 1.5 m,平视高度,且正前方视野内无其他干扰视景。值得注意的是,眩晕急性期、颈部损伤、严重颈椎病或医嘱限制颈部活动者慎查。另外,该检查需要受试者良好的配合,幼儿及高龄反应迟钝者,以及视觉和听力严重障碍者不适宜行该检查。

(2) 贴电极:贴电极处的眼周皮肤需进行清洁、脱脂,戴好头带套件并按要求在左眼的上下方、双眉中稍上方和双眼外眦角处贴好 5 个电极。如受试者为屈光不正，必须戴矫正眼镜接受检查，并固定好眼镜，防止在摇头时滑动。电极粘贴固定好后，需停留 5 min 才可以开始检测。

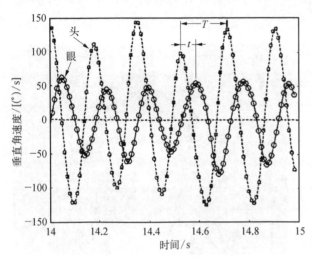

图 4-50　VAT 头动与眼动关系及评定参数

（3）检测方法：指导受试者盯住视靶，随声讯节拍由慢及快（0.5 Hz→6.0 Hz）、振幅由大到小（30°→10°）平稳地主动左右摇头及上下点头。测试过程的前 6 s 是系统对头动与眼动进行一致性定标，也是对视觉平稳跟踪系统的检测。检测中应随时提示受试者保持头动与声讯节拍同步，并纠正可能的错误动作，如头动方向、节律或振幅的错误，闭眼及频繁眨眼等。每次检测 18 s，左右摇头及上下点头分别检测 3 次以获取平均值。

5. 参数测定　　VAT 评定参数包括水平增益、相移和非对称，垂直增益和相移 5 组参数（图 4-50、图 4-51）。

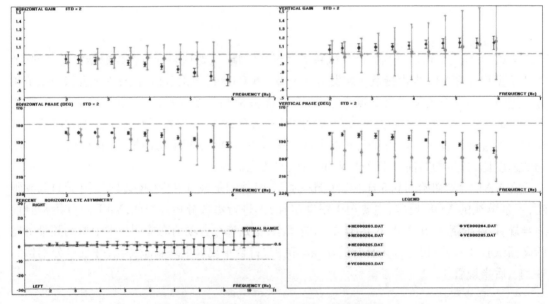

图 4-51　VAT 2~6 Hz 测试正常参数图
左上，水平增益；左中，水平相位；左下，水平非对称；右上，垂直增益；右中，垂直相位

（1）增益：是头动角速度与头动诱发的眼动角速度之比，即增益＝眼动角速度/头动角速度，为各个频率 VOR 反应的强度指标。正常增益接近 1，异常结果具有高、低增益两种。

（2）相位：表示 VOR 输入与输出之间的时相关系，即 VOR 眼动启动时间与诱发该眼动的头动时间之间的关系。VOR 眼动时间总是延迟于头动，以度的单位表示，是各个频率 VOR

反应的敏感度指标,类似于潜伏期。VOR 相位延迟异常结果具有高、低相位两种,分别称为相位超前与滞后,两者的本质都属于延迟,只是相位超前是更严重的延迟。因该延迟与其后的头动波接近,好像发生在其后的头动波之前而赋予"超前"的名称。

(3)非对称:是 VOR 反应中左右向眼速的对称性指标,非对称 =(右向眼速−左向眼速)/(右向眼速+左向眼速)×100,反映外半规管功能的强弱侧别,即各个频率 VOR 左右向眼速综合向量是否存在向左/右的规律性偏移。VAT 的非对称综合向量曲线偏向 VOR 较弱侧,正常非对称值<±10%。曲线上移(正值)——右侧 VOR 减弱;下移(负值)——左侧 VOR 减弱。因垂直检测是两耳上、后 4 个半规管同时接受刺激,难以区分左、右及上、后半规管,故垂直检测结果中无非对称指标。

6. 性能分析

(1)临床实用性强:VAT 设备简单、成本低、测试操作相对便捷、性能更完善、应用面广、实用性强。

(2)非眼震概念的 VOR 检测技术:所采用的评估指标较现有的检查方法更科学地反映了前庭系统的生理本质。既往前庭检测技术如冷热试验、旋转试验和摇头试验等均以诱发眼震为观测指标,而前庭眼震及其慢、快相分别是由 VOR 直接通路和间接通路启动的综合效应。间接通路启动的快相眼动属中枢性,故眼震前庭检测技术易受中枢及眼震快相影响,只有慢相才能真实反映外周 VOR 的功能状态。VAT 检测中高频的左右摇头及上下点头只通过 VOR 直接通路诱发慢相眼动(图 4−52~图 4−54),不经过间接通路诱发快相眼动,故不存在眼震快相对慢相角速度的影响。此外,在 2.0 Hz 以下的前 6 s 为平稳跟踪测试和眼动定标过程,2 Hz 以上为 2.0~6.0 Hz 频带 VOR 直接通路评定区。因此,VAT 每次测试都完成了眼动系统和 VOR 系统的两种测试评估。

(3)实现 VOR 的高频、宽频带检测:VAT 是前庭功能检查技术的重要发展成就,具体表现在高频、多频率、宽频带特性和上、后、外半规管检测。该技术是前庭功能检查技术的补充和完善,突破了既往冷热试验、旋转试验等前庭检测技术仅限于某单一频率或仅在<2.0 Hz 中、低频区检测的缺陷和盲区,其 2.0~6.0 Hz 高频、宽频带检测使前庭频率相关的 VOR 技术趋于完善。根据音频节拍提示,受试者基本都能够按要求进行 0.5~6.0 Hz 的摇头和点头,因此 VAT 也是迄今唯一能够较好完成 2.0~6.0 Hz 高频、宽频带 VOR 测评的实用技术。视跟踪、视动反射和颈眼反射功能仅在 2.0 Hz 以下的低频区起作用,日常生活中高频区的视觉稳定和平衡功能完全依赖高频 VOR 系统的有效感知与转换,并且在 VOR 高频区的脑干速度储存机制及半规管推拉效应的对侧抑制不发生作用,因此 VAT 技术不受视觉和颈眼反射影响,无中枢速度储存机制参与,实现了旋转试验技术对前庭高频损伤侧别的评估。

(4)拓展前庭功能检测范围:VAT 虽属于旋转试验技术范畴,但是由自主头部运动取代了旋转椅的全身被动运动,更接近日常生活中的运动频率范围,符合前庭半规管生理特性,并由被动的单一外半规管测试提升为主动的外、后、上半规管的分别测试,不但拓展了旋转试验技术的应用范围,对眩晕前庭平衡康复中水平或垂直训练方案的选择更具指导意义,是旋转试验的简化和优化。

(5)前庭系统功能定性分析优势:VOR 增益减低是前庭外周损伤征象,增高则提示前庭中枢功能减退。VAT 增益指标有益于前庭损伤定性评估。例如,脑外伤、后循环缺血等中枢性眩晕的 VAT 增益多呈增高特征(图 4−55),而前庭神经炎、听神经瘤及突发性耳聋伴眩晕

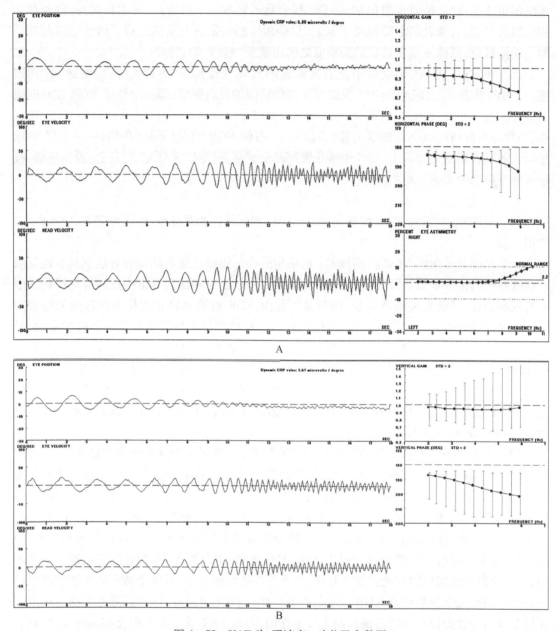

图 4-52　VAT 头-眼速度、头位及参数图

A. 水平测试：左上,眼位图;左中,眼速度图;左下,头速度图;右上,水平增益;右中,水平相位;右下,水平非对称。B. 垂直测试：左上,眼位图;左中,眼速度图;左下,头速度图;右上,垂直增益;右中,垂直相位

等前庭外周性眩晕则以低增益为主(图 4-56)。

VOR 为低位高干反射,受到小脑及大脑皮质更高级中枢的调控,主要表现为抑制作用。小脑及皮质功能减退可以削弱这种抑制作用(如后循环缺血),产生下级 VOR 的亢进反应,并可通过 VAT 增益指标得到明确表达。

(6)实时评估前庭代偿：前庭代偿是急性单侧前庭功能受损后导致的眩晕、恶心、呕吐、平衡障碍等前庭综合征。在中枢调控下,通过适应、感觉替代、功能再统合等作用逐渐减弱消

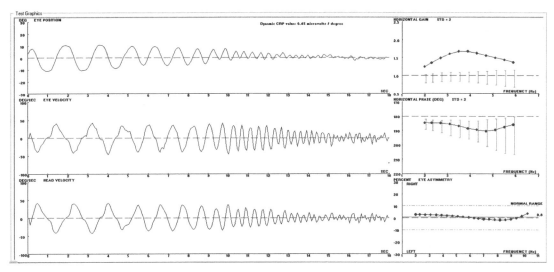

图 4-53 左右摇头水平测试诱发的慢相眼动及参数图

前 6 s 定标期,<2 Hz 的眼速度与头速度曲线一致,在 2 Hz 以上区间的眼速度>头速度,呈现高增益特点,此为后循环缺血相关短暂缺血发作眩晕者的 VAT 水平检测结果图

左上,水平左右摇头中的眼位图;左中,水平左右摇头诱发的慢相眼速度图;左下,水平左右摇头-头速度图;右上,2~6 Hz 频带区高增益;右中,2~6 Hz 频带区相位正常;右下,2~10 Hz(含谐波)频带区非对称值正常

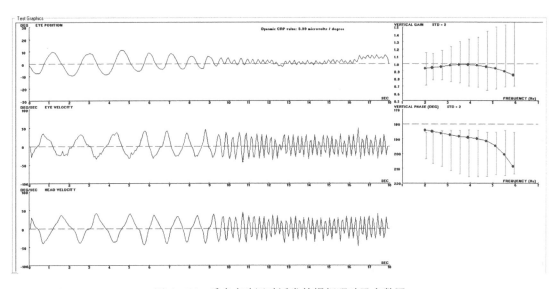

图 4-54 垂直点头运动诱发的慢相眼动及参数图

前 6 s 2 Hz 以下定标区的眼速=头速,2~6 Hz 以上频带的头速=眼速,增益和相位正常范围

左上,垂直点头运动中的眼位图;左中,垂直点头运动诱发的慢相眼速度图;左下,垂直点头运动-头速度图;右上,2~6 Hz 频带区增益正常;右下,2~6 Hz 频带区相位正常

失的过程。急性单侧前庭功能受损后,前庭综合征的临床治愈可源自有效治疗后的前庭功能恢复,但更多的是前庭代偿的结果。因此如何辨别前庭功能恢复性或代偿性临床治愈,是未来眩晕及平衡障碍疾病临床诊疗康复的重要环节,前庭代偿评估技术亦将日渐受到关注。VAT 是在受试者主动意识掌控下的 VOR 测评,能更好地反映常态下人体前庭整体系统功能的自然属性,对于实时评估前庭代偿具有独特优势。

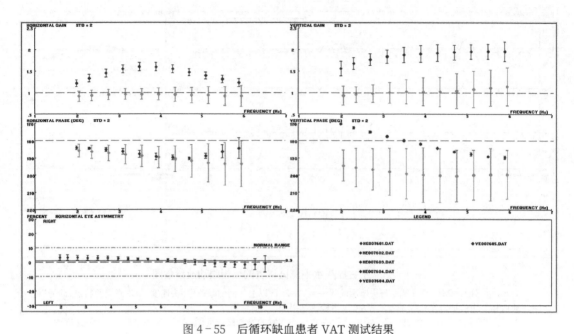

图 4-55　后循环缺血患者 VAT 测试结果

水平测试:2~6 Hz 高增益,相位和非对称正常;垂直测试:2~6 Hz 高增益,2~4 Hz 高相位

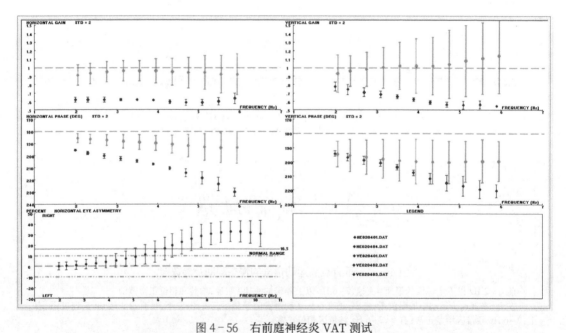

图 4-56　右前庭神经炎 VAT 测试

水平测试:2~6 Hz 低增益,低相位,非对称偏右;垂直测试:2.5~6.0 Hz 低增益,5~6 Hz 低相位

如下是右前庭神经炎病例,在发病第 8 天、第 10 个月进行的冷热试验和 VAT 测评结果比较。在发病第 8 天的急性期,冷热试验(图 4-57)和 VAT(图 4-58)分别提示右耳外半规管功能减退,前庭静态与动态代偿均未建立。第 10 个月患者的前庭静态、动态代偿建立,各种主观症状及体征消失,呈临床治愈。前庭功能随访测评,冷热试验(图 4-59)仍为右耳外

半规管功能减退,但是 VAT(图 4 - 60)的水平增益、相位和非对称值均恢复正常,提示前庭神经炎在前庭代偿建立后,尽管冷热试验仍显示半规管损伤依然存在,但是由于前庭代偿作用,在人体主动意识掌控下的 VOR 整体系统功能恢复正常,因此 VAT 测评技术在前庭疾病的急性期反映病变侧别与程度,在代偿期则实时反映前庭代偿情况。

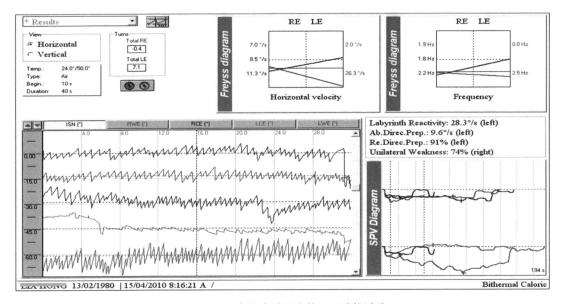

图 4 - 57　左前庭神经炎第 8 天冷热试验

　　8.5(°)/s 的左向自发性眼震,使右耳冷/热刺激眼震均向左;左耳冷刺激出现弱的右向眼震,左耳热刺激诱发强的左向眼震[26.3(°)/s],结果提示右耳半规管反应减退(R-CP 74%)、左向 DP(L-DP 91%)

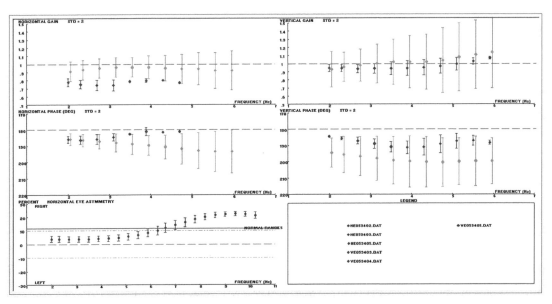

图 4 - 58　右前庭神经炎第 8 天 VAT

　　水平测试:2.0~4.5 Hz 频段低增益(5~6 Hz 引不出),3.5~4.5 Hz 高相位、非对称向右(各频率数据曲线上移,均值>+10%);垂直测试:2~6 Hz 频段增益和相位值均在正常范围

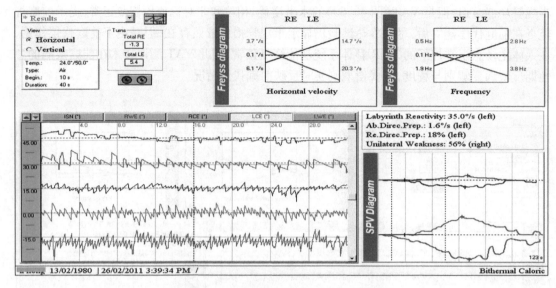

图 4-59　右前庭神经炎第 10 个月冷热试验

左向自发性眼震消失,右耳冷/热刺激分别诱发左向和右向眼震;左耳冷/热刺激分别诱发右向和左向眼震,结果提示右耳半规管反应仍然减退(R-CP 56%)

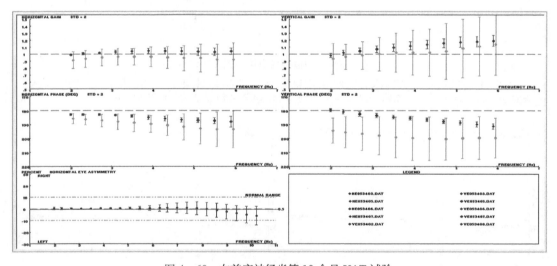

图 4-60　右前庭神经炎第 10 个月 VAT 试验

水平测试:2~6 Hz 频段增益、相位和非对称值均正常;垂直测试:2~6 Hz 频段增益正常,2~3 Hz 频段略高相位

7. 结果类型及临床应用

(1) 结果类型:在 VAT 全部水平和垂直检测中,共有增益、相位和水平非对称 5 组参数指标,前两项评定前庭系统是否存在病变或病变的性质,后者用于评定病变侧别。各个频率的非对称正常参考值<±10%,负值表示左侧病变,正值表示右侧病变。增益和相位的异常结果分别有高/低增益和高/低相位(超前/滞后)两种,水平测试非对称结果中任何频率段的参数值>±10%均视为异常,非对称参数曲线向 VOR 反应较弱侧偏移,上移表示右侧病变,下移表示左侧病变。在 5 组参数指标中,任何 1 组结果指标异常,均视为 VAT 结果异常。

在异常 VAT 结果中,按疾病性质可分为中枢性、外周性及外周和中枢混合性三种类型,前庭中枢功能减退的 VAT 以高增益为突出特征,而前庭外周病变的 VAT 则以低增益为特点;相位只是 VOR 反应的灵敏度指标,对前庭系统病变的定性价值较低,前庭中枢性及外周性疾病均可以呈现高相位或低相位。根据影响频段,可呈现 2~6 Hz 全频性、部分频段的前庭半规管病变;也可分为外和(或)上、后半规管的病变(图 4-61~图 4-66)。

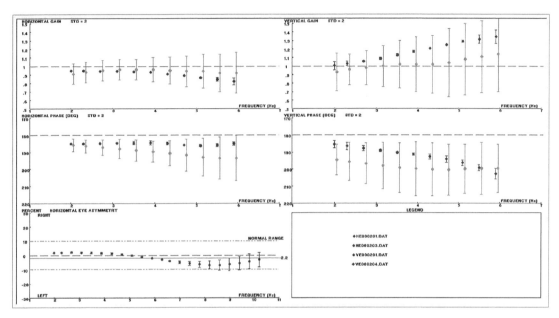

图 4-61　VAT 各参数指标均正常

水平测试:2~6 Hz 频段增益、相位、非对称均正常;垂直测试:2~6 Hz 频段增益、相位均正常

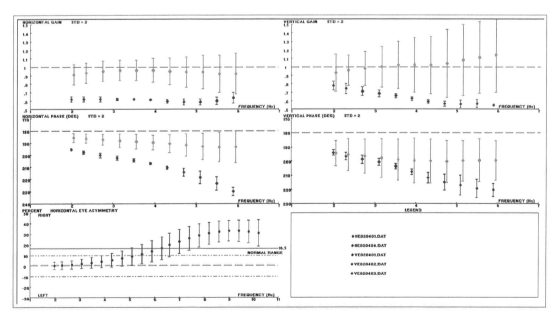

图 4-62　右前庭神经炎的 VAT

水平测试:2~6 Hz 频段低增益,低相位,非对称曲线上移;垂直测试:2~6 Hz 频段低增益,5~6 Hz 频段低相位。提示右侧外、上、后半规管系统外周性损伤

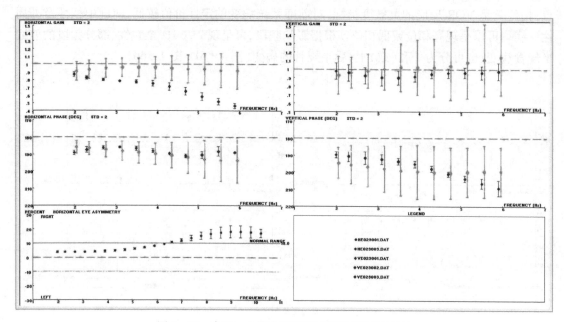

图 4-63　右 Hunt 综合征伴眩晕非代偿期的 VAT

水平测试：2.5~6.0 Hz 频段低增益，相位正常，非对称曲线上移；垂直测试：增益和相位值正常。提示右侧外半规管系统外周性损伤

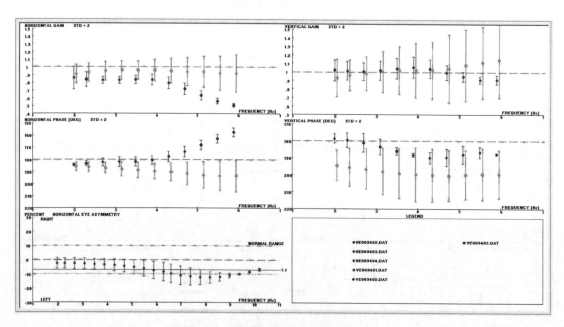

图 4-64　左侧前庭外周-高频段病变的 VAT

水平测试：4~6 Hz 频段低增益，高相位，非对称曲线下移；垂直测试：2~3 Hz 频段高相位，增益正常。提示左侧外、上、后半规管系统外周性损伤

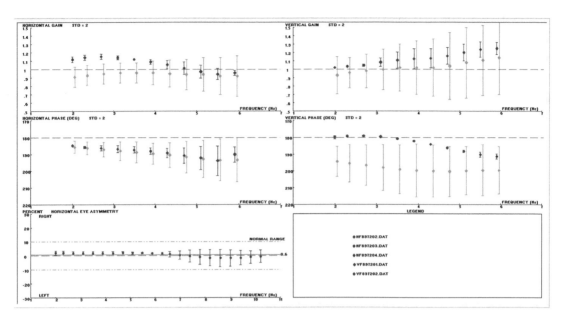

图 4-65 头外伤右枕骨骨折 49 天 VAT

水平测试：2~4 Hz 频段高增益，相位、非对称均正常；垂直测试：2~4 Hz 频段高相位，增益正常。提示前庭中枢功能减退

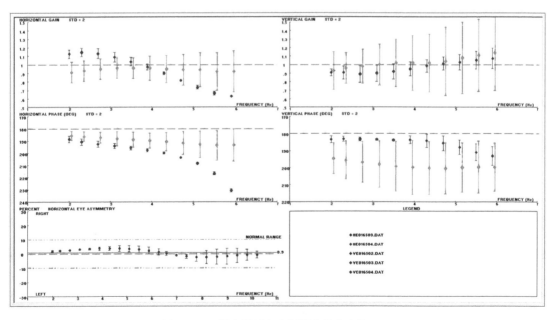

图 4-66 前庭外周与中枢混合性病变的 VAT

水平测试：2~6 Hz 低频段高增益，高频段低增益，非对称正常；垂直测试：2~4 Hz 频段高相位，增益正常。提示外、上、后半规管系统中枢与外周混合性功能减退

（2）临床应用：与半规管系统 2~6 Hz 频带区病变相关的眩晕与平衡障碍疾病的诊断性评估，具体应用包括：① 量化评估与动态监测 2~6 Hz 频带区及其特定频率前庭病变的治疗效果，以及前庭功能状况、康复代偿情况；② 外、上、后半规管系统的分别评估更有利于制订前庭康复个性化训练方案，如上、后半规管系统损伤应加强垂直方向的训练，而水平半规管系统损伤则侧重于水平方向的训练；③ 半规管系统损伤的定性分析和侧别评定；④ 前庭神经系统和眼动系统的功能状态的分别评估。

（刘秀丽　陈太生　庄建华　刘　波　傅新星　陈飞云　刘兴健

杜　一　鄢开胜　张　青）

┃本章参考文献┃

陈太生,王文红,宋伟,等,2006.前庭自旋转试验在椎-基底动脉供血不足性眩晕的应用研究.中华耳鼻咽喉头颈外科杂志,41(10)：721－725.

孔维佳,2010.耳鼻咽喉头颈外科学.2 版.北京：人民卫生出版社：82,83.

刘波,孔维佳,赖嫦芹,等,2007.单侧前庭功能低下患者计时平衡试验及静态姿势描记.中华耳鼻咽喉头颈外科杂志,42(3)：165－168.

田军茹,2015.眩晕诊治.北京：人民卫生出版社：113－124.

王福田,刘铤,廉能静,等,1994.人体姿势描记图形分类及临床应用.中华耳鼻咽喉科杂志,29：271－273.

于立身,2013.前庭功能检查技术.西安：第四军医大学出版社：195－321.

张素珍,郗昕,赵承军,等,1994.正常人与眩晕患者姿势图的定量研究.中华耳鼻咽喉科杂志,29：161－165.

中华耳鼻咽喉头颈外科杂志编辑委员会,中华医学会耳鼻咽喉头颈外科学分会,2017.良性阵发性位置性眩晕诊断和治疗指南(2017).中华耳鼻咽喉头颈外科杂志,52(3)：173－177.

Aw S T, Halmagyi G M, Haslwanter T, et al. , 1996. Three-dimensional vector analysis of the human vestibuloocular reflex in response to high-acceleration head rotations. II. responses in subjects with unilateral vestibular loss and selective semicircular canal occlusion. J Neurophysiol, 76 (6)：4021－4030.

Balow R W, Jacobson K M, Enrietto J A, et al. , 1998. Balance disorders in older person：quantification with posturography. Otolaryngol Head Neck Surg, 119：89－92.

Baratto L, Morasso P G, Re C, et al. , 2002. A new look at posturographic analysis in the clinical context：sway-density vs. other parameterization techniques. Motor Control, 6：246－270.

Bartolomeo M, Biboulet R, Pierre G, et al. , 2014. Value of the video head impulse test in assessing vestibular deficits following vestibular neuritis. Eur Arch Otorhinolaryngol, 271(4)：681－688.

Bickford R G, Jacobson J L, Cody D T, 1964. Nature of average evoked potentials to sound and other stimuli in man. Ann N Y Acad Sci, 112：204－223.

Black F O, Shupert C L, Peterka R J, et al. , 1989. Effects of unilateral loss of vestibular function on the vestilulo-ocolar reflex and postural control. Ann Otol Rhinol Laryngol, 98：884－889.

Chen L, Todd M, Halmagyi G M, et al. , 2014. Head impulse gain and saccade analysis in pontine-cerebellar stroke and vestibular neuritis. Neurology, 83(17)：1513－1522.

Clarke A H, Schönfeld U, Hamann C, et al. , 2001. Measuring unilateral otolith function via the otolith-ocular response and the subjective visual vertical. Acta Otolaryngol Suppl, 545: 84 - 87.

Colebatch J G, Halmagyi G M, 1992. Vestibular evoked potentials in human neck muscles before and after unilateral vestibular deafferentation. Neurology, 42(8): 1635.

Colebatch J G, Halmagyi G M, Skuse N F, 1994. Myogenic potentials generated by a click-evoked vestibulocollic reflex. Journal of Neurology, Neurosurgery & Psychiatry, 57(2): 190 - 197.

Di Girolamo S, Ottaviani F, Scarano E, et al. , 2000. Postural control in horizontal benign paroxysmal positional vertigo. Eur Arch Otorhinolaryngol, 257(7): 372 - 375.

Girardi M, Kohrad H R, Amin M, et al, 2001. Predicting fall risk in an elderly population, computor dynamic posturography versus electronys tagmo graphy test results. Laryngo scope, 111: 1528 - 1532.

Grossman G E, Leigh R J, Bruce E N, et al. , 1989. Performance of the human vestibuloocular reflex during locomotion. J Neurophysiol, 62(1): 264 - 272.

Halmagyi G M, Chen L, MacDougall H G, et al. , 2017. The video head impulse test. Front Neurol, 8 (12): 258.

Halmagyi G M, Curthoys I S, 1988. A clinical sign of canal paresis. Arch Neurol, 45(7): 737 - 739.

Jacobson G P, Shepard N T, 2008. Balance function assessment and management. San Digo: Flanagan's Publishing serves: 319 - 337.

Jombik P, Bahýl V, 2005. Short latency responses in the averaged electro-oculogram elicited by vibrational impulse stimuli applied to the skull: could they reflect vestibulo-ocular reflex function? Journal of Neurology, Neurosurgery & Psychiatry, 76(2): 222 - 228.

Kapteyn T S, Bles W, Njiokiktjien C J, et al. , 1983. Standardization in platform stabilometry being a part of posturography. Agressologies, 24: 321 - 326.

Keim R J, 1993. Clinical comparisons of posturography and electronystagmography. Laryngoscope, 103: 713 - 716.

Kitsigianis G A, O'Leary D P, Davis L L, 1988. Active head-movement analysis of cisplatin-induced vestibulotoxicity. Otolaryngology-Head and Neck Surgery, 98(1): 82 - 87.

Krempl G A, Dobie R A, 1998. Evaluation of posturography in the detection of malingering subjects. Am J Otol, 19(5): 619 - 627.

Lanska D J, 2001. Nineteenth-century contribution to the mechanical recording of postural sway. Arch Neurol, 58: 1147 - 1150.

MacDougall H G, McGarvie L A, Halmagyi G M, et al. , 2016. A new saccadic indicator of peripheral vestibular function based on the video head impulse test. Neurology, 87(4): 410 - 418.

Nashner L M, Peters J F, 1990. Dynamic posturography in the diagnosis and management of dizziness and balance disorders. Neurol Clin, 8(2): 331 - 349.

O'Leary D P, Davis L L, 1990. High-frequency autorotational testing of the vestibulo-ocular reflex. Neurol Clin, 8(2): 297 - 312.

O'Neill D E, Gill-Body K M, Krebs D E, 1988. Posturography changes do not predict functional performance changes. Am J Otol,19(6): 797 - 803.

Paloski M D, Griesser M J, Jacobson M E, et al. , 2011. Chondroblastoma: a rare cause of femoral neck fracture in a teenager. Am J Orthop (Belle Mead NJ), 40(9): E177 - E181.

Peterka R J, 2005. Pulse-step-sine rotation test for the identification of abnormal vestibular function. J Vestib Res, 15(5 - 6): 291 - 311.

Tokita T, Maseda M, Miyata H, 1981. The role of the labyrinth in standing posture regulation. Acta Otolaryngology, 91: 521 - 525.

Ulmer E, Chavs A, 2005. Curthoys and halmagyi head impulse test: an analytical device. Ann Otolaryngol Chir Cervicofac, 122(2): 84-90.

Weber K P, MacDougall H G, Halmagyi G M, et al. , 2009. Impulsive testing of semicircular-canal function using video-oculography. Ann N Y Acad Sci, 1164: 486-491.

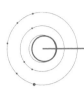

第五章

影像学检查

第一节　计算机体层成像

计算机体层成像(computed tomography,CT)直接显示的是断面解剖图像,其密度分辨率(density resolution)明显优于传统 X 线图像,可显著提高病变的检出率和诊断的准确率。

一、概述

(一) CT

1. 普通 CT　　患者卧于检查床上,摆好位置,选好扫描范围与层厚,将扫描部位置于扫描架的孔内进行扫描。常用横断面扫描,头部 CT 常规层厚 5 mm 或 10 mm,如需要可选用薄层,如 2 mm。扫描期内患者保持不动,因为轻微的移动或活动即可造成伪影,影响图像质量。

2. 高分辨率 CT(high resolution CT,HRCT)　　HRCT 可以提高 CT 图像的空间分辨力,是耳部 CT 的常规方法。HRCT 要求:小视野、高空间分辨力算法、薄层扫描,层厚为 1.0~1.5 mm,目前有的机型层厚可以达到 0.5 mm,矩阵≥512×512。在耳科检查中应用广泛,可清楚显示微小的组织结构,如耳蜗、前庭、半规管、听小骨等,且对显示小病灶及病灶的轻微变化有明显优势。应用计算机后处理功能,可以获得一系列高质量三维重建图像和仿真内镜等,效果较好。不足的是容易受伪影的影响,不能进行活检。

(二) CT 分析与诊断

在观察分析 CT 图像时,应先了解扫描的技术与方法,是平扫还是对比增强扫描。注意调整窗位和窗宽,使要观察的组织(如骨骼或软组织)显示更为清楚。综合一系列多帧图像的观察,可全面立体地了解器官的大小、形状和器官间的解剖关系。病变在良好的解剖影像背景上显影是 CT 的特点,也是诊断的主要根据。

二、头部 CT

(一) 正常头部 CT 影像

脑实质分大脑额、颞、顶、枕叶,以及小脑、脑干。皮质密度略高于髓质,分界清楚。大脑深部灰质核团密度与皮质接近,在髓质对比下显示清楚。脑室、蛛网膜下腔呈水样低密度(图5-1~图5-3)。

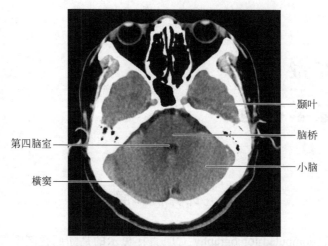

图 5-1 正常头部 CT 影像,脑桥层面 CT 横断面图像

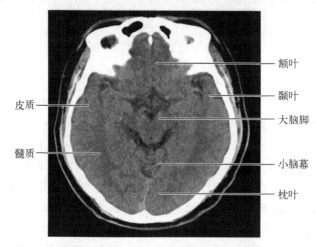

图 5-2 正常头部 CT 影像,大脑脚层面 CT 横断面图像

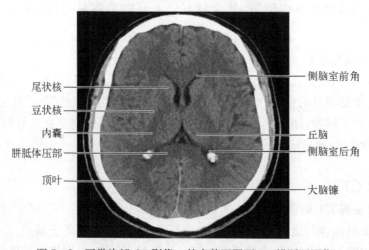

图 5-3 正常头部 CT 影像,基底节区层面 CT 横断面图像

（二）颅内出血头部 CT 影像

颅内出血（intracranial hemorrhage）主要包括高血压性脑出血、动脉瘤破裂出血、脑血管畸形出血和脑梗死或脑血管栓塞后再灌注所致的出血性脑梗死等。出血可发生于脑实质内、脑室内和蛛网膜下腔，也可同时累及上述部位。年龄较大的儿童和青壮年以脑血管畸形出血多见，中年人以动脉瘤破裂出血多见，而老年人则以高血压性脑出血最常见。颅内出血多起病急、病情重，有诱发脑疝的危险，诊断主要依靠影像学检查。

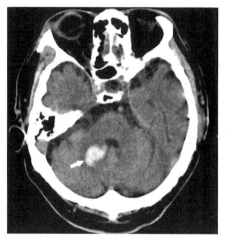

图 5-4 右侧小脑急性期出血

右侧小脑半球可见不规则形高密度影，边界清楚，似周边可见少许低密度水肿带（箭头）

高血压性脑出血的好发部位：基底节、丘脑、脑桥和小脑。此类脑出血病灶呈肾形、类圆形或不规则形。① 急性期：高密度（图 5-4），可见窄环状水肿，占位效应轻；② 吸收期：体积缩小，密度减低，水肿带增宽，占位效应最明显；③ 囊变期：裂隙状软化灶或完全吸收，无水肿，呈萎缩改变。增强扫描早期无强化；2周以后可出现完整或不完整的环形强化。

三、颞骨 HRCT

（一）颞骨 HRCT 检查方案

1. 容积数据采集

（1）推荐机型：建议使用本医疗机构探测器空间分辨率最高的 CT 扫描设备。

（2）扫描基线：平行于听眦上线。

（3）扫描范围：岩骨上缘至乳突尖。

（4）扫描参数：成人管电压 100~140 kV，管电流 100~300 mA，可以根据不同机型的低剂量模式（如预设噪声指数等）自行调整；儿童可适当降低管电压及管电流，建议不使用电压、电流自动调节模式，选择 CT 扫描仪最小视野（field of view，FOV）选项和最薄采集层厚。

（5）重组算法：骨算法。推荐骨窗窗宽 3 000~4 000 HU，窗位 500~700 HU；肿瘤或肿瘤样病变等需要观察软组织时，加做软组织算法重组，软组织窗窗宽 250~400 HU，窗位 40~60 HU。

（6）重组层厚、层间距：重组层厚<1 mm 或根据临床需要调整，层间距≤层厚。

（7）增强扫描：主要适用于不宜行 MRI 检查的软组织、面神经、听神经或颈内静脉病变等。使用对比剂参照《碘对比剂使用指南》（第 2 版）。

2. 图像后处理 采用双侧对称重组的多平面重组（multi-planarreformation，MPR）图像作为临床观察和诊断用图像。

（1）FOV：14 cm×l4 cm~18 cm×18 cm，如单侧分别重组 FOV 为 8 cm×8 cm，矩阵≥512×512。

（2）窗宽、窗位：推荐骨窗窗宽、窗位及软组织窗窗宽、窗位如前所述。显示鼓室内韧带、肌腱、鼓膜等软组织及镫骨，需要较低窗位和较大窗宽，建议窗宽为 3 000~4 000 HU，窗位≤200 HU。阅读图像时应根据观察内容灵活调整窗宽、窗位。

（3）MPR 方位：横断面重组基线平行于外半规管；冠状面重组基线垂直于外半规管；斜矢状面重组分别平行于同侧面神经管鼓室段；矢状面重组基线平行于正中矢状面或根据需要进行其他断面与曲面重组，如听力障碍患者可行听骨链功能状态层面的重组（镫骨斜位、杠杆层面等），面神经功能障碍患者可行面神经管迷路段、水平段、垂直段同层显示图像的重组。

（4）三维图像重组：根据临床需要进行相应处理，包括最大密度投影、最小密度投影、表面成像及仿真内镜。利用最大密度投影进行听骨链重组获得三维图像；利用最小密度投影去除骨迷路周围结构，仅对骨迷路内腔进行重组；利用表面成像对图像进行切割，去除表面的一部分结构，从不同角度观察所要观察的结构；采用仿真内镜观察迷路腔、内听道底和鼓室腔等。

3. 分析图像前明确检查方法

（1）选择的检查方法是否为适应证，能否满足诊断要求，是否需要继续其他检查方法或序列。

（2）扫描参数和序列是否满足诊断需要。

（3）扫描或重建基线是否正确。

（4）层厚和层间距是否合乎要求。

（5）是否有符合诊断要求的多断面图像或采用图像后处理获得的其他图像（图 5-5、图 5-6）。

（6）双侧颞骨层面是否对称。

（7）对于 CT 还需确认是否有符合诊断要求的骨算法和软组织算法重建图像，窗宽和窗位是否合适。

（8）对于 MRI 还需确认是否采用脂肪抑制技术，采用的脂肪抑制技术是否正确。

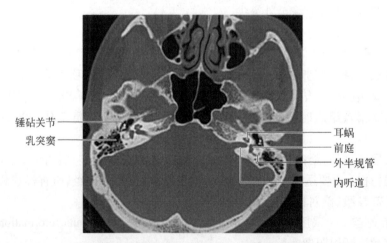

图 5-5　经过外半规管层面的 CT 横断位图像

（二）眩晕相关疾病的 HRCT 特征

1. 前庭导水管扩大　　大前庭导水管综合征属常染色体隐性遗传的家族性病变。大多数病例（90%）常在儿童期表现为双侧进行性或波动性感音神经性聋，出生时听力可能正常或轻度听力下降，后因外伤、感染等原因导致突发性或隐匿性听力下降，但也有一些患者到青年

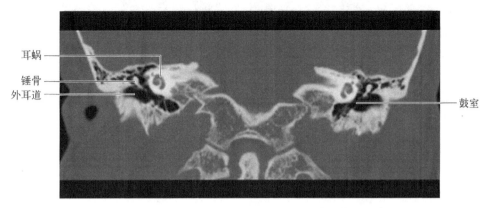

图 5-6　经过耳蜗层面的 CT 冠状位图像

时期才出现耳聋,少数表现为单耳听力下降。

(1) 颞骨 HRCT:显示大的骨性前庭导水管(图 5-7),CT 表现为前庭导水管中点最大径>1.5 mm,或前庭导水管与半规管总脚相通,满足一条即可诊断。可伴有前庭扩大、外半规管短粗或耳蜗发育不良等表现,文献报道大前庭导水管综合征可同时伴有耳蜗发育不良(主要是 Mondini 畸形)。

(2) MRI:表现为内淋巴囊扩大(见本章第二节,此处不再赘述)。诊断标准:内淋巴囊骨内部分(即前庭导水管内部分)中点最大径>1.5 mm。

2. 上半规管裂　　Minor 等于 1998 年报道了一组以强声刺激、中耳压力或颅内压改变诱发眩晕、耳内震动感及平衡紊乱为临床表现的病例,其诱发的眼震方向与上半规管平面一致,颞骨薄层 CT 显示上半规管顶部骨质部分缺损,其中 2 例经颅中窝径路手术探查证实上半规管顶裂,故将其命名为上半规管裂综合征(superior semicircular canal dehiscence syndrome,SSCDS)。本病主要的临床表现为传导性聋和声音或压力诱发的眩晕及平衡障碍。本病的听

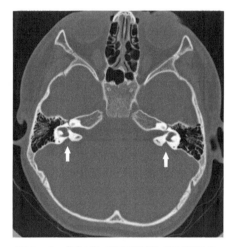

图 5-7　经过前庭层面颞骨 CT 横断位图像

双侧前庭导水管扩大(箭头),颅内段呈喇叭口状

力下降主要表现为低频区域的传导性聋。患者有时会有骨导听敏度异常增高的表现,如能听见自己的心跳和关节运动的声音。男性比女性易受累,好发年龄段为 30~50 岁,常常单侧发生。

颞骨冠状位 HRCT 对上半规管顶部骨质缺损的敏感性很高。HRCT 可以清晰显示SSCDS,表现为上半规管上表面的骨质缺失(图 5-8)。正常上半规管顶壁由以下部分组成:耳囊、骨小梁(可能气化)、皮质骨,与岩锥上表面(弓状隆起)骨质相连。因上半规管的上表面可能非常得薄,层厚 ≥1.5 mm 可能产生骨质不连的假象。因此建议层厚 1.0 mm 或0.5 mm,沿着上半规管平面斜位成像可以在一个平面显示上半规管整个弓。但必须依据临床表现结合 CT 结果分析,才能避免误诊。

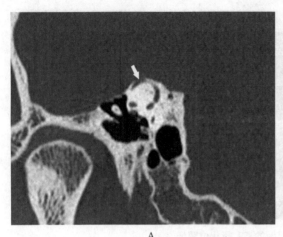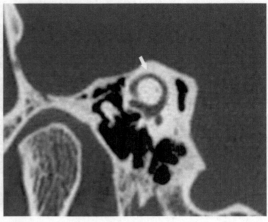

图 5-8 平行于上半规管层面颞骨 HRCT 重建图像

A. 上半规管上方骨质缺损(箭头);B. 正常上半规管可见骨质完整(箭头)

第二节 磁共振成像

磁共振成像(magnetic resonance imaging,MRI)主要使用强磁场与射频脉冲成像,目前经常使用的磁场强度为 0.15~3.00 T。强磁场的作用是使人体组织内的原子核磁化。使用射频脉冲的目的是给予磁化的原子核一定的电磁能。人体原子核接受了电磁能在停止射频脉冲后的弛豫过程中释放出来,形成 MR 信号,电子计算机将 MR 信号收集起来,按照强度转换成不同灰阶,并按照位置组成 MR 图像。目前广泛应用的 MR 均以检测氢原子为成像基础。利用不同的成像序列可以获得不同对比的图像,如 T_1、T_2、质子密度等加权的图像。

一、颅脑 MRI 及结果判读

中枢神经系统位置固定,不受呼吸、心跳、胃肠蠕动及大血管搏动的影响,运动伪影很少,且又无骨质伪影的干扰,所以 MRI 对其病变的显示效果最佳,尤其是对于颅后窝病变的显示。

(一) 颅脑正常 MRI 表现

正常颅脑双侧结构对称,因此在观察时可以采用双侧对照的方法。大脑髓质较大脑皮质含水量少,而含脂量多,因此在 T_1WI 上脑髓质信号高于大脑皮质,在 T_2WI 上低于大脑皮质(图 5-9)。脑实质内有一些铁质沉积较多的核团如苍白球红核、黑质及齿状核等,在 T_2WI 上呈低信号。基底节区内靠侧脑室,外邻外囊,在豆状核与尾状核、丘脑之间有内囊走行,MRI 显示得非常清晰。脑室、脑池、脑沟内均含脑脊液,在 T_1WI 上呈低信号,在 T_2WI 上呈高信号(图 5-9)。脑神经高分辨率 MRI 多能够清晰地显示出各对脑神经。以 T_1WI 显示为佳,呈等信号强度。在颅底层面可以显示第 Ⅱ、Ⅵ、Ⅶ、Ⅷ、Ⅸ、Ⅹ、Ⅺ、Ⅻ共 8 对脑神经;在蝶鞍层面能够显示第 Ⅴ 对脑神经;在鞍上池层面,可以显示第 Ⅲ、Ⅳ 对脑神经。脑血管动脉因其血流迅速造成流空效应(flow void effect),为无信号区,静脉血流速度慢而在 TW 上呈高信号。利用这种现象,磁共振动脉成像和磁共振静脉成像可以直接显示颅内血管的位置分布与形态。软组织头皮和皮下组织含大量的脂肪,在 T_1WI 及 T_2WI 上均呈高信号;颅骨内外板、硬脑膜、乳突气房、含气鼻窦腔等结构几乎不含或少含质子,均无信号或呈低信号;颅骨板障内含脂肪较多且其中的静脉血流较慢,亦呈 T_1WI 高信号。

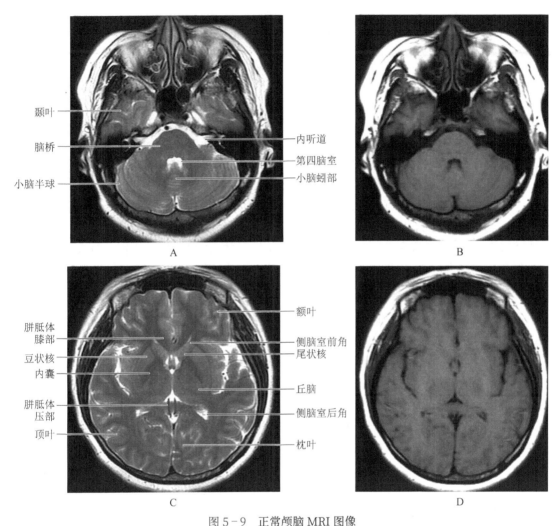

图 5-9　正常颅脑 MRI 图像

A. 小脑层面 T_2WI;B. 与 A 同一层面 T_1WI;C. 基底节区层面 T_2WI;D. 与 C 同一层面 T_1WI

　　MR 新技术如扩散张量成像能显示脑白质纤维,MR 波谱提供组织化学物质含量信息,磁敏感加权成像显示脑内微小静脉效果好。总之,中枢神经系统的器质性病变往往都有相应的 MR 特征,有的表现为形态学改变,有的表现为信号异常,有的形态与信号均有改变。

(二)异常 MRI 表现

1. 脑实质信号异常

(1) T_1WI 呈低信号,T_2WI 呈高信号:见于绝大多数的脑肿瘤、梗死灶、脱髓鞘病变、脑脓肿及其他颅内炎性病变等。

(2) T_1WI、T_2WI 均呈低信号:见于动脉瘤、动静脉畸形、钙化、纤维组织增生等。

(3) T_1WI、T_2WI 均呈高信号:见于亚急性晚期出血、脂肪类肿瘤等。

（4）T_1WI 呈高信号，T_2WI 呈低信号：见于亚急性早期出血、黑色素瘤及肿瘤、卒中等。

（5）混杂信号病灶：动脉瘤的湍流现象。动静脉畸形伴有血栓形成，肿瘤合并坏死、囊变、钙化和肿瘤血管等，均表现为混杂信号。

2. 形态及结构异常　　在分析观察病灶的形态、结构时，MRI 的软组织分辨率更高，且可以进行多方位成像和功能成像，有利于对颅内各种病变进行定位和定性诊断，以及显示病变与邻近解剖结构的关系。

3. 脑血管改变　　一方面利用 MR 的流空效应能显示正常血管及脑血管畸形中的异常血管结构，同时又能显示血管周围脑实质的病理性改变。MRI 在分析观察脑血管的异常变化时具有独特的优越性。

4. 对比增强改变　　当 MRI 显示异常信号或病变与周围正常组织和结构差别较小时，通常需行增强检查。经过静脉注入的顺磁性对比剂可通过受损的血脑屏障进入脑内病变组织，或滞留于病灶内缓慢的血流中。病灶是否强化及强化的程度，与病变组织血供是否丰富有关，也与血脑屏障完整性有关。强化程度因病变性质不同亦有很大差异，分为明显强化、中度强化、轻度强化、无强化等。强化形式又分为均匀强化和不均匀强化。强化后病灶的信号常发生改变，由此可对病变进一步观察和分析，如勾画肿瘤的形态、区分肿瘤与水肿、检出复发的肿瘤等。结合病史、临床改变与化验检查，大多数病例可以做出定位与定性诊断。

（三）脑梗死的 MRI 特征

脑梗死是一种缺血性脑血管病，发病率在脑血管病中占首位，常见的为腔隙性脑梗死及脑动脉闭塞性脑梗死。临床表现依梗死区部位不同而异，常见急性局部功能缺陷，如偏瘫和偏身感觉障碍、偏盲、失语等，小脑或脑干梗死时常有共济失调、吞咽困难、呛咳等症状。其病理特征为脑的大或中等管径的动脉发生粥样硬化，继发血栓形成，导致管腔狭窄、闭塞。以大脑中动脉闭塞最多见。梗死发生后 4~6 h 脑组织发生缺血与水肿，继而脑组织出现坏死。1~2 周后脑水肿逐渐减轻，坏死脑组织液化，梗死区出现吞噬细胞浸润，清除坏死组织，同时有胶质细胞增生和肉芽组织形成，8~10 周后形成含液体的囊腔即软化灶。少数缺血性脑梗死在发病 24~48 h 后可因再灌注而发生梗死区内出血，转为出血性脑梗死。

MR 显示动脉闭塞性梗死位于血管分布区，同时累及灰白质；腔隙性脑梗死常位于基底节、丘脑、脑干。动脉闭塞性脑梗死呈楔形、扇形；腔隙性脑梗死呈圆形或卵圆形，直径 0.5~1.5 cm。在梗死 6 h 之内，由于细胞毒性水肿，弥散加权成像（diffusion weighted imaging，DWI）即可发现高信号，此后发生血管源性水肿、细胞死亡、髓鞘脱失、血脑屏障破坏，T_1 与 T_2 弛豫时间延长，T_1WI 呈低信号，T_2WI 呈高信号，DWI 呈明显高信号（图 5-10）。梗死 1 天后至第 1 周末，水肿进一步加重，占位效应更明显。有时还可见病变动脉变实或流空消失。脑梗死后期无水肿，小的病灶可以不显示，主要表现为局灶脑萎缩；大的病灶形成软化灶，呈类似脑脊液信号，T_1WI 呈明显低信号，T_2WI 呈明显高信号。增强扫描，早期及慢性期均无强化，2~3 天后可出现脑回状、斑片状、团块状强化，以 2~3 周最明显。

脑梗死 MR 影像的鉴别诊断主要包括：缺血性脑梗死与脑肿瘤（如低级别星形细胞瘤）、脑挫伤、脑炎等鉴别。脑肿瘤形态不规则，病灶不按照血管供血区分布，白质受累为主，占位表现明显，DWI 无脑梗死特征性高信号，增强检查无脑回样强化，可出现结节状、斑片状强化或无强化。脑挫伤有外伤病史，常见于受伤部位或对冲部位，可合并其他外伤后改变。脑炎

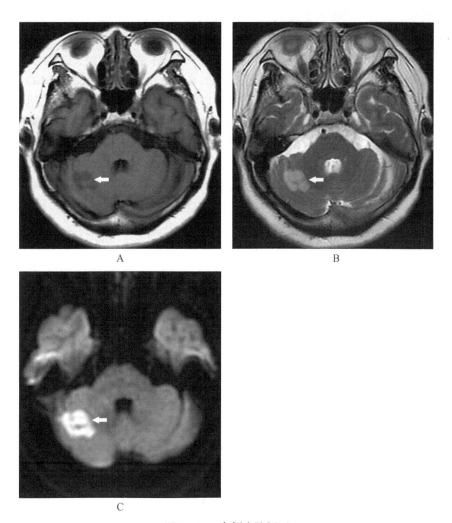

图 5-10　右侧小脑梗死

A. T₁WI 右侧小脑病灶基本呈低信号（箭头）；B. T₂WI 病灶呈高信号（箭头）；C. DWI 呈明显高信号（箭头）

患者临床有发热或其他前驱症状，以双侧颞叶受累常见，DWI 可呈稍高信号，但为血管源性水肿，表观弥散系数值增高，增强检查无强化或呈斑片状强化。

二、耳部 MRI 及结果判读

（一）耳部 MRI

耳部 MRI：双耳同时扫描，采集序列包括冠状面、横断面 T₁WI 和 T₂WI，层厚 2~3 mm，必要时加 3D 扫描序列，对于肿瘤性病变或炎性病变的诊断常规行增强扫描。内耳水成像采用 3D 重 T₂W 快速自旋回波或稳态进动平衡序列（fast imaging employing steady-state acquisition，FIESTA），可以清晰无创观察内耳膜迷路及内听道细微解剖结构。采用的重建序列包括：最大的投影（maximum intensity projection，MIP）、MPR 和容积再现（volume rendering，VR）等。在研究内听道内小肿瘤与神经关系时使用 3D T₁WI。使用 3D T₂WI 重建可以显示桥小脑角和内听道内小结构的关系，如脑神经、血管和小肿瘤。图 5-11 与图 5-12

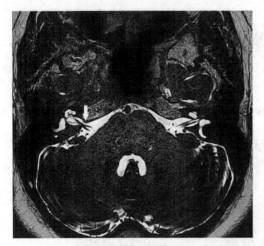

图 5-11　横断位 T_2WI FIESTA 序列

双侧内听道内蜗神经(箭头)和前庭神经显示良好

显示内听道横断、断面图像 T_2WI FIESTA 及重建。

由于耳蜗结构微细,磁共振显微成像(magnetic resonance microscopy,MRM)可应用于内耳研究。1995 年 Salt 等首先运用 3D-MRM 扫描豚鼠内淋巴积水模型。MRM 采用专门线圈及小 FOV 扫描,空间分辨率最高可达 4 μm,接近一般光学显微镜成像水平,目前普遍应用于疾病和药物的动物模型研究。动物模型 3D-MRM 可以显示耳蜗膜蜗管边界及前庭膜的位置,通过对内、外淋巴的重建可得到整个离体耳蜗容积,但仍无法区分内、外淋巴间隙。此外,其扫描时间长、扩散效应导致的信噪比降低和空间分辨率下降也是应用 MRM 的限制。另外,T_1 加权三维快速小角度激发(3D-fast low angle shot,3D-FLASH)序列使用梯度回波技术、小翻转角扫描缩短了重复时间,也不会产生饱和效应,既缩短数据采集周期,又提高了成像速度。FLASH 序列也能明显抑制背景组织信号,同时在 T_1 时间足够短时增强血流信号,较其他磁化准备方法能获得更高的对比度。其曾被用于梅尼埃病经静脉注射钆对比剂的 MR 内耳显像,但研究结果显示其对内耳的增强效应非常微弱,无法区分内、外淋巴间隙。

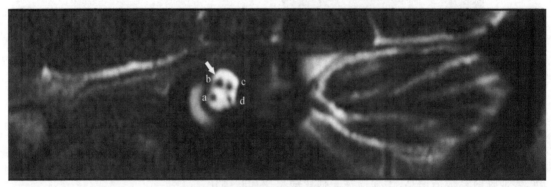

图 5-12　垂直于内听道层面 T_2WI

内听道内神经束清晰显示,分别为蜗神经(a)、面神经(b)、前庭上神经(c)、前庭下神经(d)

(二) 常见疾病的 MRI 特征

1. 内淋巴囊扩大　　大前庭导水管综合征(见本章第一节)患者的 MR 可表现为内淋巴囊扩大,双侧小脑半球、颞骨岩部后外侧可见囊状 T_2WI 高信号影,T_1WI 多呈低信号影,伴有前庭导水管扩大,多双侧发生(图 5-13)。

2. 听神经瘤　　并不来源于耳蜗神经,而是来源于前庭神经的神经鞘瘤。临床常见,约占颅内肿瘤的 10%,多见于中年人。大多数神经鞘瘤来源于内听道或内耳门的 Schwann 细胞和神经细胞交界外侧,少见的是仅起源于桥小脑角而无内听道部分。成年人多表现为缓慢渐进性听力丧失,伴或不伴眩晕,听力检测是高频感音神经性聋。约 5% 为双侧前庭神经鞘瘤,

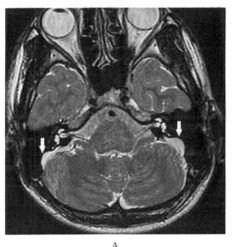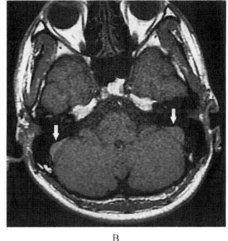

A　　　　　　　　　　　　　　　B

图 5-13　双侧内淋巴囊扩大

A. 双侧内淋巴囊 T_2WI 呈明显高信号(箭头);B. T_1WI 呈稍高信号(箭头)

多见于神经纤维瘤病 2 型,<20 岁单发前庭神经鞘瘤应高度怀疑神经纤维瘤病 2 型。

　　神经鞘瘤有包膜,良性,生长缓慢,呈类圆形。经典的内听道-桥小脑角区神经鞘瘤被形容为"冰激凌和桶"征,表现为桥小脑角区较大的均匀强化的肿物,从狭小的内听道肿物脱垂出来,导致内耳门扩大。CT 表现为瘤体呈等密度或低密度,少数呈高密度影像。肿瘤多为圆形或不规则形,位于内耳门,多伴随内听道扩张。MRI T_1WI 呈略低或等信号,大的神经鞘瘤可能有囊性成分,信号可不均匀,常见 T_2WI 高信号影(图 5-14)。第四脑室受压变形,脑干及小脑亦变形移位,甚至导致脑脊液循环受阻,引起脑积水和颅内高压。注射对比剂后肿瘤实质部分明显强化,囊变区不强化(图 5-14)。个别肿瘤可能伴有出血,导致急性眩晕和呕吐。内听道-桥小脑角区高分辨率 MRI 常用来寻找小(<10 mm)、均匀、完全位于内听道内的神经鞘瘤。在高分辨率 T_2WI 上表现为卵圆形、低信号肿物,与内听道内神经关系密切,增强扫描明显强化。

三、内耳钆造影检查及结果判读

(一)概述

　　内淋巴的离子成分为高钾低钠,外淋巴为高钠低钾,但临床上最新的高分辨率磁共振内耳水成像检查仍无法区分内、外淋巴间隙边界,更无法显示内淋巴积水的情况,这主要是由于人体内耳体积小、耳蜗前庭膜的组织结构菲薄。因此,国内外把直观显示内淋巴积水的客观检查作为本病的主要研究方向之一。

　　近年来,在内耳及内耳疾病的影像学研究方面取得了很大进展,为临床应用奠定了良好的基础。由于豚鼠的耳蜗相对于自身体重及其周围软组织较大,所以通过高分辨率 MRI 扫描可以清晰显像豚鼠耳蜗结构。实验中采用的高分辨率 MR 场强为 4.7~7.1 T,远远高于临床中所使用的 3.0 T MR,并且图像采集时间长于临床中的十几分钟,所以此方法不适用于人的内耳检查。2001 年 Niyazov 等首先运用 1.5 T MR 加静脉注射钆对比剂进行豚鼠内淋巴积水模型的耳蜗显影。利用钆对比剂不仅降低了实验中对高场强 MR 的需求而且缩短了扫描时间,为临床梅尼埃病内淋巴积水的显像提供了可能。同时此研究发现高分子量的钆对比剂

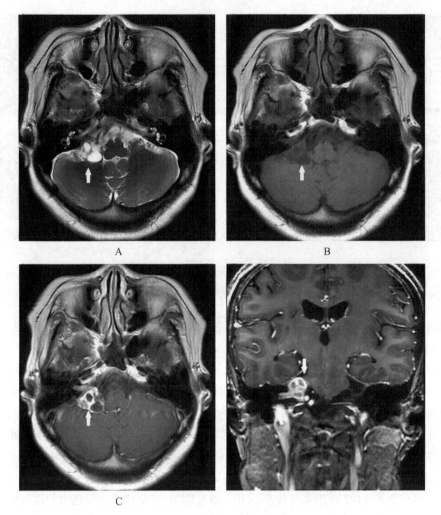

图 5 - 14　右侧桥小脑角区听神经瘤 MR 图像

肿瘤实质区横断位显示 $T_2WI(A)$ 呈稍高信号、$T_1WI(B)$ 呈稍低信号;囊变区呈 T_2WI
明显高信号、T_1WI 明显低信号;增强扫描(C 横断位、D 冠状位)肿瘤实质明显强化

(分子量为 573.66 Da)通过血液进内耳外淋巴的速度比进入内淋巴系统更快。MRI 增强显像技术在以膜迷路积水为主要病理改变的一系列内耳病变中的内淋巴积水诊断方面表现出极大的优势,随着 MR 扫描序列和参数的不断优化,即扫描时间缩短、图像分辨率提高等,MRI 将为梅尼埃病的临床影像学诊断带来极大的便利。迄今为止,梅尼埃病内淋巴积水的临床显像和评价技术方面经历了一系列发展,其中关键的突破和改进包括如下。

1. 内淋巴积水的显像方面

(1)有创性显像:2007 年 Nakashima 等首先报道运用 3 T MRI 加三维快速液体衰减反转恢复序列(three dimensional fluid attenuated inversion recovery,3D - FLAIR)、钆对比清晰显示了梅尼埃病患者的内淋巴积水,其给药方法为有创性的经鼓膜穿刺鼓室内注射对比剂技术。

(2)无创性显像:2008 年刘芳等率先采用无创性中耳给药技术经咽鼓管鼓室内导入钆对比剂(图 5 - 15),通过内耳 3D - FLAIR MRI,成功显像梅尼埃病患者内耳内、外淋巴间隙和内淋巴积水情况。

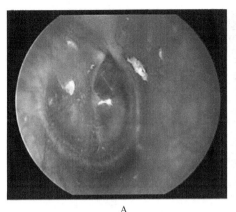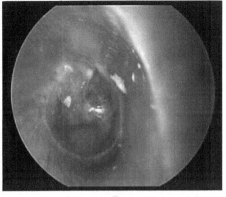

图 5-15　经咽鼓管中耳腔内注射钆对比剂前、后耳内镜鼓膜像

A. 注射前;B. 注射后,透过完整鼓膜中耳腔的钆对比剂液平清晰可见

图 5-15
彩图

2. 内淋巴积水的影像学评定方面

(1) 定性分析:2009 年 Nakashima 等通过对 70 例内耳疾病患者的研究,首次提出了内淋巴积水的自身对照、内淋巴间隙的定性评价标准。

(2) 定量诊断:2011 年刘芳等采用无创性中耳给药内耳 MRI,率先提出了健康人内耳内淋巴间隙的正常值及内淋巴积水的影像学诊断标准(图 5-16、图 5-17)。

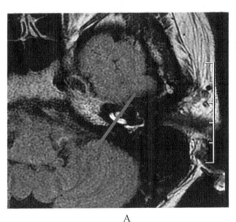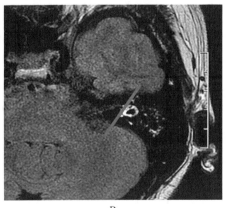

图 5-16　中耳注入钆对比剂后分析内耳 MRI 影像的不同平面

A. 平行于蜗轴的耳蜗斜矢状位图像(斜线);B. 平行于前庭纵轴的斜矢状位图像(斜线)

(二) 内耳钆造影检查中对比剂的应用

1. 钆对比剂的生物与化学效应　临床使用的 MRI 对比剂含钆,具有顺磁性特性,通过改变内、外界弛豫效应和磁化率效应间接地改变组织的信号强度,从而达到提高不同组织间信号差异的目的。由于游离 Gd^{3+} 的毒性很大,所以在生物医学应用中将钆形成络合物降低毒性,钆络合物包括钆喷酸葡胺、钆双胺和钆贝葡胺等。游离 Gd^{3+} 的生物毒性与剂量有关,降低钆对比剂的给药剂量是减轻或避免相关毒副作用的最佳选择。豚鼠中耳鼓室内注射钆双胺原液 60 min 后 EP 下降,并在血管纹边缘细胞中诱导了外凸变化,并增大了血管纹内细胞间的间隙;鼓室注射 5 倍稀释的钆双胺和钆喷酸葡胺导致大鼠鼓阶炎性渗出及 12~15 dB HL 的

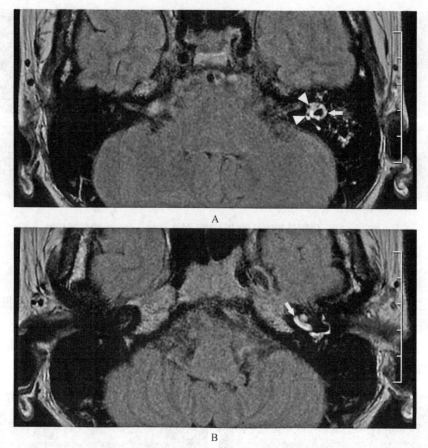

图 5 - 17 中耳注入钆对比剂后内耳 MRI 影像

A. 三角箭头所指为前庭部内淋巴间隙,白箭头所指为外半规管;B. 白箭头所指为
耳蜗底回

听力损伤;鼓室注射 8 倍稀释的钆双胺对豚鼠 EP 和血管纹形态无影响。因此,临床多采用
0.9%氯化钠注射液稀释 8 倍的钆对比剂溶液注射入鼓室内。

2. 钆对比剂内耳 MR 造影术的原理

(1)解剖基础:内耳由骨迷路和膜迷路组成,膜迷路内充满内淋巴,膜迷路与骨迷路之间
充满外淋巴,内、外淋巴以一层薄膜相隔。经鼓室注射钆对比剂进行内耳对比的前提条件(主
要)是蜗窗膜对钆对比剂具有通透性。

(2)成像原理:钆对比剂进入内耳后主要分布于外淋巴中,在 T_2 - FLAIR 图像上呈高信
号,而内淋巴内无对比剂,所以无信号或呈低信号,二者信号不同,可达到内、外淋巴分别显影
的目的。

3. 钆对比剂引入内耳的方式

(1)静脉给药:2006 年 Naganawa 等通过对 5 例男性健康受试者静脉注射钆对比剂,研
究内耳 3 T MRI,观察能否清楚区分健康受试者内耳内、外淋巴间隙。结果发现,图像显示耳
蜗淋巴在静脉注射钆对比剂后 4 h 强化最明显;其中 2 例受试者可以区别内、外淋巴;3 例健
康受试者图像显示耳蜗淋巴扫描信号在静脉注射对比剂后明显增强,但其无法区分内、外淋
巴间隙边界。2006 年 Sugiura 等对 8 例突发性耳聋患者进行静脉注射钆对比剂、3 T MRI 扫

描,结果显示 3D－FLAIR 序列可以显示内耳结构,但无法区分内耳内、外淋巴间隙。

静脉给药后钆对比剂经过很长的循环途径到达内耳淋巴。由于受到分子大小的限制,钆对比剂不能通过正常内耳的血－内淋巴屏障及外－内淋巴屏障。当内耳血－迷路屏障损坏时,钆对比剂可以被外淋巴所摄取,因此 MRI 可以区分显像内耳的内、外淋巴间隙。然而,血－迷路屏障功能的变化是一个动态过程,具有自动恢复能力,导致钆对比剂进入内耳淋巴的效率明显降低。2012 年 Yamazaki 等比较静脉注射钆对比剂后 4 h 与鼓室内注射钆对比剂后 24 h 的 3D－FLAIR 图像的内耳外淋巴间隙显影情况,认为钆对比剂由鼓室内注射比经静脉注射的显影效果对比度更好,更适于显示膜迷路积水。2017 年 Imai 等报道了 35 例单侧梅尼埃病患者经静脉注射双倍剂量的钆对比剂和 2D－FLAIR 序列,观察到内耳内淋巴积水。所以,为了增强给药后内耳成像效果、提高信噪比,需要明显增加钆对比剂的用量,这样会增加肾功能损伤的风险。

(2) 鼓室给药:经鼓膜穿刺或咽鼓管给药,钆对比剂从中耳弥散到内耳的途径主要包括经蜗窗和前庭窗。蜗窗膜是半透膜,最容易分配的是小分子快速溶解的物质,钆双胺的分子量<2 500 Da,被认为是理想的渗透物质。钆对比剂通过被动运输、胞吞作用、钙离子通道、溶解扩散作用等。通过多种运输方式,可以很快到达前庭和半规管。迄今为止,钆对比剂通过蜗窗及蜗孔的扩散机制尚不明确,比较公认的扩散途径包括:① 辐流弥散,钆对比剂通过耳蜗底、中回的鼓阶和前庭阶之间的快速通道,即螺旋韧带的钙离子通道转运入前庭阶,进而弥散入前庭部和(或)半规管的外淋巴;② 纵流弥散,耳蜗鼓阶中的其余钆对比剂缓慢向蜗孔弥散,到达耳蜗顶回外淋巴。关于前庭窗途径,1984 年 Saijo 等研究提示前庭窗可能是中耳与内耳之间的第二通道。药物通过前庭窗途径的机制与蜗窗不同,前庭窗的内耳通道是镫骨足板周围的环韧带,该韧带由原纤蛋白、36 kD 微纤维相关糖蛋白和透明质酸组成。相关研究发现,前庭窗较蜗窗弥散更有效,动物和人内耳鼓室内钆对比剂给药后前庭池和耳蜗前庭阶产生的信号高于鼓阶。由于鼓室给药从中耳弥散到内耳,以及在内耳内的转运和弥散机制的复杂性和不确定性,所以完全推翻传统的蜗窗是鼓室给药后药物进入内耳的主要途径的观点尚缺乏充分的证据。

1) 有创性鼓室给药技术:包括鼓膜穿刺法和靶向给药法。① 鼓膜穿刺法:患者坐位,最好在显微镜下操作。先用 22 G 脊髓穿刺针在表面麻醉的鼓膜前上象限刺孔便于释放注射过程中可能产生的气泡,将近体温的 0.5 mL 钆对比剂稀释液经鼓膜前下象限穿刺缓慢注射到鼓室内,之后嘱患者患耳朝上仰卧 15~30 min,并避免吞咽动作;② 靶向给药法:患者坐位,显微镜下用 22~25 G 脊髓穿刺针在表面麻醉的鼓膜后下象限穿透鼓膜,取出穿刺针的同时将与 1.0 mL 注射器相连的鼓室导管经鼓膜穿孔导入鼓室内壁,将近体温的 0.1~0.2 mL 钆对比剂稀释液缓慢给药达鼓室内壁,之后嘱患者患耳朝上仰卧 15~30 min,并避免吞咽动作。此类有创性鼓室内给药技术,对鼓膜有创伤,存在鼓膜永久性穿孔和鼓室内结构损伤的风险。在临床研究中,由于有创性鼓室给药技术无法被健康受试者所接受,所以钆对比、内耳 MRI 无法显像和评价内淋巴间隙的正常值,并且无法在临床上对内淋巴积水情况进行相对精确的量化评估。

2) 无创性鼓室给药技术:从 2008 年至今,刘芳等系列报道了采用经咽鼓管无创性鼓室内给药技术,钆对比、3 T MRI 成功显像梅尼埃病患者内、外淋巴间隙及内淋巴积水。经咽鼓管鼓室给药方法:鼻腔黏膜 3% 麻黄碱收缩、1% 丁卡因表面麻醉,患者取 30° 仰卧位,30° 或

45°鼻内镜下将导管经咽鼓管咽口导入 10～15 mm,头偏向给药侧 30°～45°,将近体温的 0.8 mL 钆对比剂稀释液缓慢导入中耳腔,可同时用 0°耳内镜观察鼓膜及液平情况,之后嘱患耳朝上仰卧 30 min,并避免吞咽动作(视频 5-1)。咽鼓管是鼻腔与中耳腔之间的自然通道,经咽鼓管途径可以安全、有效地将钆对比剂导入鼓室内,无鼓膜创伤、鼓室内结构损伤及相应的功能障碍。更重要的是此中耳给药方法可应用于正常耳的内淋巴间隙研究,为梅尼埃病患者患耳与正常耳之间内淋巴间隙的影像学对照提供了必要条件,是临床上提出内淋巴间隙影像学正常值、以内淋巴积水为主要病理特征的一系列内耳疾病的影像学量化诊断标准的关键性前提之一。

※ 无创性鼓室给药技术视频

视频 5-1

4. MRI 的设备、序列选择和参数优化

(1)设备与线圈的选择:MR 设备场强越高图像信噪比越高,与 3 T MR 相比 1.5 T MR 的信噪比较低,评估内淋巴积水的准确度较低;3 T MR 信号检测的灵敏度和图像空间分辨率显著增高,是目前临床进行内淋巴积水显像的最佳选择。

一般来说,线圈的通道数量越多其采集的图像分辨率越高,8 通道至 32 通道的线圈都可应用于梅尼埃病内淋巴积水成像。迄今为止文献报道的内耳 MR 钆对比的最佳图像是采用 3 T MR,联合使用 16 通道头线圈与 7 cm 耳环形线圈获得的。由于耳表面线圈可以放置到比任何头线圈更接近耳部的位置,可获得高空间分辨率的图像,但由于其检测深度等于线圈直径,难以采集内耳深层组织信号,因此仅使用更小直径的线圈并没有优势。头线圈与耳表面线圈联合应用可保证检测到更深位置的耳部组织,同时获得更高的信噪比和空间分辨率的图像。

(2)内耳 MR 对比的时间窗:2007 年 Nakashima 等报道了梅尼埃病患者内淋巴积水 3 T MRI 显像,鼓室内注射 8 倍稀释的钆对比剂,1 h 后鼓室内观察不到钆对比剂,2 h 后钆对比剂到达耳蜗底回的鼓阶和前庭部的外淋巴间隙,7 h 后到达部分耳蜗中回外淋巴间隙,1 天后到达耳蜗顶回和全部外淋巴间隙,6 天后对比剂几乎完全从内耳消失。此过程主要与内耳淋巴和血液循环有关,对比剂的消失时间存在个体差异。动态观察发现钆对比剂在内耳的纵向分布不均匀,前庭阶钆对比剂剂量比鼓阶多。另外,临床研究显示前庭窗对钆对比剂的转运效率受梅尼埃病患者内淋巴积水程度的影响,积水越严重转运效率越低;鼓室内注射 5 倍稀释的钆对比剂后,24 h 内前庭阶的剂对比剂摄取持续增加,耳蜗内剂对比剂增强信号峰值在前庭窗高效转运组为 3 h、在前庭窗低效转运组为 12 h,两组患者的耳蜗信号均在给药 24 h 开始降低。因此,鼓室内钆对比剂给药后 4～24 h 为内耳 MR 对比检查的时间窗。

静脉注射钆对比剂与鼓室内注射相比内耳摄取钆对比剂的效率较低。Naganawa 等对正常受试者的研究发现静脉注射单倍剂量的钆对比剂(0.1 mmol/kg)后 2 h 开始在耳蜗检测到明确的钆对比剂摄取,4 h 达到高峰,6 h 开始下降。Carfrae 等对梅尼埃病患者的研究发现静脉注射 3 倍剂量的钆对比剂(0.3 mmol/kg)后 2 h 在所有患者耳蜗检测到明显对比剂增强,动态曲线存在较大的个体差异,大部分患者在给药后 6 h 内信号强度缓慢增加,个别患者从 4 h

开始下降,图像质量欠佳,内淋巴积水显像不清。Imai 等静脉注射双倍剂量的钆对比剂后 4 h 梅尼埃病患者内耳内淋巴积水显像。因此,静脉注射后 4 h 是进行内耳 MR 对比检查的最佳时间窗。

(3) 内耳 MR 的扫描序列与图像质量:三维稳态进动结构相干(3D-constructive interference in steady state,3D - CISS)序列是临床比较成熟的 MR 水成像技术,成像原理与 T_2 快速自旋回波(fast spin echo,FSE)一致,基于梯度回波(gradient recalled echo,GRE)补偿技术,利用平衡梯度和可变射频脉冲的三维真实稳态进动快速成像序列三维薄层采集数据,T_2 敏感性高,自由液体与周围组织的信号对比强,信噪比高,空间分辨率可达 0.5 mm。1993 年 Casselman 等首先将其用于内耳成像,清晰显示耳蜗、前庭、半规管等,在 3D - CISS 图像上内、外淋巴间隙均表现为高信号,耳蜗骨螺旋板、蜗轴及内耳周围骨质均表现为低信号,因此能达到"迷路对比"效果,但无法区分内、外淋巴间隙。

目前 MR FLAIR 序列是内耳 MR 对比检查研究的主要序列。FLAIR 序列是短反转时间的反转恢复序列,具有较强的 T_1 和 T_2 对比,并可以根据需要设定反转时间,饱和特定组织产生具有特征性的对比图像。研究表明,钆对比剂增强后的 T_2 - FLAIR 序列的 MRI 能区分内耳内、外淋巴间隙。FLAIR 序列中,前庭和耳蜗的外淋巴间隙表现为高信号影(增强区),内淋巴间隙表现为高信号区对比的低信号区(暗区)。FLAIR 序列包括 2D - FLAIR 和 3D - FLAIR。2D - FLAIR 由于脑脊液流动伪影较大,不能获得很好的信噪比,3D - FLAIR 可消除脑脊液流动伪影,但扫描时间较长。Nakashima 等首先报道了采用 3D - FLAIR 序列,通过鼓室注射 8 倍稀释的钆对比剂,3 T MRI 可以区分梅尼埃病患者的内、外淋巴间隙并且清晰显像内淋巴积水情况,但是该序列不能将内淋巴与周围的骨组织充分区分开。因此,三维实时重建反转恢复(three-dimensional inversion-recovery sequence with real reconstruction,3D - real IR)序列、T_2 选择性反转恢复(T_2 - selective IR scheme)序列相继产生。Naganawa 等采用了三维快速自旋回波反转恢复(three-dimensional inversion-recovery turbo spin echo,3D IR _ TSE)序列 MRI 区分外淋巴间隙(高信号)、内淋巴间隙(低信号)和骨组织(零值)。增加 MRI 的灵敏度,一方面可以降低鼓室内钆对比剂的给药剂量,另一方面有利于检测静脉注射单倍剂量钆对比剂后的内耳摄取情况。3D - realIR 比 3D - FLAIR 序列能更清晰显示内淋巴积水,其能清晰显像内淋巴间隙和周围颞骨的分界,但易产生假象;T_2 选择性反转恢复是一种改进的 3D - FLAIR 序列,有可能提高时间-效率扫描,但目前对两者的研究报道较少。目前 3D - FLAIR 序列有许多变异,主要包括常规自旋回波(conventional turbo spin echo,CONV-TSE)和变异翻转角自旋回波(variable flip angle turbo spin echo,VFL-TSE)两种形式。3D - FLAIR - CONV 显像内淋巴积水更清晰,与临床诊断相关性好,但部分容积效应大。3D - FLAIR - VFL 序列使用超长回波长度,体素可到达 1 mm^3,扫描整个大脑需要 10～15 min,同时得到合适的对比度。部分容积效应较前者小,具有较高的 Z 向空间分辨率。但 3D - FLAIR - VFL 的层面内分辨率并没有得到较大的改变。另外,3D - FLAIR - CONV 序列回波链长度限制在 20～25 个能达到合适的组织对比和空间分辨率。因此,3D - FLAIR - VFL 并没有取代 3D - FLAIR - CONV。

5. 内淋巴积水的影像学评估　　临床上运用鼓室内钆对比剂给药、内耳 MRI,钆对比剂广泛分布于给药耳的耳蜗、前庭和(或)半规管的外淋巴间隙,可见明显的钆对比剂增强影;耳蜗和前庭部的内淋巴间隙为钆对比剂增强区所包围,可见明显的暗性区影;通过对比显影可以清晰区分内、外淋巴间隙的边界。

（1）自身对照、定性分析：2008 年 Naganawa 等运用 3D－FLAIR MRI 首次对梅尼埃病患者的内淋巴积水进行影像学分级。2009 年 Nakashima 等通过对 70 例内耳疾病患者的 MRI 研究提出内淋巴积水的定性分析方法。在耳蜗，如果前庭膜的位置不发生移动则为正常；如果前庭膜发生位移，而膜蜗管面积尚未超过前庭阶的面积，则为轻度耳蜗内淋巴积水；如果膜蜗管面积超过前庭阶面积，则为显著耳蜗内淋巴积水。在前庭，前庭部内淋巴间隙面积与内、外淋巴间隙总面积的比值 R，将内淋巴积水分为无积水即正常（R≤1/3）、轻度积水（1/3<R<1/2）和明显积水（R≥1/2）。目前临床上很多通过有创性鼓室内钆对比剂给药技术、3 T MRI 内淋巴积水显像和评定的研究报道。此内淋巴积水评定方法有其优缺点。

优点在于：① 无须进行健康受试者内淋巴间隙正常值的测定，直接采取患者患耳 MRI 显像的自身对照进行评价；② 此影像学分级可以初步、粗略地进行内淋巴积水的影像学定性评估。

不足在于：① 目前的研究报道都是小样本分析，缺乏大样本研究。② 该定性分析是建立在临床梅尼埃病确诊或疑诊患耳的影像学自身对照比例分级基础上的。然而，正常人内耳的内淋巴间隙存在正常值，而非简单、粗略的比例关系，所以该定性分析的可靠性较差。③ 该诊断属于影像学定性分析而非定量诊断，所以无法准确地评价内淋巴积水情况。④ 该定性分析无法有效地进行内淋巴积水的影像学评定与内耳功能性检查之间的相关性比较，更无法准确地评价各种治疗方法对内淋巴积水的影响。

最近 Gürkov 等报道了梅尼埃病患者通过有创性鼓室内钆对比剂给药技术、3 T MRI 内淋巴积水的体积定量方法，与先前的方法相比，该方法更加精确，计算机辅助分析将前述各种手工方法的人为因素降低。不过容积方法本身还不能对患者进行梅尼埃病的影像学诊断，同时由于技术复杂不利于掌握和临床推广。

（2）正常值对照、定量诊断：人体内耳内淋巴在一定的范围之内，即内淋巴间隙的容积或截面积存在正常值区间，所以正常人内耳耳蜗和前庭的内淋巴间隙存在正常值范围，其正如临床上血常规检查中正常白细胞计量处于区间范围一样。因此，按照科学统计方法，对于高于白细胞正常值范围上限的白细胞计量值，临床上将其定义为白细胞增多。同理，高于耳蜗和前庭内淋巴间隙正常值上限的内淋巴计量值，临床上可以将其定义为内淋巴积水。所以，临床上内淋巴积水的评定应该进行影像学定量诊断，而非自身对照的定性分析。2011 年、2012 年、2014 年和 2015 年刘芳等在国际上率先系列报道了经无创性中耳给药、内耳 3D－FLAIR MRI，提出了 20～30 岁、31～44 岁、45～55 岁和 20～55 岁健康受试者内耳（耳蜗和前庭）内淋巴间隙的正常值；提出了内淋巴积水的影像学定量诊断标准，即耳蜗内淋巴间隙评定值>27% 和（或）前庭内淋巴间隙评定值>39% 提示存在内耳内淋巴积水（图 5－18）。

该诊断标准在临床应用中优点在于：① 针对临床确诊的梅尼埃病患者，可以相对准确地评估患耳内淋巴积水情况；② 对于临床疑诊梅尼埃病患者，可以成为临床诊断的影像学有益补充；③ 在梅尼埃病的疗效评估方面，可以精确地评估诸如内淋巴囊手术等治疗方法对于内淋巴积水的影响。2014 年刘芳等经无创性中耳给药、内耳 3D－FLAIR MRI 显像和影像学定量诊断分析，证明了内淋巴囊减压术在梅尼埃病疗效方面的临床价值。

临床上应用无创性鼓室给药技术、3 T MRI 内淋巴积水评定方法的优势：① 内淋巴积水的影像学诊断标准是建立在内淋巴间隙正常值的基础上，根据科学统计方法提出的内淋巴积

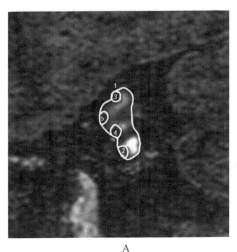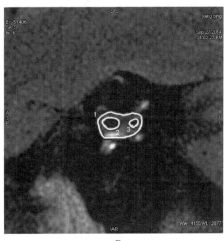

A   B

图 5 - 18 　内淋巴积水的影像学定量诊断示意图

A. 大环 1 表示整个耳蜗,小环 2、3 表示底回,4、5 分别表示第二转、顶回的内淋巴间隙;B. 大环
1 表示整个前庭,小环 2 和 3 分别表示椭圆囊和球囊

水的影像学定量分析,临床可靠性高;② 该诊断可用于梅尼埃病患者内淋巴积水的精确影像学评估、内淋巴积水与内耳功能性检查的有效地相关性比较和梅尼埃病治疗方法对内淋巴积水影像的准确评价。

不足在于:① 由于健康受试者样本量的限制,内淋巴积水的影响学诊断标准值存在一定的代表性误差;② 与自身对照、定性诊断方法一样,存在影像学评估受到诸多因素影响的问题,包括 MR 信噪比、图像采集质量方面、内淋巴间隙评定平面的标准化问题和内淋巴间隙测量值误差等。

6. 未来发展

(1)新型对比剂的应用、MR 扫描序列和参数的优化,以及进一步提高信噪比和图像质量为未来的发展趋势。梅尼埃病耳蜗的内淋巴积水主要集中在顶回,受 MR 技术的影响,目前临床上内淋巴积水的影像学评定部位还无法准确选择顶回平面定位。

(2)内耳内淋巴影像学评定平面的选取和内淋巴间隙的测量误差有待进一步减小,并提高标准化程序。

(3)开展多中心临床研究,扩大健康受试者组的样本容量,降低内淋巴间隙正常值的代表性误差,进一步提高内淋巴积水的影像学诊断的精确性。

(刘 　芳 　王丽君)

┃本章参考文献┃

陈曦,张晓东,顾晰,等,2011. 经鼓室钆注射内耳成像技术在梅尼埃病患者中的临床应用. 中华医学杂志,91(46):3246 - 3249.

刘芳,黄魏宁,宋海涛,等,2008. 梅尼埃病的内淋巴显像. 中国医学科学院学报,30(6):651 - 654.

刘芳,余力生,黄魏宁,等,2010. 梅尼埃病的内淋巴积水显像. 中华耳鼻咽喉头颈外科杂志,45(4):324-327.

刘芳,余力生,黄魏宁,等,2010. 梅尼埃病内淋巴积水影像学测定. 中国耳鼻咽喉头颈外科,17(10):531-535.

吴倩如,张国民,赵梦龙,等,2015. 内耳显影对迟发性膜迷路积水诊断的意义. 听力学及言语疾病杂志,23(1):1-5.

张道宫,史宏璐,樊兆民,等,2013. 经鼓室钆注射内耳成像磁共振检查在梅尼埃病中的应用. 中华耳鼻咽喉头颈外科杂志,48(8):628-633.

邹静,2017. 钆增强 MRI 检测内淋巴积水的研究进展. 听力学及言语疾病杂志,25(1):75-85.

Carfrae M J, Holtzman A, Eames F, et al., 2008. 3 Tesla delayed contrast magnetic resonance imaging evaluation of Ménière's disease. Laryngoscope, 118(3):501-505.

Casselman J W, Kuhweide R, Deimling M, et al., 1993. Constructive interference in steady state-3DFT MR imaging of inner ear and cerebellopontine angle. Am J Neuroradiol, 14(1):47-57.

Counter S A, Bjelke B, Klason T, et al., 1999. Magnetic resonance imaging of the cochlea, spiral ganglia and eighth nerve of the guinea pig. Neuroreport, 10(3):473-479.

Davidsan H C, Harnsberger H R, Lemmerling M M, et al., 1999. MR evaluation of vestibulocochlear anomalies associated with large endo lymphatic duct and sac. AJNR Am J Neuroradiol, 20(8):1435-1441.

Gürkov R, Berman A, Dietrich O, et al., 2015. MR volumetric assessment of endolymphatic hydrops. Eur Radiol, 25(2):585-595.

Imai T, Uno A, Kitahara T, et al., 2017. Evaluation of endolymphatic hydrops using 3-T MRI after intravenous gadolinium injection. Eur Arch Otorhinolaryngol, 274(12):4103-4111.

Kakigi A, Nishimura M, Takeda T, et al., 2008. Effects of gadolinium injected into the middle ear on the stria vascularis. Acta Otolaryngol, 128(8):841-845.

Liu F, Huang W, Chen Q, et al., 2014. Noninvasive evaluation of the effect of endolymphatic sac decompression in Meniere's disease using magnetic resonance imaging. Acta Otolaryngol, 134(7):666-671.

Liu F, Huang W, Chen Q, et al., 2015. Comparison of noninvasive evaluation of endolymphatic space in healthy volunteers in different age groups using magnetic resonance imaging. Acta Otolaryngol, 135(5):416-421.

Liu F, Huang W, Meng X, et al., 2012. Comparison of noninvasive evaluation of endolymphatic hydrops in Meniere's disease and endolymphatic space in healthy volunteers using magnetic resonance imaging. Acta Otolaryngol, 132(3):234-240.

Liu F, Huang W, Wang Z, et al., 2011. Noninvasive evaluation of endolymphatic space in healthy volunteers using magnetic resonance imaging. Acta Otolaryngol, 131(3):247-257.

Minor L B, Solomon D, Zinreich J S, et al., 1998. Sound-and/or pressure-induced vertigo due to bone dehiscence of the superior semicircular canal. Arch Otolaryngol Head Neck Surg, 124(3):249-258.

Naganawa S, Ishihara S, Iwano S, et al., 2010. Estimation of Gadolinium-induced T_1-shortening with measurement of simple signal intensity ratio between the cochlea and brain parenchyma on 3D-FLAIR: correlation with T_1 measurement by TI scout sequence. Magn Reson Med Sci, 9(1):17-22.

Naganawa S, Komada T, Fukatsu H, et al., 2006. Observation of contrast enhancement in the cochlear fluid space of healthy subjects using 3D-FLAIR sequence at 3 tesla. Eur Radiol, 16(3):733-737.

Naganawa S, Satake H, Iwano S, et al., 2008. Imaging endolymphatic hydrops at 3 Tesla using 3D-FLAIR with intratympanic Gd-DTPA administration. Magn Reson Med Sci, 7(2):85-91.

Nakashima T, Naganawa S, Pyykko I, et al. , 2009. Grading of endolymphatichydrops using magnetic resonance imaging. Acta Otolaryngol Suppl, (560): 5 - 8.

Nakashima T, Naganawa S, Sugiura M, et al. , 2007. Visualization of endolymph hatichydrops in patients with Meniere's disease. Laryngoscope, 117(3): 415 - 420.

Niyazov D M, Andrews J C, Strelioff D, et al. , 2001. Diagnosis of endolymphatic hydrops in vivo with magnetic resonance imaging. Otol Neurotol, 22(6): 813 - 817.

Saijo S, Kimura R S, 1984. Distribution of HRP in the inner ear after injection into the middle ear cavity. Acta Otolaryngol, 97(5 - 6): 593 - 610.

Salt A N, Henson M M, Gewalt S L, et al. , 1995. Detection and quantification of endolymphatic hydrops in the guinea pig cochlea by magnetic resonance microscopy. Hear Res, 88(1 - 2): 79 - 86.

Sherry A D, Caravan P, Lenkinski R E, et al. , 2009. Primer on gadolinium chemistry. J Magn Reson Imaging, 30(6): 1240 - 1248.

Shi H, Li Y, Yin S, et al. , 2014. The predominant vestibular uptake of gadolinium through the oval window pathway is compromised by endolymphatichydrops in Meniere's disease. Otol Neurotol, 35 (2): 315 - 322.

Sugiura M, Naganawa S, Teranishi M, et al. , 2006. Three-dimensional fluid-attenuated inversion recovery magnetic resonance imaging findings in patients with sudden sensorineural hearing loss. Laryngoscope, 116(8): 1451 - 1454.

Teranishi M, Yoshida T, Katayama N, et al. , 2009. 3D computerized model of endolymphatic hydrops from specimens of temporal bone. Acta Otolaryngol Suppl, (560): 43 - 47.

Yamazaki M, Naganawa S, Tagaya M, et al. , 2012. Compason of contrast effect on the cochlear perilymph after intratympanic and intravenous Gadolinium injection. Am J Neuroradiol, 33(4): 773 - 778.

Yoshioka M, Naganawa S, Sone M, et al. , 2009. Individual differences in the permeability of theround window: evaluating the movement of intratympanic gadolinium into the inner ear. Otol Neurotol, 30 (5): 645 - 648.

Zou J, Pyykkö I, Bjelke B, et al. , 2005. Communication between the perilymphatic scalae and spiral ligament visualized by in vivo MRI. Audiol Neurootol, 10(3): 145 - 152.

Zou J, Ramadan U A, Pyykkö I, et al. , 2010. Gadolinium uptake in the rat inner ear perilymph evaluated with 4. 7 T MRI: a comparision between transtympanic injection and gelatin sponge-based diffusion through the round window membrane. Audiology and Neurotology, 31(4): 637 - 641.